[清]王闓運 輯刻 [民國]劉復 再刊 李鼎 校義 楊大華 釋例 邱浩 編輯校核 張潮 李恒 協校

神農本草經校義

李鼎 題

華夏出版社
HUAXIA PUBLISHING HOUSE

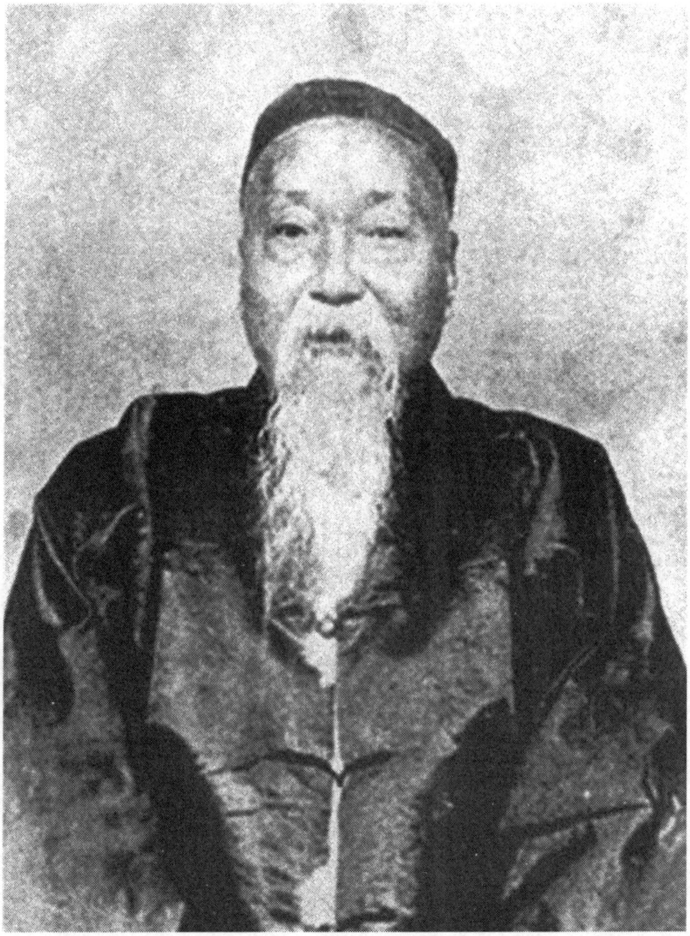

王闓運，字壬秋（1833—1916）

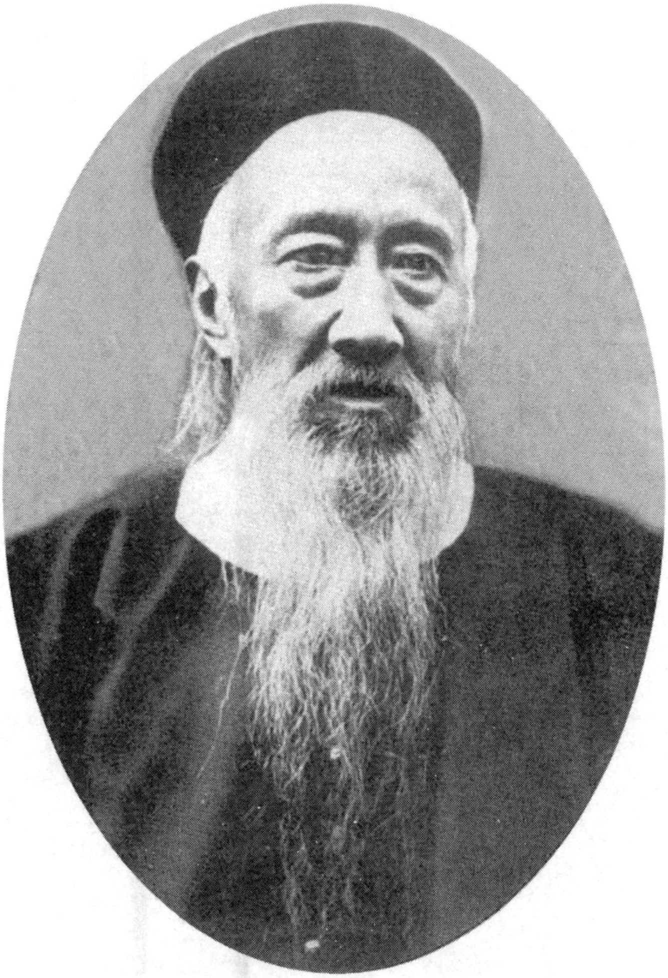

張之洞，字孝達（1837—1909）

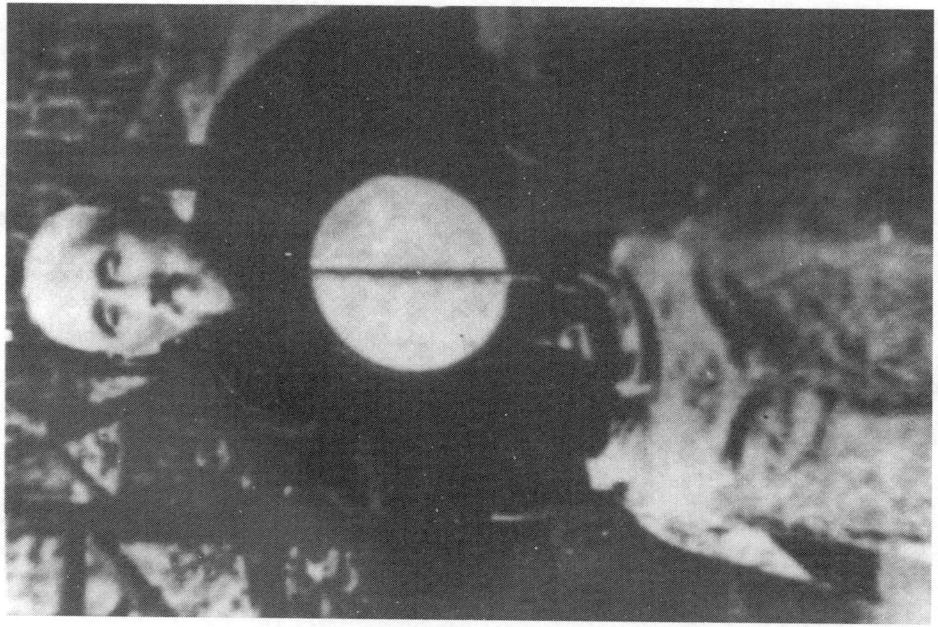

廖平，字季平（1852—1932）

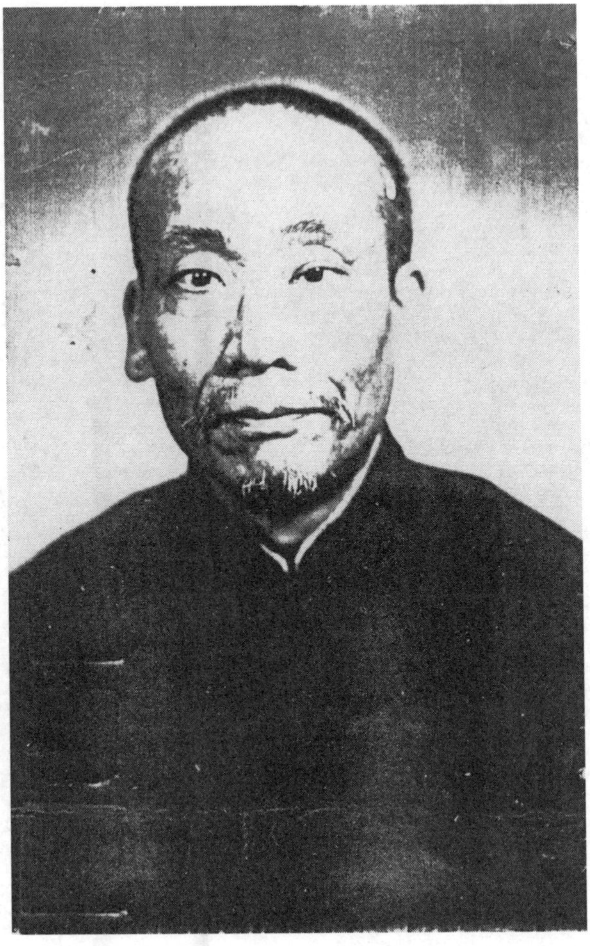

楊師尹，字紹伊（1888—1948）

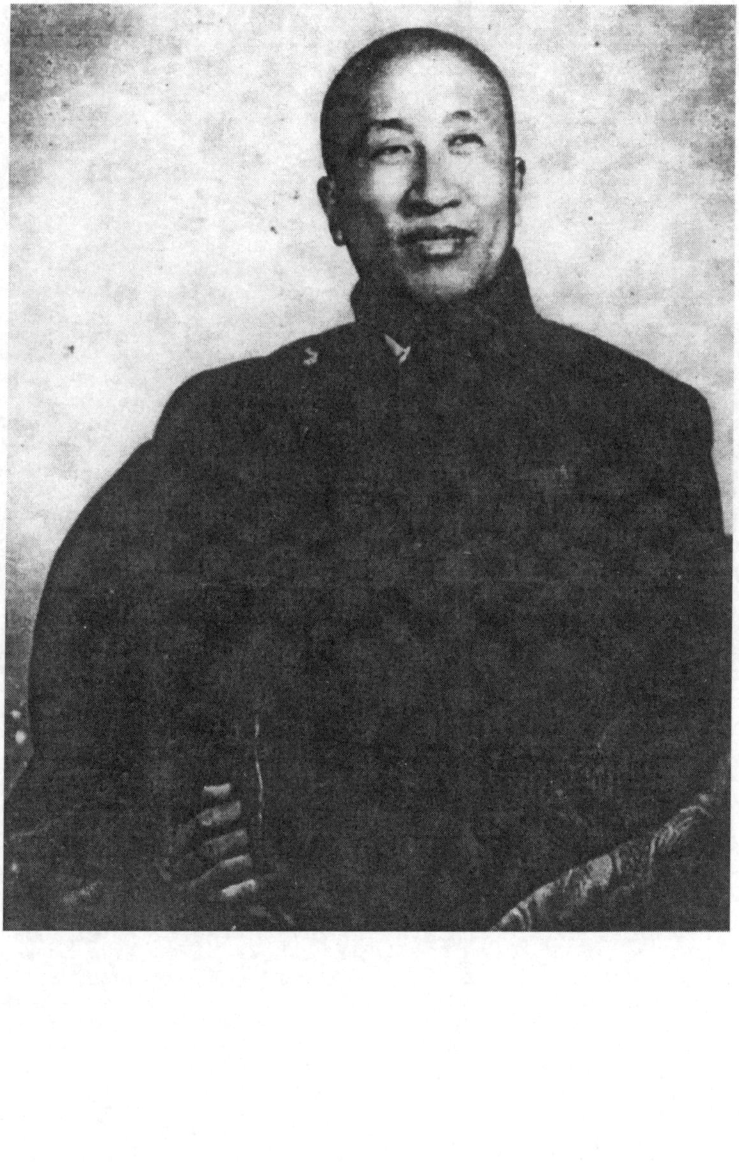
劉復，字民叔（1897—1960）

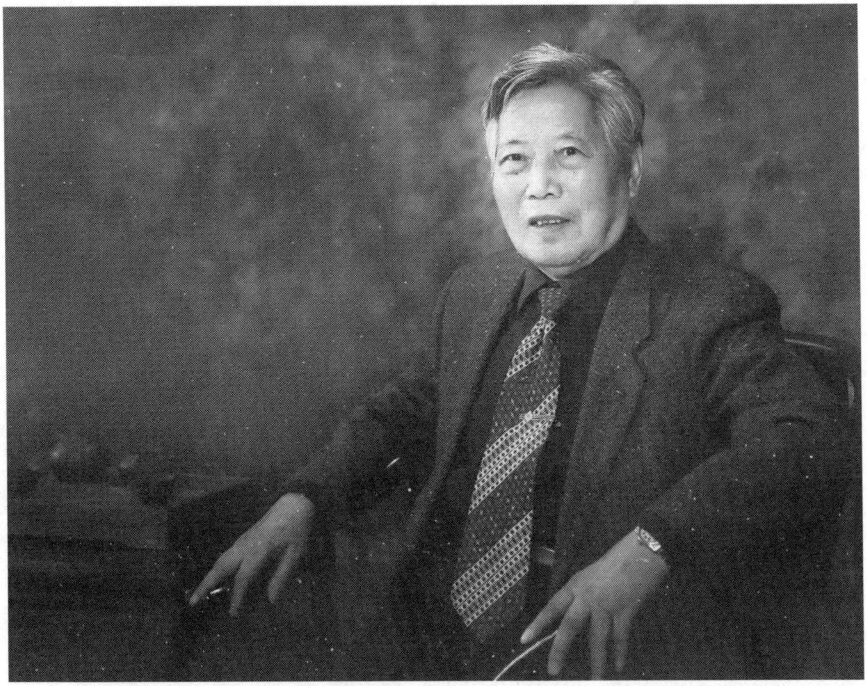

李鼎，字養元（1929—）

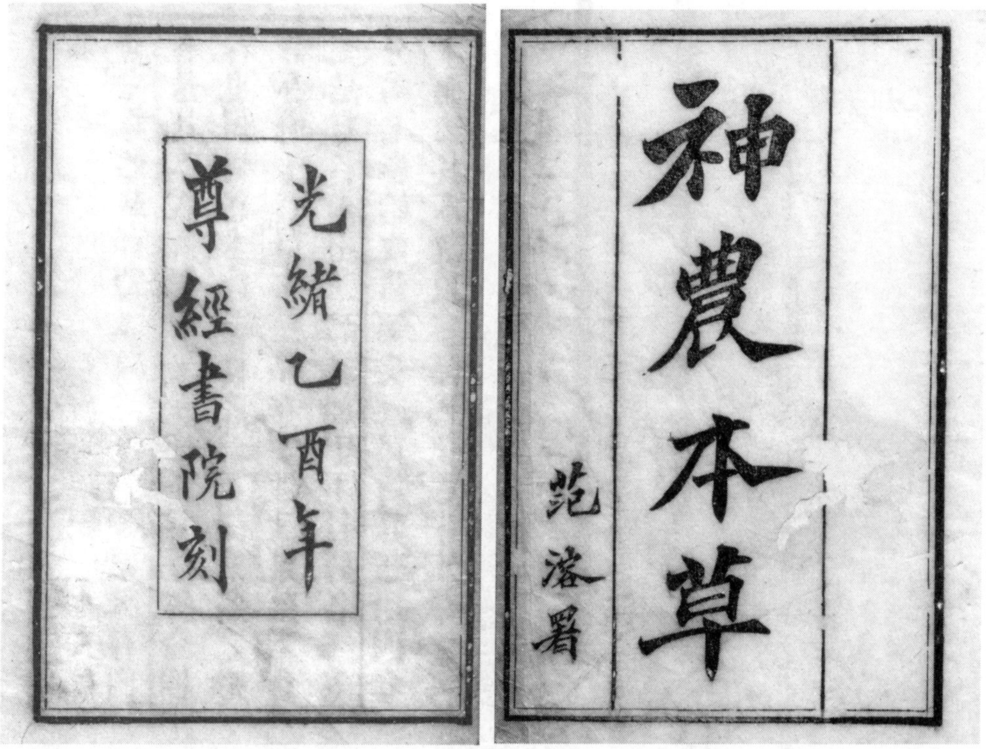

《神農本草》王闓運刻本

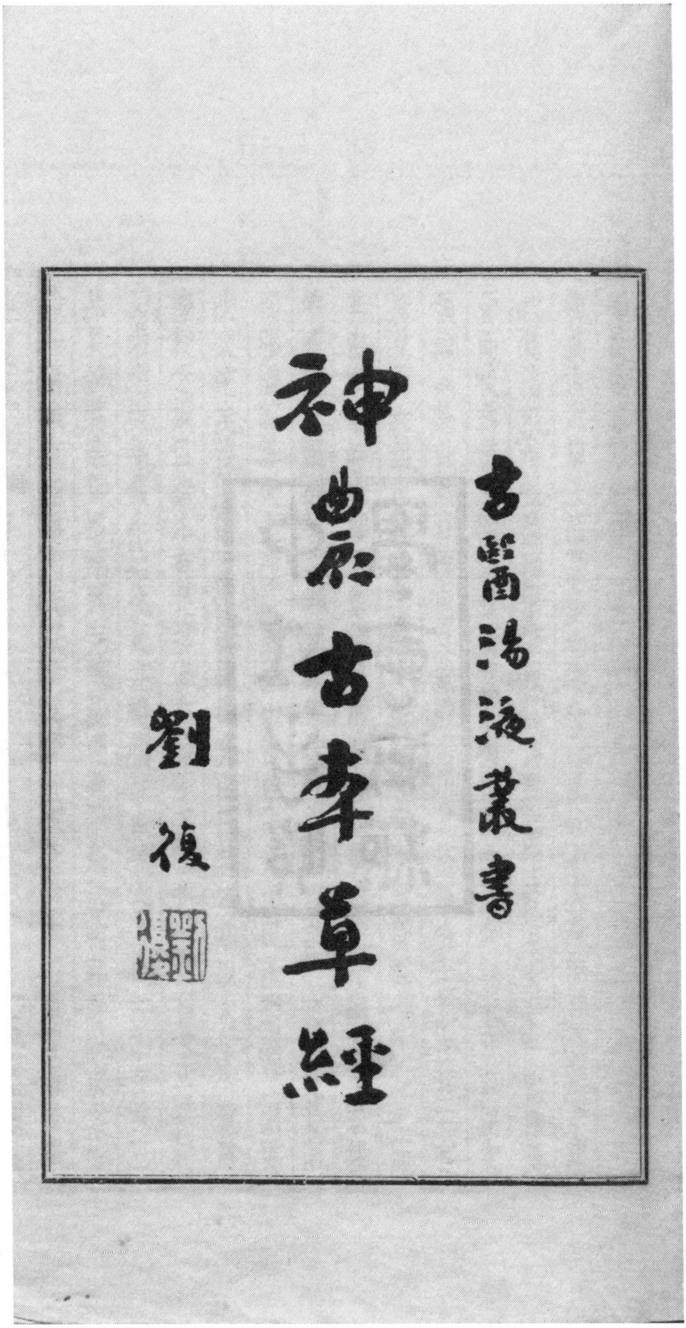

《神農古本草經》劉復刊本

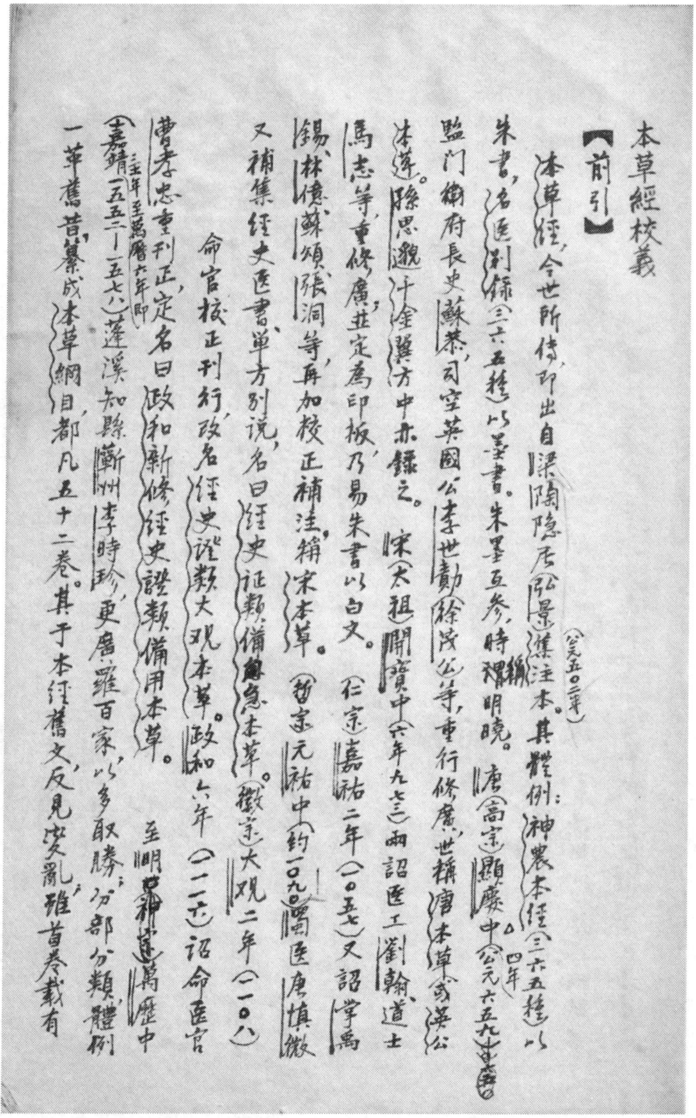

本草經校義

【前引】

本草經，今世所傳，印出自梁陶隱居(弘景)集注本(公元五〇二年)。其體例：神農本經(三六五種)以朱書，名醫別錄(三六五種)以墨書。朱墨互參，時猶明曉。唐(高宗)顯慶中(公元六五九年)，英公監門衛府長史蘇恭，司空英國公李世勣(徐茂公)等，重行修廣，世稱唐本草(或英公本草)。孫思邈千金翼方中亦錄之。宋(太祖)開寶中(六年九七三)兩詔醫工劉翰、道士馬志等重修廣，並定為印板，乃易朱書以白文。(仁宗)嘉祐二年(一〇五七)又詔掌禹錫、林億、蘇頌、張洞等再加校正補注，稱宋本草。(哲宗)元祐中(約一〇九〇)蜀醫唐慎微又補集經史醫書單方別說，名曰經史証類備急本草。(徽宗)大觀二年(一一〇八)命官校正刊行，改名經史証類大觀本草。政和六年(一一一六)詔命醫官曹孝忠重刊正定，名曰政和新修經史證類備用本草。至明(神宗)萬曆中(嘉靖壬午年至萬曆六年即一五五二—一五七八)蓬溪知縣蘄州李時珍，更廣羅百家，以多取勝；分部分類，體例一革舊昔，纂成本草綱目，都凡五十二卷。其于本經舊文，反見淆亂，雖首卷載有

《神農本草經校義》李鼎手稿

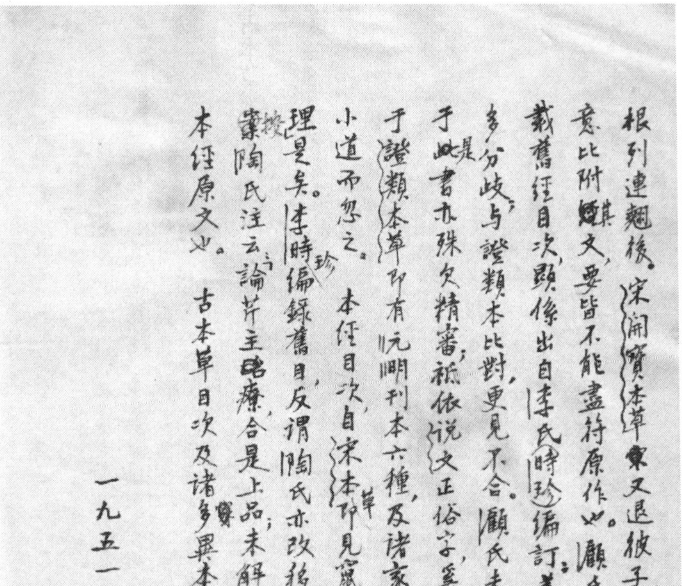

根列連翹後。宋開寶本草又退彼子此以之列在下品蟲魚末。孫氏輯本亦以意比附其文，要皆不能盡符原作也。顧氏輯本一遵綱目所載舊經目次。按綱目所載舊經目次，顯係出自李氏（時珍）編訂；蓋其三品種類與綱目書中所錄載者又多分歧，與證類本比對，更見不合。顧氏未之細考，反引為依據。孫氏以考據見稱于世，是書亦殊欠精審；祇依說文正俗字，奚知其可「啟蒙方伎」，無乃夸言。考孫氏藏書于證類本草即有元明刊本六種，及諸家著述，若能會同參校，豈非至善。蓋以醫術小道而忽之。　本經目次自宋本草即見竄易，汪氏謂「嘉祐本又大移改，前後迷不可復理」是矣。李時珍編錄舊目，反謂陶氏亦改移三品。舉如下品水蘄，李編舊目乃在中品；按陶氏注云：「論芹主治療，合是上品，未解何意乃在下。」則陶氏集注固非隨意改易本經原文也。　古本草目次及諸多異本，當別論之。

一九五一年九月·重校神農本草經·疏理完畢

李鼎

《神農本草經校義》李鼎手稿

目録

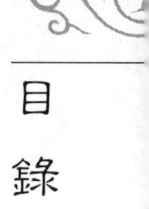

自序

李鼎

我初學中醫時，劉民叔老師發給一整套自家出版的著作，爲首一本是重版成都尊經書院山長王闓運校刻的『嘉祐官本』《神農本草經》，劉師列爲《古醫湯液叢書》首冊，這也是劉師倡導的中國古醫學會的奠基之作。

井研廖季平大師，受學于成都尊經書院，後期以經學家身份講授《內經》《明堂》，著述《六譯館叢書》，一時中醫界大受啟發。劉師民叔（名復）、楊師回庵（名紹伊）因追隨廖先生，成爲廖門同學，走上國學、國醫之路。兩師先後從成都來到上海，爲中醫事業精誠合作。劉師寓上海南京東路保安坊內，門墻高署『國醫劉民叔』大名；楊師寓雲南中路某里弄內，自比居於『陋巷』的孔門高弟顏回（顏淵）。我們作爲入門弟子，兩地輪流受教，隨診、寫作三年餘。

民國三十七年戊子（1948年），楊師『考次』的《湯液經》一書，經我抄錄成冊後準備出版，楊師讓我題寫書簽，因就寫上『楊紹伊夫子考次……弟子李鼎敬署』。劉老師決定讓師母曾福臻出資自家排印出版，並由我在首頁背面畫上長方形印記，注明：『劉氏一錢閣曾福臻鐫傳。』記上劉師和師母的名號，在劉師心目中，此書才是他們所稱的《古醫湯液叢書》的中心著作。

此外，是協助劉老師本人編輯文章成書出版，先集合其有關短文編錄成冊，由我題書簽《華陽醫說》，華陽是成都屬縣，表明他的籍貫。又選錄其疑難病症，出診、會診病案若干例，題名《魯樓醫案》，魯樓是劉師自號，讓我寫了一篇後記『跋』，這本該放在書後，才符合學生的身份，結果，老師卻把『跋』提到書前當序文，顯得特別重視。此時（1954年）我正進入公家工作（上海市衛生局直屬中醫門診所）。

我關於《本草經》方面的文章，也是成於早年。《〈本草經〉藥物產地表釋》一長文，就發表在1952年《醫史雜誌》第四期的爲首一篇，多蒙各位前輩的鼓勵，使能有系列後續工作。

此次清理出來的《本草經校義》舊稿同屬那時的寫作，後來又由楊大華同道補充注釋。校、釋配合，更有便於臨床參考。清儒的《本草經》校刊本，孫星衍本、顧觀光本，近代都有出版，唯王闓運本，已近失傳，只見劉師再刊本。因此委托我的學生邱浩重作整理，按王氏原刻排印出版，以補文獻之缺，此舉對於中醫文化傳承甚關重要。王氏序文中難解字句，適當加上括注，劉師序文及其『本說附餘』，並加標點注明出典。劉師行文，時有過激之語，如對陶弘景的評價似欠公允，書後附篇中，關於陶氏的生平事蹟和祕密遊蹤，都有專文探討。由於幾十年間，斷續成篇，未免有前後矛盾脫節之處，望讀者諒之。

劉師重刊本改名《神農古本草經》，強調其古，現仍王刻本之舊，正文中稱《神農本草》，全名稱《神農本草經》。古時，『本草』即作爲書名出現，在《漢書》各篇中，《平帝紀》講到：徵召全國通曉『逸經、古記……』包括『方術、本草』人士集中到京城，聽候皇家的旨意，即《郊祀志》所稱『本草待詔』。近人有將此說成『本草官』，不合原義，那時多數應徵的待詔，可能所持的『本草』書本不合要求，故復退還家。《藝文志》也因無善本可據，故缺書不錄，卻就『本草』書名，訓釋其字義：『本草石之寒溫……』這種『書目提要』式的文字，把《本草》一書的特點作了概括，表明在醫書中的重要性。《樓護傳》則具體介紹這位有關醫藥的著名人物，樓護自少從父習醫，誦讀『醫經、本草、方術數十萬言』，所讀書是個可觀的數字，表明此時『本草』與『醫經』並舉，初步形成一套經典系列了。

王、劉兩序，各自提出對《漢書》等文獻的見解，肯定《本草經》成書於漢代，並爲後代所傳承。我們是在前輩的基礎上進行了簡要校釋，望能對深入鑽研這本湯液經方古典醫著有所裨益。

歲次戊戌（2018年）端陽日李鼎記于上海中醫藥大學非物質文化傳承工作室

舊稿引言

李　鼎

《本草經》，今世所傳，即出自梁（公元502—557）陶隱居（弘景）《集注》本。其體例：《神農本經》（三六五種）以朱書，《名醫別錄》（三六五種）以墨書。朱墨互參，時稱明曉。唐高宗顯慶中（四年，公元659）監門府長史蘇敬、司空英國公李世勣（徐茂公）等，重行修廣，世稱《唐本草》（或《英公本草》）。孫思邈《千金翼方》中亦錄之。宋（太祖）開寶中（六年，973）兩詔醫工劉翰、道士馬志等，重修廣，並定爲印板，乃易朱書以白文。（仁宗）嘉祐二年（1057）又詔掌禹錫、林億、蘇頌、張洞等，再加校正補注，稱《宋本草》。（哲宗）元祐中（約1090）蜀醫唐慎微又補集經史醫書、單方別說，名曰《經史證類備急本草》。（徽宗）大觀二年（1108）命官校正刊行，改名《經史證類大觀本草》。政和六年（1116）詔命醫官曹孝忠重刊正，定名曰《政和新修經史證類備用本草》。至明嘉、隆、萬之間（嘉靖三十一年至萬曆六年，即1552—1578）蓬溪知縣蘄州李時珍，更廣羅百家，以多取勝；分部分類，體例一革舊昔，纂成《本草綱目》，都凡五十二卷。其于《本經》舊文，反見變亂；雖首卷載有舊經目次，三品之數，強合《本說》，蓋亦出諸改訂耳。迄清乾（隆）嘉（慶）之際，漢學蔚興，陽湖孫星衍（淵如），金山顧觀光（賓王，尚之）並以考據名家，史文曆數旁及醫學。孫氏就《大觀本草》，輯成《神農本草經》三卷（1799年），刊在《問經堂叢書》中。顧氏復以孫刊不考《本經》目錄，乃再依《綱目》所載，定其先後（1829—1844年）；合《傷寒雜病論》，刊在《武陵山人遺書》中。顧氏固亦通醫，於《素問》《靈樞》《千金》《外臺》，並有論述。迨光緒乙酉（十一年，1885）湘潭王湘綺（闓運，壬秋），亦校刊《神農本草》於蜀之尊經書院，題記云：『《本草》，今世所傳，唯「嘉祐官本」尚有圈別，如陶朱墨之異，而湘、蜀均無其書。求之六年，嚴生始從長安得「明翻本」。其圈頗雜糅移奪，略依例正，而以藥品分卷。……其藥無古名，更在《爾雅》之後，蓋方家以今名改之。嘉祐本又大移改，前後悉不可復理。聊存梁以來之彷彿耳。』今楊（紹伊）、劉（民叔）兩師，皆舉王本爲醫經善本；劉師兼行翻刻以廣流傳。茲乃就『王氏校刊本』，與大觀、政和唐慎微《證類》本，孫思邈《千金翼方》本，及孫、顧兩氏輯本、李時珍《綱目》本，旁參宋《太平御覽》（太平興國，978年，李昉等所纂定）之所援引，比校異同，覈其得失。特以唐慎微《證類》本爲主，蓋其書承先啟後，最具關聯。凡各本同于《唐本》者，不再書；各本別于《唐本》者，紀其異。至夫字體變遷，亦略述其原委，並非尊古而卑俗也。爰疏如後。

一九五一年

神農本草敘

王闓運　劉復

敘

王闓運

梁《七錄》始載『《神農本草》三卷』，陶弘景云：『存四卷，是其《本經》。』韓保昇云：『上中下幷序錄，合四卷也。』陶列：卷上，序藥性之源本，論病名之形診；卷中，玉石、草木三品；卷下，蟲獸、果菜、米食三品，有名未用三品。又加中、下目錄各二卷，分爲七卷，始改舊編矣。阮緒所錄，蓋用四卷本，而去其《本說》，以三品爲三卷乎？《本草》之名，始《漢書·平帝紀·樓護傳》，《藝文志》以爲《黃帝內、外經》，故著錄無《本草》書名也。此書自陶所見本，已多附益，以爲張機、華佗所爲，陶始以朱墨別之。然陶序已云：『朱墨雜書。』則其傳久矣。漢詔言方術、本草；『樓護誦醫經、本草、方術數十萬言。』班固敘言《黃帝內、外經》：『本草石之寒溫，原疾病之深淺。』今所傳有《黃帝內經》，乃原疾病之書，則《本草》其外經與？《淮南子》云：『神農嘗百草。』蓋金石木果，燦然各別，唯草爲難識，炎黃之傳唯別草而已。後遂本之，以分百品，故曰《本草》。余讀《爾雅》，釋草名類，十不識八。因以爲其草，亦皆藥品，欲求《本草》正之。今世所傳，唯『嘉祐官本』，尚有圈別，如陶朱墨之異。而湘、蜀均無其書。求之六年，嚴生始從長安得『明翻本』。其圈頗襍糅移奪，略依例正，而以藥品分卷。其言郡縣，皆合漢名，而以吳郡爲大吳；其藥有『禹餘糧』『王不留行』，亦非周秦之文。其言鉛、錫，正合《書》《禮》，而與魏晉後反異。然則出於仲景、元化同時無疑也。其藥無古名，更在《爾雅》之後，蓋方家以今名改之。『嘉祐本』又大移改前後，悉不可復理，聊存梁以來之彷彿耳。

于時歲在閼逢涒灘（一）秋七月甲寅（二），王闓運題記。

凡三品，三百六十五種。除《唐本》退六種，不知少何種也。又三卷多寡不均，皆仍之。甲子（三）重校，再記。

（一）閼逢涒灘：爲清光緒十年甲申，即公元 1884 年。
（二）七月甲寅：爲清光緒十年甲申七月十二日。
（三）甲子：爲清光緒十年甲申七月廿二日。

神農古本草經序

劉　復

《神農古本草》三品，品各一卷，合三百六十五藥。伊尹撰用《本草》，以爲《湯液》。仲景論廣《湯液》，以爲《傷寒》。聖作賢述，源遠流長。乃漢晉而後，爲道家陶弘景所竄亂，陶氏其神農之罪人哉！《醫官玄稿》論其集注，漸成潤色；《文獻通考》斥其論證，多作謬語。蓋亦有所見而云然。唐慎微撰《經史證類大觀本草》，所據者爲《陶本》而非《古本》。李時珍撰《本草綱目》，所據者爲《唐本》而非《陶本》。至若繆希雍、盧之頤、劉若金、鄒潤菴輩，徒據《唐本》以求經文，未免荒陋。而張隱菴、葉天士、陳修園、張山雷輩，未見《大觀》，僅據《綱目》，則更失之遠矣！惟清儒孫星衍、顧觀光兩氏輯本，知以《太平御覽》爲據，較之《綱目》諸本，有足多者。

今讀王壬秋先生校刊本，其《題記》云：『求之六年，嚴生始從長安得明翻本。』蓋《古本》也。《古本》在茲，三品具備，終始貫通，原爲完璧。然則《題記》所稱聊存梁以來之彷彿一語，雖直指爲陶氏以前、漢晉世傳之《古本》可也。

嘗考醫學源流，古分二派：一曰炎帝神農，二曰黄帝軒轅。神農傳本草，黄帝傳鍼灸，家法不同，學派遂異。後漢張仲景，農伊家也，所廣《湯液》，爲集經方之大成。凡治經方者，以《湯液》爲主；凡治《湯液》者，以《本草》爲主。而本草致用，又以證候爲重，與岐黄家法、鍼灸學派專重藏府、經絡者不同。是以知《神農古本草》中，凡有固執藏府、經絡者，皆當屬於岐黄。例如：赤芝味苦益心氣，黑芝味鹹益腎氣，青芝味酸補肝氣，白芝味辛益肺氣，黄芝味甘益脾氣，以五色五味分配五藏，絕非神農家法。觀其以紫芝味甘溫益精氣者，殿於五芝之後，是以紫芝爲五芝之大主也。證以五雲母不言各隨五色安五藏，更不以雲華爲五雲母之大主，但言安五藏益子精而已。然則五石脂各隨五色補五藏，正與五芝各隨五色益五藏，同屬岐黃家言。不然，消石味苦寒主五藏積熱，石斛味甘平主五藏虛勞，皆以一味而同主五藏者也。卽如白芝味辛益肺氣，而沙參則以苦味益肺氣也。再如黑芝味鹹益腎氣，而玄參則以苦味補腎氣也，石南則以辛味養腎氣也。考《御覽》引《神農本草》別經，有紫、白、青、赤、黃、黑六石英，於赤石英下，著錄『味苦補心氣』五字；又引石硫黃、青、赤三品，於石硫青下，著錄『主益肝氣明目』六字，是亦岐黃家五色五味入五藏之說。疑宋初太平興國時，《神農》異本猶有存者。『昔孔子沒而微言絕，七十子喪而大義乖，故《春秋》分爲五，《詩》分爲四』。我《神農本草》之有異本，蓋猶是耳。又女菀主霍亂，按：霍亂原爲岐黃病名，非農伊家所宜有也。大棗助十二經，按：十二經脈原爲鍼灸所重，非湯液家所宜言也。類如斯例，未可殫舉。第此誤尚在陶弘景前，大抵出於由岐黃而農伊之王叔和，或由湯液而鍼灸之皇甫謐，抑早出於吳普、李當之等，均未可知。但絕非華佗所爲，以佗尚割治，非湯液之徒也。

又《古本》三卷，初無《目錄》，惟冠有《本說》一卷。後人改稱《名例》，或稱《序例》，或稱《序錄》，然試繹其義理，多與《湯液經》法不合。其開宗卽以『上藥一百二十種，多服久服不傷人』爲說。按：三品衆藥，具有多服、久服之明文者，都一百五十餘。除上品外，中品亦達二十以上。卽下品之鈆丹、莨菪子、翹根、蜀椒皆與焉。是知可多服、久服者，固不僅夫上品也。乃道家影射，妄倡神仙服餌之說。不知頓服而量重者謂之多，不愈而連服者謂之久，非謂終身服食之也。《本說》又言：『上藥爲君，主養命；中藥爲臣，主養性；下藥爲佐使，主治病。宜有一君二臣三使五佐，又可一君三臣九佐使也。』若然，則《湯液經》之桂枝湯，僅用五藥，似已違越此君臣佐使之法度矣。況桂枝、甘草、大棗俱上品，芍藥、生薑俱中品，方制爲三君二臣，更無下品佐使治病之藥，似又違越此三品分主之法度矣。再如麻黃湯，僅用四藥，桂枝、甘草屬上品，杏仁屬下品，人皆知麻黃發表出汗爲本方治病之主藥，乃中品而非下品也。然則所謂下藥爲佐使主治病者，豈其然乎？揆厥經義，不過三品分卷，而以緩藥居上，重藥居中，峻藥居下。凡藥皆毒，毒則疾病可愈，愈則性命可養。非必上品養命，中品養性，下品治病也。

《本説》又言：『療寒以熱藥，療熱以寒藥。飲食不消，以吐下藥。』按：陸英味苦寒，主膝寒痛；王孫味苦平，亦主膝冷痛，非療寒以寒藥歟？麻黄味苦溫，主溫瘧；羊躑躅味辛溫，亦主溫瘧，非療熱以熱藥歟？至於朮主消食，水蘇主殺穀，孔公孽主傷食不化，滑石主蕩胃中積聚，柴胡主腸胃中結氣、飲食、積聚，此數者，非吐下藥也。與消石、大黄、巴豆、甘遂、葶藶、狼毒等不同，然並能主飲食不化。何也？蓋藥各有味，卽味以求性；性各有能，卽能以求效。故藥之治病，不必以理求，但求茲神農嘗試之效能耳，例如：桂枝利關節，芍藥利小便，麻黄發表出汗，大黄通利水穀。卽此效能，以爲治病之基本原則，可也；不必於此基本原則之外，再求其理。否則，非附會卽穿鑿矣。

至於陰陽配合，子母兄弟，相須相使，相畏相惡，亦皆徒託空言，難於徵實。於以足知《本説》一卷，亦三國兩晉岐黄家言，其不可據爲《神農本草》之定例也明矣。而孫、顧兩氏，不知此義，且未見《古本》，沿襲前人之積誤，誤以《本説》爲輯《神農本草》之大綱。兩氏爲長於考古之儒，而非醫家，是又不必以醫義相責也。夫神農爲内聖外王之古儒，《本草》爲格物致知之古經。與《靈樞》《素問》出於道家玄學者，固道不同不相爲謀也。今欲昌明經方，發皇《湯液》，舍我《神農本草》三品，孰能與于斯？

爰遵《古本》，付諸剞劂，不改一字，不移一條，悉仍壬秋先生原刊之舊。並取孫、顧輯本鉤考遺文，别附於三品之末，以備文質。學者其能循此以仰溯仲景《傷寒》、伊尹《湯液》之淵源乎？孔子曰：『後生可畏。』焉知來者之不如今也？復性至愚，願與來學共之。

民國三十一年元旦成都劉復民叔譔於景伊草堂

神農本草卷上

本説　本説附餘

本說

上藥一百二十種爲君，主養命以應天，無毒，多服、久服不傷人，欲輕身益氣，不老延年者，本上經。中藥一百二十種爲臣，主養性以應人，無毒有毒，斟酌其宜，欲遏病，補虛羸者，本中經。下藥一百二十五種爲佐使，主治病以應地，多毒，不可久服，欲除寒熱邪氣，破積聚，愈疾者，本下經。三品合三百六十五種，法三百六十五度，一度應一日，以成一歲。

藥有君臣佐使，以相宣攝合和。宜用一君二臣三使五佐，又可一君三臣九佐使也。藥有陰陽配合，子母兄弟，根莖花實，草石骨肉。有單行者，有相須者，有相使者，有相畏者，有相惡者，有相反者，有相殺者，凡此七情，合和視之。當用相須相使者，勿用相惡相反者。若有毒宜制，可用相畏相殺者；不爾，勿合用也。藥有酸鹹甘苦辛五味，又有寒熱溫涼四氣，及有毒無毒，陰乾暴乾，采造時月，生熟，土地所出，真僞陳新，竝各有法。藥性有宜丸者，宜散者，宜水煑者，宜酒漬者，宜膏煎者，亦有一物兼宜者，亦有不可入湯酒者，並隨藥性，不得違越。

欲療病，先察其源，先候病機。五藏未虛，六府未竭，血脈未亂，精神未散，服藥必活。若病已成，可得半愈。病勢已過，命將難全。若用毒藥療病，先起如黍粟，病去卽止，不去倍之，不去十之，取去爲度。療寒以熱藥，療熱以寒藥，飲食不消，以吐下藥。鬼疰蠱毒，以毒藥；癰腫創瘤，以創藥；風溼，以風溼藥，各隨其所宜。病在胷膈以上者，先食後服藥；病在心腹以下者，先服藥而後食；病在四支血脈者，宜空腹而在旦；病在骨髓者，宜飽滿而在夜。

夫大病之主，有中風、傷寒、寒熱、溫瘧、中惡、霍亂、大腹、水腫、腸澼、下利、大小便不通、賁豚、上氣、欬逆、歐吐、黃疸、消渴、留飲、癖食、堅積、癥瘕、驚邪、顛癇、鬼疰、喉痺、齒痛、耳聾、目盲、金創、踒折、癰腫、惡創、痔瘻、癭瘤，男子五勞七傷、虛乏羸瘦，女子帶下崩中、血閉陰蝕，蟲蛇蠱毒所傷。此大略宗兆，其間變動枝葉，各宜依端緒以取之。

復按：《本說》爲岐黄家論《本草》之說也，非神農言，故義與三品不合。《漢書·藝文志》云：『經方者，本草石之寒溫，量疾病之淺深。』按：『本草石』三字之下當有『禽獸蟲魚』等，而未言及者，省文也。《論語·學而》：『君子務本。』集解云：『本，基也。』此云本草石禽獸蟲魚等之寒溫以爲經方，猶言草石禽獸蟲魚等之寒溫，爲務經方之基本。余同學楊君回菴言：『醫家製方之於本草，猶儒家治經之於小學。』《甲乙經》序云『伊尹撰用《神農本草》以爲《湯液》』是也。若並石而省之，則成《本草》之名矣。漢代《湯液》經師命『神農三品』以《本草》之名，其取義也，正與《藝文志》同。

本說附餘

神農稽首再拜，問於太一小子：爲衆子之長，矜其飢寒勞苦，晝則弦矢逐狩（復按：蔡邕《月令章句》云：『獵亦曰狩。狩，獸也。』顧觀光曰：『同獸。』是。）、求食飲水，夜則巖穴飲處、居無處所。小子矜之，道時風雨，殖種五穀，去溫燥隧，隨逐寒暑，不憂飢寒風雨疾苦。

——抄本《書鈔·百五十八》（李鼎注：引《神農本草》）

神農稽首再拜，問於太一小子曰：『鑿井出泉，五味煎煑，口別生熟，後乃食咀，男女異利，子識其父。曾聞太古之時，人壽過百，無殂落之咎，獨何氣使然耶？』太一小子曰：『天有九門，中道最良，日月行之，名曰國皇，字曰老人，出見南方，長生不死，衆耀同光。』神農乃從其嘗藥，以拯救人命。

——《路史·炎帝紀注》，《御覽·七十八》（李鼎注：引《神農本草》。清李遇、孫照宋刻《意林》全本補卷六中有此條目，題《神農本草》六卷）

太一子曰：『凡藥上者養命，中藥養性，下藥養病。』（復按：以上四句《藝文類聚》引《本草經》同。李鼎注：《路史·後紀》注云：上藥養命，中藥養性，下藥治病。）神農乃作赭鞭鉤鍘，從六陰陽，與太一外（復按：孫星衍曰『巡』字），五岳四瀆，土地所生，草石骨肉，心皮毛羽，萬千類皆鞭問之。（復按：孫星衍曰：『赭鞭鉤鍘，當是煑辨候製之假音。鞭問之，即辨問之。』）得其所能主治，當其五味，百七十餘毒。

——《御覽·九百八十四》（李鼎注：引《本草经》）

上藥令人身安命延，昇天神仙，遨遊上下，役使萬靈，體生毛羽，行廚立至。

——《抱朴子內篇·十一》（李鼎注：引《神農四經》）

中藥養性，下藥除病，能令毒蟲不加，猛獸不犯，惡氣不行，衆妖併辟。

——同上

藥物有大毒，不可入口鼻耳目者，即殺人。一曰鉤吻，二曰鴟，三曰陰命，四曰內童，五曰鴆。

——宋本《博物志·七》（李鼎注：『五曰鴆羽，六曰蝺蟒。』引《神農經》）

藥種有五物，一曰狼毒，占斯解之；二曰巴豆，藿汁解之；三曰藜蘆，湯解之；四曰天雄、烏頭，大豆解之；五曰班茅，戎鹽解之。毒菜害小兒，乳汁解，先食飲二升。

——同上

五芝及餌丹沙、玉札、曾青、雄黃、雌黃、雲母、太一禹餘糧，皆可單服之，皆令人飛行長生。

——《抱朴子內篇·十一》（李鼎注：引《神農四經》）

春夏爲陽，秋冬爲陰。

——《文選·閒居賦》注（李鼎注：引《神農本艸》）

春爲陽，陽溫生萬物。

——《文選·關中詩》注

五味養精神，強魂魄。五石養髓，肌肉肥澤。諸藥其味酸者補肝、養心、除腎病；其味苦者補心、養脾、除肝病；其味甘者補脾、養肺、除心病；其味辛者補肺、養腎、除脾病；其味鹹者補腎、養肝、除肺病。故五味應五行，四體應四時。夫人性生於四時，然後命於五行。以一補身，不死命神。以母養子，長生延年。以子守母，除病究年。

——《御覽·九百八十四》（李鼎注：引《養生要略》曰『《神農經》曰』）

地有固活、女疎、銅芸、紫菀之族。

——《水經·涑水》注（李鼎注：引《神農本草》）

常山有草，名神護，置之門上，每夜叱人。

——《初學記·五》（李鼎注：有名未用中有神護草，可使獨守，叱咄人，寇不敢入門。生常山，八月採此。引《神農本草》，乃以意援引）

復按：右十三條，顧觀光氏輯爲《神農本草》之逸文。然嘗考諸書所引，如《博物志》稱《神農經》，《藝文類聚》稱

《本草經》，梁《七録》稱《神農本草》，《隋書·志》稱《神農本草經》，據此足知陶氏所據者，亦世傳異本之一。孫星衍氏以其皆經所無，或亦在《序録》中爲後人節去，不知文略相似，乃傳本不同之故。然屬於岐黄家言者居多，縱言之，亦無非《本說》之逸文而已，非必神農之言也。故總列於右，而别題曰《附餘》，使不與《三品逸文》相亂焉。《三品逸文》别詳卷末《考異》。復兹續輯二十七條於後。

古者，民茹草飲水，采樹木之實，食蠃蛖之肉，時多疾病毒傷之害。於是，神農乃始教民播種五穀，相土地宜燥溼肥墝高下，嘗百草之滋味，水泉之甘苦，令民知所辟就。當此之時，一日而遇七十毒。

——《淮南子·修務訓》

——同上

神農氏以赭鞭鞭草木，始嘗百草，始有醫藥。

——《史記·三皇本紀補》，《圖書集成·五三九》

伏羲氏嘗味百藥，而制九針，以拯夭枉。

——皇甫謐《帝王世紀》，《御覽·七二一》

炎帝神農氏始教天下耕種五穀而食之，以省殺生。嘗味草木，宣藥療疾，以救夭傷，人民百姓日用而不知，著《本草》四卷。

岐伯，黄帝臣也。帝使岐伯嘗味草木，典主醫病，《經方》《本草》《素問》之書咸出焉。

——同上

上通神農，著至教，擬於二皇。

——《黄帝内經素問·著至教論》

神農以爲走禽難以久養民，乃求可食之物，嘗百草實，察鹹苦之味，教民食穀。

——《賈誼書》，《御覽·七十八》（李鼎注：漢陸賈《新語·道基》文稍異）

神農嘗百草，嘗五穀，蒸民乃粒食。

——陸景《典略》，《御覽·七十八》

《神農食品》一卷、《五藏論》一卷。

——《崇文總目》

《神農黄帝食禁》七卷。

——《漢書·藝文志》

《黄帝内經》十八卷、《外經》三十七卷。
——同上

醫不三世，不服其藥。
——《禮記·曲禮下》

三世者，一曰黄帝鍼灸，二曰神農本草，三曰素女脈訣。
——《孔疏》引舊說

伊尹撰用《神農本草》，以爲《湯液》。
——《甲乙經》序

醫師掌醫之政令，聚毒藥以供醫事。
——《周禮·醫師》

藥之物，恒多毒。
——《周禮》鄭注

治合之齊（復按：同『劑』），則存乎神農、子義之術云。

——同上

按：劉向云：『扁鵲治趙太子暴疾尸厥之病，使子明炊湯，子儀脈神，子術按摩。』又《中經簿》云：『《子義本草經》一卷。』儀與義一人也。若然，子儀亦周末時人也，並不說神農。按：張仲景《金匱》云：『神農能嘗百藥。』則炎帝者也。言此二人，能合和此術耳。

——《周禮》賈疏

方士使者副佐、《本草》待詔七十餘人，皆歸家。

——《漢書・郊祀志》

徵天下通知逸經、古記、天文、歷算、鍾律、小學、史篇、方術、本草，及以《五經》《論語》《孝經》《爾雅》教授者在所，爲駕一封軺傳，遣詣京師。至者數千人。

——《漢書・平帝紀》

樓護，字君卿，齊人，父世醫也。護少隨父，爲醫長安，出入貴戚家。護誦醫經、本草、方術數十萬言，長者咸愛重之。

——《漢書・樓護傳》

張機錄本草藥性，作《神農本草經》三卷。

——《歷代名醫圖考》

《神農本草》三卷。

——梁·阮孝緒《七錄》

《神農本草經》三卷。

——《隋書·經籍志》

舊經止一卷，藥三百六十五種。

——《文獻通考》

吳普，廣陵人，華佗弟子，撰《本草》一卷。

——《蜀本草》注

李當之，華佗弟子，修《神農》舊經，而世少行用。

——同上

復按：據右續輯諸條，知炎帝教民耕種，故號神農。神農之前，伏羲已嘗百藥。而《本草》必繫於神農者，正以民食之故。《墨子・貴義》篇云『上比之農，下比之藥』是已。一日而遇七十毒，猶言藥之所以別於果菜穀食者也。食以養生，藥以治病，並皆神農之事。

先君國材公嘗謂『藥食同源』者以此。《崇文總目》載《神農食品》一卷，當爲食以養生之經。《周禮》所謂食醫，食醫辨無毒者也。《藝文志》載《神農黃帝食禁》七卷，當爲藥以治病之經。《周禮》所謂疾醫，疾醫掌有毒者也。蓋『藥之物，恆多毒』，毒爲食所禁，禁則爲藥也。其繫以『黃帝』二字者，當爲重修後所加。是則《食禁》七卷，即師學相傳之《神農本草》無疑，自樓護誦後，始傳於世。此云七卷，今止三卷，爲古今分合之異。其言所出郡縣，多東漢時制，北齊顏之推稱由後人所羼，陶弘景以爲張機、華佗輩所爲。復則定爲出於東漢張伯祖所集注，伯祖爲仲景之師，《名醫圖考》稱『張機錄《本草》』，可證也。又，黃帝使岐伯嘗味草木，必有論廣《本草》、撰用經方之事，若扁鵲、倉公、華佗、孫思邈輩皆宗焉。然與神農嫡系之伊尹、仲景，號稱湯液學派者，其精粗表裏固不可同日語。然則議者，以黃帝、岐伯所傳之經方、本草，爲《黃帝外經》之一，韙矣。夫岐黃所傳，既與神農家法不合，是必列於經外別傳焉，斯可已。

右神農本草卷上終

神農本草三卷弟一卷

上品　九部　一百四十四種

上品　九部　一百四十四種　［舊百廿種　今多廿四］

經文校義

舊百廿種，今多廿四。○案：此是舊刻注文，因強合《本說》而言；後二品俱同。王氏《題記》云：『今三品多寡不均，皆仍之。』

玉石部　一十八種

丹沙：味甘，微寒。主身體、五藏百病。養精神，安魂魄，益氣，明目。殺精魅、邪惡鬼。久服通神明，不老。能化爲汞。（生符陵山谷。采無時）

經文校義

沙：唐慎微《證類》本作『砂』。案：『砂』是後起字，古只作『沙』。孫星衍、顧觀光兩氏刊本正作『沙』。

微：許慎《說文解字》，以微爲微行義，从『彳』；微細字只作『𢼸』。

藏：古只作『臧』，後人加艸爲『藏』；又从肉作『臟』，爲臟腑字。

氣：《說文》雲氣字只作『气』，食餼乃作『氣』。後人遞變。

精魅：《說文》：『鬽，老精物也。从鬼、彡。彡，鬼毛。或作魅，从鬼，未聲。』

能化爲汞：《說文》：『澒，丹沙所化爲水銀也。』案：『汞』即『澒』省文。

符陵：○陶弘景注云：『符陵是涪州，接近巴郡南，今無復采者。乃出武陵、西川諸蠻夷中，皆通屬巴地，故謂巴砂；仙經亦用越砂，即出廣州、臨漳者。』案：《太平御覽》引《吳普本草》，亦云『生武陵』。據《漢書・地理志》，『符』

當作『涪』。劉昭《後漢郡國志》云：『涪陵出丹。』《文選》劉逵《蜀都賦》注：『涪陵、丹興，二縣出丹沙。』丹興，乃漢末劉璋分涪陵立。《說文》云：『丹，巴、越之赤石也。』

釋經義例

◆**養精神，安魂魄**

《備急千金要方·卷第十四小腸腑·風癲第五》雄雌丸，治風癲失性，顛倒欲死，五癲驚癇，方用丹砂。治癲癇厥時發作方，用光明砂。

《外台祕要方·卷第十八》紫雪散，治小兒驚癇百病，方用朱砂。

《太平惠民和劑局方》至寶丹，用朱砂，又療心肺積熱，伏熱嘔吐，邪氣攻心，大腸風秘，神魂恍惚，頭目昏眩，睡眠不安，唇口乾燥，傷寒狂語，並皆療之。

《辨證錄·離魂門》之舒魂丹，用丹砂一錢。

《串雅內編》逐呆仙方，用丹砂三錢。治癲癇經年不愈的啟迷奇效湯，用丹砂二錢。

《瘟病條辨》治神昏譫語的安宮牛黃丸，亦用朱砂。

《本草經考注》丹沙條云：『生深山石崖間，土人采之，穴地數十尺始見其苗，乃白石耳，謂之朱砂。』可見，朱砂爲丹砂品類之一種。光明砂則言其品質最上。

◆**明目**

《備急千金要方·卷第六七竅病》神曲丸，主明目，百歲可讀注書。方用神曲四兩、磁石二兩、光明砂一兩，末之，煉蜜爲丸如梧子。飲服三丸，日三。不禁。並言常服益眼力，眾方不及，學者宜知，此方神驗不可言，當密之。治目生珠管，方用滑石、手爪甲、龍骨、貝齒和丹砂。

《千金翼方·卷第十一小兒》真珍散，主目翳覆瞳，睛不見物方，用上光明朱砂半兩。七寶散，主目翳經年不愈方，用朱砂、琥珀等外用。

《外台祕要方》引《必效》朱砂散，主人眼中有黑白花，逐眼上下。方用光明砂六分、地骨皮五分、車前子三分、龍腦香六分、決明子五分，右五味，擣篩，細研如粉，少少傅之。

◆不老

《備急千金要方·卷第六七竅病》治面多皯黷，面皮粗澀，令人不老，用朱砂、雄黃、水銀霜、黄鷹糞、上胡粉研粉，面脂和，外用塗面。治面皯方，用水和丹砂末，服方寸匕，男七日，女二七日，色白如雪。不老，指其美容駐顔之功，恐無抗衰老作用。

《本草經考注》云：『則不老者，謂鬚髮不白，面目悦澤之類也。』

◆殺精魅邪惡鬼

《千金翼方·卷第二十雜病下》真珠附著散，主諸風鬼注、毒氣貓鬼所著方，即用真珠、雄黃、丹砂等爲散酒服。太一神明丸用丹砂，所治有殺鬼邪氣、卒中鬼魅等語。

《備急千金要方·卷第九傷寒方上·辟溫第二》之辟溫氣、殺鬼燒藥方，即用雄黃、丹砂、雌黄等。辟溫、虎頭殺鬼丸，方亦用朱砂。

雲母：味甘，平。主身皮死肌、中風、寒熱、如在車船上。除邪氣，安五藏，益子精，明目。久服輕身，延年。一名雲珠（赤）、一名雲華（五色）、一名雲英（青）、一名雲液（白）、一名雲沙（黄）、一名磷石（正白）。（生太山山谷，齊盧山及琅邪北定山石間。二月采）

經文校義

雲珠：赤〇《唐本》作『色多赤』，三字墨書。此略。

雲華：五色〇唐作『五色具』。

雲英：青〇唐作『色多青』。

雲液：白〇唐作『色多白』。

雲沙：黄〇唐作『色青黄』。

磷石：正白〇唐作『色正白』。

案：《本經》藥物别名，以此爲多。《抱朴子·仙藥篇》，乃各依五色，分配時令服食。陶弘景亦援引仙經，云雲母六種服食各有時月。道家意識，惑亂滋生。

釋經義例

◆**寒熱**

《千金翼方·卷第十九雜病中·痰飲第四》治痰飲頭痛、往來寒熱方，常山一兩、雲母二兩。上二味，擣篩爲散，熱湯服方寸匕，吐之，止；吐不盡，更服。

◆**明目**

《備急千金要方·卷第六七竅病》補肝散治三十年失明方，用細辛、鐘乳粉、茯苓、雲母粉、遠志、五味子。上六味，治下篩，以酒服五分匕；日三，加至一錢匕。

◆**久服輕身延年**

《備急千金要方·卷第二十七養性·房中補益第八》云：『人年四十以上，常服煉乳散不絕，可以不老。』又餌雲母，足以愈疾延年。

《千金翼方·卷第十三辟穀·服雲母第五》有關輕身延年論之較詳。

◇《金匱要略·瘧病脈証並治第四》蜀漆散，用雲母，所治爲牡瘧。

《備急千金要方·卷第二婦人方上·下乳第九》甘草散方，用甘草、通草、鐘乳、雲母、屋上敗草共爲散。

《備急千金要方·卷第四婦人方下·赤白帶下崩中漏下第二十》雲母芎藭散，治五崩。

《千金翼方·卷第八婦人四·崩中第一》之鱉甲散方，用雲母。雲母此等功用，《神農本草經》未有明示。

玉泉：味甘，平。主五藏百病。柔筋強骨，安魂魄，長肌肉，益氣。久服耐寒暑，不飢渴，不老神仙。人臨死服五斤，死三年色不變。一名玉札。（生藍田山谷。采無時）

經文校義

主：《御覽》引《本草經》文，『主』字大多作『治』。今檢《本經》全文乃無一『治』字，當是避唐高宗李治諱時所易。

耐寒暑：《御覽》引作『能忍寒暑』。

渴：《说文》饥渴字乃作『㵣』，以渴爲竭，以竭爲負舉也。後人相省。

玉札：《御覽》引作『玉濃』。孫、顧刊本並作『玉朼』。案：朼字無義，應是作札。韓愈文『玉札丹沙』，當即指此。

石鍾乳：味甘，溫。主欬逆、上氣。明目，益精，安五藏。通百節，利九竅，下乳汁。（生少室山谷及太山。采無時）

經文校義

《御覽》引『一名留公乳』。《唐本》有『一名公乳』四字墨書，居别名之首名；蓋或本作朱書也。《綱目》録此，亦作『一名留公乳』五字，屬《别録》。

溫：《説文》以溫爲水名，以『昷』爲煥和字。

逆：《説文》順逆字只作『屰』，訓逆爲迎也。

釋經義例

◆**主咳逆上氣**

《備急千金要方·卷第十八大腸腑方·咳嗽第五》鐘乳七星散，治寒冷咳嗽，上氣胸滿，唾膿血，方用鐘乳、礬石、款冬花、桂心各等分。

《外台祕要方·卷第九》引《深師》療肺氣不足，咳逆唾膿血，咽喉悶塞，胸滿上氣，不能飲食，臥則短氣，補肺湯方，款冬花三兩、桂心二兩、鐘乳二兩、乾薑二兩、白石英二兩、麥門冬四兩、五味子三兩、粳米五合、桑根白皮一斤、大棗一百枚。以水一斗二升，先煮桑白皮、棗令熟，去滓納藥，煮取二升二合，分三服。

《外台祕要方·卷第十》引《集驗》補肺湯，療肺氣不足，咳逆短氣，寒從背起，口中如含霜雪，語無音聲而渴，舌本乾燥方，亦用石鐘乳。

◆**明目**

《備急千金要方·卷第六七竅病·目病第一》補肝散，治三十年失明方，用細辛、鐘乳粉、茯苓、雲母粉、遠志、五味子等分，爲散服用。

◆**益精**

益精，恐爲益男子精。《備急千金要方·卷第二婦人方上·求子第一》之七子散，治丈夫風虛目暗、精氣衰少、無子、補不足方。此方共二十四味藥，用鐘乳粉八銖。

◆**安五臟**

《備急千金要方·卷第十五脾臟方·冷痢第八》之健脾丸，治虛勞羸瘦，身體重，脾胃冷，飲冷不消，雷鳴腹脹，泄痢不止；增損健脾丸，治丈夫虛勞，五臟六腑傷敗受冷，初作滯下，久變五色，赤黑如爛腸極臭穢者。此二方均用鐘乳粉。《備急千金要方·卷第二十七養性·養性篇服食法第六》之鐘乳散治虛羸不足，六十以上人瘦弱不能食者。方用成煉鐘乳粉、上党人參、石斛、乾薑。

《千金翼方·卷第十五補益·補五臟第四》之補肺丸，主肺氣不足，失聲胸痛，上氣息鳴；腎瀝散，主五勞男子百病。二方均用鐘乳。

◆**通百節**

《太平惠民和劑局方·卷之九》鐘乳澤蘭圓，所治條文有百節痠痛，用鐘乳粉三兩，用量獨大。

◆**利九竅**

《古今錄驗方·療淋胞痛不得小便方》之滑石散，方用滑石、葵子、鐘乳各一兩，桂心、通草、王不留行各半兩。擣篩爲散，先食訖，以酒服方寸匕，日三服。此用亦利九竅之一。

◆**下乳汁**

《千金翼方·卷第七婦人三·下乳第三》所載一十六方中用鐘乳者共十一方，多與通草、漏蘆合用。

礬石：味酸，寒。主寒熱，泄利，白沃，陰蝕，惡倉，目痛。堅骨齒。煉餌服之，輕身，不老，增年。一名羽硯。（生河西山谷及隴西、武都、石門。采無時）

經文校義

礬石：《山海經·西山經》云：「女牀之山，其陰多涅石。」郭璞傳：「即礬石也，楚人名爲涅石，秦名爲羽涅也，《本草經》亦名曰「涅石」也。」孫氏刊本乃據之，改作「涅石」。《綱目》則錄「涅石」爲別名。《說文》無礬字。石流黃條，墨書：「礬，石液也。」《吳普本草》文云：「或五色，黃是「潘」水石液也。」孫氏以爲「潘」即「礬」古字。

泄利：泄，古只作「泄」，《御覽》引此多作「泄」。此當是避唐太宗李世民諱時所易。利，後人又演作「痢」。漢劉熙《釋名·釋疾病》云：「泄利，言其漏泄而利也。下重而赤白曰腨（滯），言厲腨（滯）而難也。」

蝕：《說文》作「蝕」，云敗創也。从虫、人、食，食亦聲。今文省。

倉：《唐本》作「瘡」，孫氏刊作「創」。案：此本凡云「惡瘡」者，上品統作「惡倉」；中、下二品除蜀羊泉一種作「惡倉」外，餘並作「惡創」。凡云「金瘡」「火瘡」者，瘡通作「創」。凡單言瘡者，或作「倉」，或作「創」。有「創」「倉」二字同條並見者，澤蘭條云：「金創，癰腫，倉膿。」分析其意：蓋作「倉」者爲內發疾，作「創」者爲外傷疾也。若準此例，則鐵落條「惡創、瘍疽、創痂」，下「創」字亦宜改作「倉」字矣。「瘡」古通作「創」，此省作「倉」，爲他書所未見。且上品之多作「倉」，中、下二品則多作「創」。此或爲後人之強事分析者所改。

堅骨齒：孫刊作「堅筋骨齒」四字，當是誤衍。

煉：《唐本》多作「鍊」，二字義通。

硯：古只作「涅」。

釋經義例

◆**主寒熱**

《金匱要略・雜療方第二十三》救卒死而壯熱方，礬石半斤，以水一斗半，煮消，以漬腳，令沒踝。

◆**泄利**

《備急千金要方・卷第十五脾臟方・熱痢第七》龍骨丸，主下血痢，腹痛，此方用礬石。《小兒痢第十》梔子丸，治少小熱痢不止，方用梔子、黄柏、黄連、礬石、大棗。

◆**白沃、陰蝕**

《金匱要略・婦人雜病脈證並治第二十二》云：『婦人經水閉不利……下白物，礬石丸主之。』方中用礬石三分、杏仁一分，末之，煉蜜爲丸棗核大，納入陰道中。此處之『下白物』與『白沃陰蝕』相近。

《古今録驗方》療婦人陰腫堅痛礬石散方，用礬石二分、炙甘草半分、大黄一分，擣篩，取棗大，綿纏，導陰中，二十日即愈。

◆**目痛**

《備急千金要方・卷第六七竅病・目病第一》治目赤痛方，有用雄黄、乾薑、黄連、礬石外用者。

《外台祕要方・卷第二十一》引《肘後》療目中風腫赤眼方，礬石二錢，熬，末，以棗膏和如彈丸，以磨目上下，食頃止，日三。

◆**堅骨齒**

《古今録驗方》欲令齒堅方，礬石、細辛等分，合煮，以漱口中。

《備急千金要方・卷第六七竅病・齒病第六》治齒齦間津液血出不止方又方，礬石一兩，燒水三升，煮取一升，先拭血，乃含之。治酒醉、牙齒湧血出方，用當歸二兩，桂心、細辛、甘草各一兩，礬石六銖，以漿水五升，煮取二升，含之，日五六夜三。

◇礬石止癢，《神農本草經》未載。

如《外台祕要方·卷第十五》引《近效》療風熱結疹，搔之汗出，癢不可忍方，麻黄根五兩，蛇床子四兩，蒺藜子、礬石各二兩，白粉二小升。右五味，擣篩，生絹袋盛，癢即粉之。此方甚良。

◇《外台祕要方·卷第二十二》鼻中息肉方一十一首，有六首方用礬石。此用《神農本草經》亦未載。

消石：味苦，寒。主五藏積熱、胃脹閉。滌去蓄結、飲食，推陳致新，除邪氣。煉之如膏，久服輕身。（生益州山谷及武都、隴西、西羌。采無時）

經文校義

脹：古字只作「張」，孫氏據改。

《御覽》引「一名芒消」，孫所據大觀《唐本》亦作墨字，今大觀《唐本》獨作白字。

釋經義例

◆**主五臟積熱**

《金匱要略·黄疸病脈証並治第十六》消石礬石散，治黄家日晡所發熱，而反惡寒以及少腹滿，身盡黄，額上黑，足下熱。《經方例釋》云此方爲肝腎實熱之專方。方後云：「病隨大、小便去，小便正黄，大便正黑，是候也。」可見，此方用消石，當爲除肝腎積熱。

◆胃脹閉，滌去蓄結飲食，推陳致新

《古今錄驗方》消化丸，療人腹脹心滿，腸胃結食不消化，嘔逆頭痛，手足煩疼。方用芫花一兩，大黄、葶藶子、甘遂、黄芩各二兩，巴豆四十枚，消石一兩，擣和，蜜和丸如梧子，先食服三丸，日再服。此方用消石以滌宿食。經文所言之『蓄結飲食』當爲留飲及宿食合稱。

《備急千金要方·卷第十六胃腑方·痼冷積熱第八》茱萸硝石湯，主久寒，不欲飲食，數十年澼飲。方用吴茱萸八合、硝石一升、生薑一斤。

朴硝：味苦，寒。主百病。除寒熱、邪氣，逐六府積聚、結固、流癖。能化七十二種石。煉餌服之，輕身神仙。（生益州山谷有鹹水之陽。采無時）

經文校義

硝：《唐本》作『消』。此『硝』字俗演。

結固流癖：《唐本》作『結固留癖』。此作『流』，字之誤尔。《御覽》作『結癖』二字，省文。

釋經義例

◆除寒熱邪氣

芒硝與朴硝同類，可合看。《傷寒論》柴胡加芒硝湯，治傷寒十三日不解，胸脅滿而嘔，日晡所發潮熱。此方用芒硝，乃除寒熱邪氣。

《古今錄驗方》療天行壯熱、狂言謬語五六日者方，雞子三枚、芒硝方寸匕、井花水一杯，右三味，合攪，盡服之。

◆逐六府積聚結固流癖

《備急千金要方·卷第二婦人方上·求子第一》朴硝蕩胞湯，治婦人立身以來全不產，及斷緒久不產三十年者。方後云：『必下積血，及冷赤膿如赤小豆汁，本爲婦人子宮內有此惡物令然。』子宮雖非六府，但亦屬奇恒之府，此方以朴硝蕩子宮惡物。主帶下百病、無子的大黄丸用朴硝亦然。

◆能化七十二種石

《古今錄驗方》延命散用芒硝，又療石淋，瀝瀝莖中痛，晝夜百行，或血出。

滑石：味甘，寒。主身熱、洩澼、女子乳難、癃閉。利小便，蕩胃中積聚、寒熱。益精氣。久服輕身，耐饑，長年。

（生赭陽山谷及太山之陰，或掖北白山，或卷山。采無時）

經文校義

饑：《唐本》作『飢』，是。《說文》飢餓字作『飢』，饑荒字作『饑』。

赭陽：〇陶氏注云：『赭陽先屬南陽，漢哀帝置。明《本經》所注郡縣，必是後漢時也。』案：漢地理南陽郡，有『堵陽』無『赭陽』；于宋永初，郡國有赭陽，而所治地別。堵音者，與赭音同，此或爲傳鈔之誤。《御覽》引作『生棘陽』，漢地理，與堵陽同屬南陽郡；其隸屬，兩漢、三國皆同。

釋經義例

◆主身熱

《本草備要》云滑石『上開腠理而發表，其發表可除熱』。

《傷寒論》云：『若脈浮發熱，渴欲飲水，小便不利者，豬苓湯主之。』此方用滑石。

《金匱要略·百合狐惑陰陽毒病脈証并治第三》云：『百合病變發熱者，百合滑石散主之。方用百合一兩、滑石三兩，上爲散，飲服方寸匕，日三服，當微利者，止服，熱則除。』

《古今錄驗方》葵子湯，療妊娠得病六七日以上，身熱入臟，大、小便不利，安胎除熱。方用葵子二升、滑石四兩，以水五升，煮取一升，盡服，須臾當下便愈。

《備急千金要方·卷第五少小嬰孺方》治少小身體壯熱，不能服藥的十二物寒水石散粉方，用滑石，此方外用粉身。

《傷寒直格》益元散（即六一散），所主有身熱。

《溫病條辨》黄芩滑石湯，治汗出熱解，繼而復熱，方用滑石三兩。三仁湯，所主有午後身熱，此方亦用滑石。

◆**泄澼**

《本草備要》云滑石『治水瀉熱痢』。

《本草求真》謂『治水熱瀉利』。

《皇漢醫學》云其粘滑性能緩和包攝膀胱、尿道、腸管之炎性粘膜面，故能利尿或止瀉。《傷寒論》云：『少陰病，下利六七日，咳而嘔，渴，心煩不得眠者，豬苓湯主之。』泄澼與下利義近，滑石之用當爲治下利。

◆**女子乳難**

《本草備要》云滑石『通乳滑胎』。

《本草求真》云『治乳汁不通，胎産難下』。竊以爲乳難非乳汁減少、哺乳困難，乃分娩困難。乳作分娩解。觀石鐘乳及漏蘆條經文皆言下乳汁，可知乳難非此意。甄權亦認爲滑石可以治療産難。

《備急千金要方·卷第二婦人方上·養胎第三》滑胎令易産方，以車前子一升、阿膠八兩、滑石二兩，治下篩，飲服方寸匕，日再。至生月乃服。此是滑石能促進正常分娩。此卷《胞胎不出第八》治胎死腹中，若母病，欲下之方，即以澤蘭葉三兩、滑石五合、生麻油二合。上三味，以水一升半煮澤蘭，取七合。去滓，内麻油、滑石，頓服之。此是滑石促進死胎排出。分娩過程不僅包括胎兒娩出，還包括胎兒附屬物的娩出。滑石還有促進胎兒附屬物娩出之功。如此卷《胞胎不出第八》的牛膝湯，治療產兒胞衣不出、令胞爛，方用牛膝、瞿麥各一兩，滑石二兩，當歸一兩半、通草一兩半、葵子半斤。概言之，滑石促進分娩。

◆**癃閉**

《太平惠民和劑局方》八正散，又治小便赤澀，或癃閉不通，及熱淋、血淋並宜服之。方用車前子、瞿麥、萹蓄、滑石、山梔子仁、甘草、木通、大黃。

《備急千金要方·卷第二十一消渴淋閉方·淋閉第二》所收五十三首方，有七首方用滑石。

◆**利小便**

《金匱要略·百合狐惑陰陽毒病脈証並治第三》云：『百合病，下之後者，滑石代赭湯主之。』此方用滑石三兩。百合病原有小便赤症狀，此必下之後傷陰而出現小便不利，用百合養陰，同時用滑石利小便。

《金匱要略·消渴小便不利淋病脈証並治第十四》云：『小便不利，蒲灰散主之；滑石白魚散、茯苓戎鹽湯並主之。』其中，蒲灰散和滑石白魚散，都用滑石。

《古今錄驗方》療傷寒熱盛、小便不利方之滑石湯和瞿麥湯，都用滑石。療妊娠不得小便方又方，搗杏仁，入滑石末，飯丸小豆大，每服二十丸，白湯下。

《醫學衷中參西錄》云：『因熱小便不利者，滑石最爲要藥。』

石膽：味酸，寒。主明目、目痛、金創、諸癇痙，女子陰蝕痛、石淋、寒熱、崩中、下血、諸邪、毒氣。令人有子。煉餌服之不老，久服增壽、神仙。能化鐵爲銅、成金銀。一名畢石。（生羌道山谷、羌里句青山。二月庚子、辛丑日采）

經文校義

淋：《說文》作『痳』。徐鍇曰：『小便不快，溼痹溲瀝也。』案：今相承作『淋』，乃通假字。

久服增壽神仙：此六字，獨大觀《唐本》作墨書。案：其上既有『煉餌服之不老』，又此云云，是覺重覆。

成金銀：《御覽》作『合成金銀』四字。其引經文，原多增損。

空青：味甘，寒。主盲目耳聾。明目，利九竅，通血脈，養精神。久服輕身，延年不老。能化銅鐵鉛錫作金。（生益州山谷及越嶲山有銅處，銅精熏則生空青，其腹中空。三月中旬，采亦無時）

經文校義

盲目：《唐本》作『青盲』。案：盲目連文，經中不再見；只有目盲、青盲。

曾青：味酸，小寒。主目痛，止淚出，風痺。利關節，通九竅，破結堅積聚。久服輕身，不老。能化金銅。（生蜀中山谷及越嶲。采無時）

經文校義

風痺：痺，孫刊作『痹』字，从畀得音。《金匱》云：『風之爲病，當半身不遂，或但臂不遂者。此爲痹。』

破結堅積聚：結，《唐本》作『癥』。案：附子條，亦云『破癥堅積聚』。經中以『結堅』二字連文者，不再見；言『癥瘕』者最多，『癥堅』次之。

禹餘糧：味甘，寒。主欬逆、寒熱、煩滿，下赤白、血閉、癥瘕，大熱。煉餌服之，不飢，輕身，延年。（生東海池澤及山島中，或池澤中）

經文校義

下赤白：《御覽》作『下利赤白』。案：《本經》『下赤白』文，其義多屬于女子漏下；彼利字，必係增衍。

山㠀：〇㠀，从山，鳥聲；今从鳥省，作『島』。

糧：唐刊『粮』字同。

太一餘糧：味甘，平。主欬逆、上氣、癥瘕、血閉、漏下。除邪氣。久服耐寒暑，不飢，輕身，飛行千里仙。一名石腦。（生太山山谷。九月采）

經文校義

太一餘糧：《御覽》引同，《吳普》作『太一禹餘糧』，《抱朴子·金丹篇》亦如此稱。

邪氣：字旁圈別係舊有，後同。《御覽》少『氣』字。《唐本》此下有墨書『肢節不利』云云，獨《綱目》錄其四字歸《本經》。案：全經文別無此語例。应非是。

仙：《唐本》作『神仙』，《御覽》衍作『若神仙』。

耐寒暑：《御覽》作『能忍寒暑』。

白石英：味甘，微溫。主消渴、陰痿不足、欬逆、胷鬲間久寒。益氣，除風濕痺。久服輕身，長年。（生華陰山谷及太山。二月，采亦無時）

經文校義

欬逆：《御覽》作『嘔逆』。今《本經》文，無『嘔逆』語例。

胷鬲間：《說文》：『匈，膺也。』或作『胷』。案：今人又作『胸』『胸』。『鬲』又演爲『膈』。間，古只作『閒』，从門，从月；習俗分爲閒暇从月，間隔从日。

濕：《說文》以濕爲水名，音它帀反；幽溼字乃作『溼』字。《康熙字典》云：舊省濕爲溼，因誤作濕；又移濕爲乾溼字。『濕』乃『㬎』省文。㬎，水名；又有灅字，亦水名。隸寫以來，轉相譌謬。

消渴：漢劉熙《釋名·釋疾病》云：『消渴，渴，渴（竭）也。腎氣不周，於胷胃中，津液消渴（竭），故欲得水也。』

紫石英：味甘，溫。主心腹欬逆、邪氣。補不足，女子風寒在子宮，絕孕十年無子。久服溫中，輕身，延年。（生太山山谷。采無時）

經文校義

欬逆：《御覽》亦作『嘔逆』。

釋經義例

◆補不足

《備急千金要方·卷第二婦人方上·求子第一》慶雲散，主丈夫陽氣不足，不能施化，施化無成。方用覆盆子、五味子、天雄、石斛、白朮、桑寄生、天門冬、菟絲子、紫石英。

《備急千金要方·卷第四婦人方下·補益第十八》柏子仁丸、大五石澤蘭丸、小五石澤蘭丸、紫石英柏子仁丸、大澤蘭丸、紫石英天門冬丸、三石澤蘭丸、大平胃澤蘭丸，均用紫石英。

《千金翼方·卷第十五補益·補五臟第四》補心湯、遠志湯、鎮心丸、大鎮心丸，亦用紫石英。

◆女子風寒在子宮，絕孕十年無子

《備急千金要方·卷第二婦人方上·求子第一》紫石門冬丸，治全不產及斷緒；白薇丸，主令婦人有子；另一首白薇丸，主久無子或斷緒，上熱下冷；秦椒丸，治婦人絕產，生來未產，蕩滌腑臟，使玉門受子精。以上諸方均用紫石英。

青石、赤石、黃石、白石、黑石脂等：味甘，平。主黃疸，洩利，腸澼，膿血，陰蝕，下血赤白，邪氣，癰腫，疽痔，惡倉，頭瘍，疥瘙。久服補髓益氣，肥健不飢，輕身延年。五石脂各隨五色補五藏。（生南山之陽山谷中）

經文校義

陶氏注云：此五石脂，如《本經》療體亦相似；《別錄》各條，所以具載。今俗用赤石、白石兩脂尔，餘三色脂有而無正用。案：《吳氏本草》五色石脂，一名青、赤、黃、白、黑符。其于青、赤兩符下，並著有『《神農》甘』文；餘三種則無。疑《本經》舊文，原無此多名目也。條後『五石脂各隨五色補五藏』語，劉師以爲出自岐黃，應非舊有。案：五石脂《別錄》分之爲五，其言主治，除以五色配合五藏外，餘皆同出《本經》，並少特異之處。

疸，黃病也。或以其與癰疽字混，乃假『癉』字爲之，非正。癉是癉勞病。

膿：《說文》：『盥，腫（癰）血也。从血，農省聲。或从肉，作膿。』《釋名·釋形體》云：『膿，醲（濃）也。汁醲厚也。』

癰腫：《説文》癰、腫二字互訓。癰或作臃，俗或省癰。《釋名》云：『腫，鍾也，寒熱氣所鍾聚也。』『癰，壅也。氣壅否結，裹而潰也。』

瘍：頭瘡也。瘡瘍也。

疥瘙：《説文》：『疥，搔也。』而無『瘙』字。孫因改。

白青：味甘，平。主明目，利九竅，耳聾，心下邪氣。令人吐。殺諸毒、三蟲。久服通神明，輕身，延年，不老。（生豫章山谷。采無時）

經文校義　無

扁青：味甘，平。主目痛、明目、折跌、癰腫、金創不瘳。破積聚，解毒氣，利精神。久服輕身，不老。（生朱崖山谷、武都、朱提。采無時）

經文校義

解毒氣：《御覽》省作『辟毒』。

草部上　三十八種

菖蒲：味辛，溫。主風寒濕痺、欬逆、上氣。開心孔，補五藏，通九竅，明耳目，出音聲。久服輕身不忘，不迷惑，高志不老。一名昌陽。（生上洛池澤及蜀郡嚴道。五月、十二月采根）

經文校義

菖：古只作『昌』。孫據改。

出音聲：《綱目》此下接録『主耳聾癰瘡溫腸胃止小便利』十二字，入《本經》。非是。其語意多與上文重覆，例屬《名醫》。

高志不老：大觀《唐本》作『延年』二字朱書，『益心智高志不老』七字墨書。《綱目》則誤將其九字盡歸《本經》，語意重覆也。孫、顧亦同作『延年』，爲近是。政和《唐本》此條，全成墨書，無可復識。

釋經義例

◆**咳逆上氣**

《本草求真》云菖蒲『治咳逆上氣者，痰濕壅滯之喘咳，故宜搜滌；若肺胃虚燥之喘咳，非菖蒲可治也』。

《備急千金要方·卷第十八大腸腑方》治九種氣嗽、欲死百病方，用菖蒲。太醫令王叔和所撰的蜀椒丸，治上氣咳嗽用菖蒲。款冬丸，治三十年上氣咳嗽，唾膿血，喘息不得臥方用菖蒲。

◆**明耳目**

《古今録驗方》療耳鳴耳聾方菖蒲散，治耳聾，方用菖蒲、附子分等，下篩，以酒和，如棗核，綿裹，臥時塞耳，夜易之，十日愈。

《外台祕要方》引《廣濟》療耳鳴或聾漬酒方，菖蒲一斤、通草一斤、磁石一斤，清酒二斗浸之。

《重訂廣溫熱論》耳聾左慈丸，亦用菖蒲。

◆**出音聲**

《備急千金要方·卷第十八大腸腑方》治忽暴嗽失聲通聲膏方，用菖蒲。

◆**久服輕身不忘**

《備急千金要方・卷第十四小腸腑・好忘第七》所收十六方，有八首方用菖蒲，多與遠志合用。

菊花：味苦，平。主風頭眩、腫痛、目欲脫、淚出、皮膚死肌、惡風濕痹。久服利血氣，輕身，耐老，延年。一名節花。（生雍州川澤及田野。正月采根，三月采葉，五月采莖，九月采花，十一月采實）

經文校義

菊花：《爾雅》云：『蘜，治蘠。』郭璞傳：『今之秋華菊。』《說文》徐鍇傳謂：『《本艸》菊有十名，而不言治蘠。』案：至《綱目》乃載之。《說文》又有『蘜』云：『日精也，似秋華。』《名醫別錄》有『一名日精』。然其既即此，何必又云『似』？《說文》訓菊爲：『大菊蘧麥。』案：即《本經》瞿麥，載在中品。蘜、蘜、菊音皆同，故相承通假用之。孫刊作『鞠華』。《月令》云：『鞠有黃華。』《說文》有蘂、華字，花乃漢後所造。

風頭眩：惟大觀《唐本》與《千金翼方》本作『風頭頭眩』四字，應是原文。《本經》言風頭者，猶有辛夷、蜂子、枲耳、白芷、槀本、皁莢、莽草、麋脂等條。《綱目》蓋以『風頭眩』三字不成文，乃于風上增一『諸』字。非古。

釋經義例

◆**主風頭眩腫痛**

《本草綱目》作『諸風頭眩』。馬繼興主編《神農本草經輯注》作『風頭頭眩、腫痛』。森立之《本草經考注》作『治風頭、頭眩腫痛』。考《諸病源候論》有風頭眩候，云：『風頭眩者，由血氣虛，風邪入腦，而引目系故也。五臟六腑之精氣，皆上注於目，血氣與脈並於上系，上屬於腦，後出於項中。逢身之虛，則爲風邪所傷，入腦則腦轉而目系急，目系急，故成眩也。診其脈，洪大而長者風眩；又得陽經浮者，暫起目眩也。風眩久不瘥，則變爲癲疾。』可知王本作『風頭眩』亦通。腫痛之解，馬本云腫痛之『腫』上疑有脫文，此處似指因風所致頭面部腫痛而言。結合巢氏之說而論，當爲『目腫痛』似尤恰當。

《金匱要略·中風歷節病脈証並治第五》侯氏黑散，治大風，四肢煩重，心中惡寒不足者。此方菊花用量獨大。

《古今錄驗方》謂之『療風癲』。

由上可知，癲疾可爲風眩久不瘥而來，菊花療風癲即是療風頭眩之延伸。

◆目欲脫、淚出

目欲脫恐爲目腫如脫狀之義，當爲球結膜腫脹眼球外凸狀態。《太平惠民和劑局方·卷之七》菊花散，理肝氣風毒，眼目赤腫，昏暗羞明，隱澀難開，攀睛瘀肉，或癢或痛，漸生翳膜，及治暴赤腫痛，悉皆治之。方用白蒺藜、羌活、木賊、蟬蛻各三兩、菊花六兩。此卷菊睛圓，治肝腎不足，眼目昏暗，瞻視不明，茫茫漠漠，常見黑花，多有冷淚。方用枸杞子三兩、巴戟一兩、甘菊花四兩、蓯蓉二兩，爲蜜丸。

人參：味甘，微寒。主補五藏，安精神，定魂魄，止驚悸，除邪氣，明目，開心，益智。久服輕身，延年。一名鬼蓋。

（生上黨山谷及遼東。二月、八月上旬采根）

經文校義

參：《說文》：『蓡，人蓡，藥草，出上黨。』徐鍇傳：『《本艸》作參。借用字。』

悸：《說文》：『悸，心動也。又，痵，氣不定也。』相承祇用悸字。

一名鬼蓋：《唐本》此上猶有『一名人銜』朱書。以體例觀之，若其屬《名醫》，則當居後。

二月八月上旬采根：○《唐本》作『二月四月八月上旬採根』，此略。采字从爪、从木，後人繫从手。

釋經義例

◆安精神，定魂魄，止驚悸

《備急千金要方·卷第十四小腸腑·風虛驚悸第六》所收二十三首方，有一十九首方用人參。如大定心湯治心氣虛悸，恍惚多忘，或夢寤驚魘，志少不足。大鎮心散治心虛驚悸，夢寤恐畏。小鎮心散治心氣不足，虛悸恐畏，悲思恍惚，心神不定，惕惕然而驚。《風癲第五》之茯神湯主五邪氣入人體中，見鬼妄語，有所見聞，心悸跳動，恍惚不定。以上諸方均用人參。

《外台祕要方·卷第十五》引《深師》人參湯，療忽忽善忘，小便赤黃，喜夢見死人，或夢居水中，驚恐惕惕如怖，目視䀮䀮，不欲聞人聲，飲食不得味，神情恍惚不安，定志養魂方。

《串雅內編·單方奇病門》治離魂病用辰砂、人參、茯苓。又倩女離魂湯，用人參、龍齒、赤茯苓各一錢，煎湯服。

由此可知，人參是重要之安神定悸藥。值得一提的是，失眠也是精神不安的常見表現，也常有用人參的機會。如《備急千金要方·卷第十二膽腑方》治虛煩不得眠的千里流水湯，以及治療虛勞煩擾，奔氣在胸中，不得眠的酸棗仁湯，均用人參。《外台祕要方·卷第十七》虛勞虛煩不得眠方所收八首方中，用人參者共六首。多夢紛紜亦乃精神不安，甄權云：『凡因虛而多夢紛紜者加之。』

◆開心，益智

《別錄》云人參令人不忘。

《備急千金要方·卷第十四小腸腑·好忘第七》開心散，方中用遠志、人參、茯苓、菖蒲。菖蒲益智丸及養命開心益智方，亦用人參。

◇《別錄》云人參『止消渴』，此用《神農本草經》未有明示。

《傷寒論》白虎湯所主皆無渴證，而白虎加人參湯所主均有渴證。小柴胡湯方後云：『若渴，去半夏加人參。』

《備急千金要方·卷第三婦人方中·淋渴第七》治產後虛渴少氣力之竹葉湯、治產後渴不止之栝樓湯，皆用人參。

《備急千金要方·卷第二十一消渴淋閉方·消渴第一》治消渴、除腸胃熱實方，茯神丸方，治熱病後虛熱渴、四肢煩疼方，骨填煎方，茯神煮散方，均用人參。

◇不能食亦多有用人參機會，此用《神農本草經》亦未明示。如《金匱要略·痰飲咳嗽病脈証並治第十三篇》附方《外台》茯苓飲，治心胸中有停痰宿水，自吐出水後，心胸間虛氣，滿不能食，消痰氣，令能食。方用茯苓、人參、白朮各三兩，枳實二兩、橘皮二兩半、生薑四兩。

《古今錄驗方》人參湯，治惡食，方用人參四兩、生薑二斤、厚朴二兩、枳實二兩、甘草二兩。

《外台祕要方》引《延年》人參丸，主痃癖氣，不能食。

《太平惠民和劑局方》四君子湯，所治有全不思食。參苓壯脾圓，所治有不能飲食。人參丁香散，所治有不思飲食。人參煮散，所治有不思飲食。人參定喘湯及人參藿香湯，所治均有飲食不下。參苓白朮散，所治有飲食不進。

天門冬：味苦，平。主諸暴、風濕、偏痺。強骨髓，殺三蟲，去伏尸。久服輕身，益氣，延年。一名顛勒。（生奉高山谷。二月、三月、七月、八月采根）

經文校義

門冬：郭璞於《山海經傳》《爾雅傳》，並稱：『《本草經》曰「虋冬，一名滿冬」。今作門，俗作耳。』案：徐鍇即云：『今《本草》有天門冬、麥門冬，並無滿冬之名。』

延年：下，《唐本》有『不飢』二字墨書。獨《綱目》録入《本經》。

釋經義例

◆主諸暴風濕偏痹

《古今録驗方》療風濕痹痛方之天門冬湯，療風濕體疼，惡風微腫，方用天門冬三兩、葛根四兩、生薑三兩、桂心四兩、麻黄三兩、芍藥二兩、杏仁五十枚、甘草二兩。以水一斗，煮取三升，分三服，取汗。

◆殺三蟲

《備急千金要方·卷第十八大腸腑方·九蟲第七》蘼蕪丸，治少小有蛔蟲，結在腹中，數發腹痛，微下白汁，吐悶，寒熱，飲食不生肌，皮肉痿黄，四肢不相勝舉。方用蘼蕪、貫眾、雷丸、山茱萸、天門冬、狼牙、藋蘆、甘菊花。

◇《别録》云天門冬『保定肺氣』。《本草備要》云天門冬『治肺痿腫癰，吐膿吐血，痰嗽喘促』。此用《神農本草經》未有明示。

《備急千金要方·卷第十七肺臟方·積氣第五》補肺散，用天門冬，主肺傷、善泄咳等。

《張氏醫通》二冬膏，即與麥門冬合用白蜜熬膏，治肺胃燥熱，咳嗽痰少。

甘草：味甘，平。主五藏六府寒熱、邪氣。堅筋骨，長肌肉，倍力，金創，尰，解毒。久服輕身，延年。（生河西川谷積沙山及上郡。二月、八月，除日采根）

經文校義

甘草：《説文》：『苷，甘艸也。』『艸，百卉也。』訓『草』爲：『草斗，櫟實也。音自保反。』後人乃移草爲艸，又別作皁、皂字以代草。

倍力：《綱目》增作『倍氣力』三字。非古。

尰：《說文》：『瘇，脛氣足腫。』籀文作尰，即此尰字尔。《本經》言尰者止此。與癰腫字不同。

釋經義例

◆**長肌肉**

《金匱要略·瘡癰腸癰浸淫病脈証並治第十八》排膿湯及《金匱要略·肺痿肺癰咳嗽上氣病脈証並治第七》之桔梗湯，都用甘草二兩。排膿後癰瘍癒合，則甘草長肌肉功不可沒。王不留行散，亦用甘草，所主爲病金瘡，此處用甘草也應該是爲了長肌肉。

《古今錄驗方》療金瘡止痛生肌方之生肌散，用炙甘草一斤、黄柏八兩、當歸四兩，搗末，以封瘡上，日再。

◆**解毒**

《別錄》云甘草『解百藥毒』。

《金匱要略·禽獸魚蟲禁忌並治第二十四》治食牛肉中毒方，甘草煮汁飲之，即解。

《金匱要略·果實菜穀禁忌並治第二十五》治誤食水莨菪中毒方，甘草煮汁，服之即解。

《備急千金要方·卷第二十四解毒雜治方·解百藥毒第二》論曰：甘草解百藥毒，此實如湯沃雪，有同神妙。有人中烏頭、巴豆毒，甘草入腹即定……方稱大豆汁解百藥毒，余每試之，大懸絕不及甘草，又能加之爲甘豆湯，其驗尤奇。

◇甘草緩急止痛定悸，此用《神農本草經》未載。

如《傷寒論》芍藥甘草湯，治腳攣急，甘草湯治少陰病，二三日，咽痛。

《金匱要略·趺蹶手指臂腫轉筋陰狐疝蛔蟲病脈証並治第十九》甘草粉蜜湯，治蛔蟲病，吐涎心痛。

《傷寒論》桂枝甘草湯，主發汗過多，其人叉手自冒心，心下悸，欲得按者。炙甘草湯，主傷寒，脈結代，心動悸，方用炙甘草四兩。

乾地黄：味甘，寒。主折跌絶筋、傷中。逐血痺，塡骨髓，長肌肉。作湯除寒熱、積聚，除痺，生者尤良。久服輕身，不老。一名地髓。（生咸陽川澤。二月、八月采根）

經文校義

主折跌絶筋：《綱目》于主治下，直錄傷中云云。以『療折跌絶筋』，居于除痹之後。出自竄易。

生者尤良：四字，《綱目》列于『不老』之後。當是出于改易也。

地髓：《説文》作『䗪』，骨中脂也。即今『髓』字。

釋經義例

◆**主折跌絶筋**

《備急千金要方·卷第二十五備急方·諸般傷損第三》治腕折方的黄芪散，用乾地黄。治折骨斷筋方，用乾地黄、當歸、羌活、苦參各二分，治下篩，酒服方寸匕，日三。治腕折四肢骨碎、及筋傷蹉跌方，生地黄不限多少，熟搗，用薄所損傷處。

◆**逐血痹**

《金匱要略·血痹虛勞病脈証並治第六》論血痹病成因，爲尊榮人骨弱肌膚盛，重因疲勞汗出，臥不時動搖，加被微風，遂得之。並云『其外證身體不仁，如風痹狀』。

《備急千金要方·卷第八治諸風方·風痹第八》治風痹遊走無定處，名曰血痹，大易方，用乾地黄。

◆長肌肉

《備急千金要方·卷第三婦人方中·虛損第一》石斛地黄煎，治婦人虛羸短氣，胸逆滿悶，風氣，方用生地黄汁八升。從虛羸來看，其人當瘦，地黄之用，當爲長肌肉。治婦人產後欲令肥白，飲食平調的地黄羊脂煎方，用生地黄汁一斗。從欲令肥白來看，其人本當瘦，此用亦是長肌肉。

《外台祕要方·卷第二十九》金瘡生肌方四首，又療金瘡、生肌白膏方，亦用乾地黄。

◆作湯除寒熱

《金匱要略·婦人產後病脈証並治第二十一》附方《千金》三物黄芩湯，治婦人在草蓐，自發露得風，四肢苦煩熱……頭不痛但煩者，此方爲黄芩一兩、苦參二兩、乾地黄四兩。

《備急千金要方·卷第十傷寒方下·傷寒雜治第一》治熱病五六日以上，苦參湯方，此方用苦參三兩、黄芩二兩、生地黄八兩。與上方用藥大致相同，只是劑量有别。

《金匱要略·婦人雜病脈證並治第二十二》腎氣丸，主治婦人轉胞，煩熱不得臥，而反倚息者。此方亦用乾地黄。

《外台祕要方》卷第一引張文仲方，又療傷寒已四五日，頭痛體痛，肉熱如火，病入腸胃，宜利瀉之方。生麥門冬一升、生地黄一升、知母二兩、生薑五兩半、芒硝二兩半。

◇《别録》云『地黄主女子傷中，胞漏下血』。《日華子本草》云『治吐血、鼻衄、婦人崩中血暈』。《本草備要》云『主吐衄尿血』。地黄止血，《神農本草經》未載。

如《金匱要略·驚悸吐衄下血胸滿瘀血病脈証並治第十二》黄土湯，治下血先便後血，用乾地黄三兩。《金匱要略·婦人妊娠病脈証並治第二十》膠艾湯，治婦人下血，此方用乾地黄四兩。《備急千金要方·卷第六七竅病·鼻病第二》治鼻出血不止方，用乾地黄、梔子、甘草各等分爲散酒服。

地黄止血，多用生地黄。《備急千金要方·卷第四婦人方下·赤白帶下崩中漏下第二十》生地黄湯，治崩中漏下，日去數升。用生地黄一斤、細辛三兩，以水一斗，煮取六升，服七合。《備急千金要方·卷第六七竅病·鼻病第二》主衄方生地黄湯，用生地黄八兩、黄芩一兩、阿膠二兩、柏葉一把、甘草二兩，以水七升，煮取三升，去滓内膠，煮取二升半，分三服。又方，生地黄三斤、阿膠二兩、蒲黄六合，以水五升，煮取三升，分三服。還有用生地黄汁五合，煮取四合，空腹服之治鼻衄。

地黄止血，多與阿膠合用。如《金匱要略·婦人産後病脈証並治第二十一》附方《千金》内補當歸建中湯，方後云『若去血過多，崩傷内衄不止，加地黄六兩、阿膠二兩』，膠艾湯及黄土湯亦然。用地黄之方，常常用酒。

◇地黄主虚羸少氣，此用《神農本草經》未有明示。

如《金匱要略·血痹虚勞病脈証並治第六》附方《千金翼》炙甘草湯，治虚勞不足，汗出而悶，脈結，悸，行動如常，不出百日，危急者十一日死。方用生地黄一斤。

《備急千金要方·卷第九傷寒方上·宜下第八》生地黄湯，治傷寒有熱，虚羸少氣，心下滿，胃中有宿食，大便不利。方用生地黄三斤、大黄四兩、大棗二枚、甘草一兩、芒硝二合。上五味，合擣令相得，蒸五升米下，熟絞取汁，分再服。

◇地黄治汗證，《神農本草經》未有明示。

如《備急千金要方·卷第十傷寒方下·傷寒雜治第一》治汗不止方，用地黄三斤切，以水一斗，煮取三升，分三服。

朮：味苦，溫。主風寒濕痹、死肌、痙、疸。止汗，除熱，消食。作煎餌，久服輕身，延年，不飢。一名山薊。（生鄭山山谷、漢中南鄭。二月、三月、八月、九月采根）

經文校義

朮：《說文》：『茉，山薊也。』朮，黍之黏者，同秫。此作朮，古通省尔。

釋經義例

◆**主風寒濕痹**

《別錄》云朮『除皮間風水結腫』。

《珍珠囊》云『消足脛濕腫』。

《金匱要略・痙濕暍病脈証並治第二》去桂加白朮湯和甘草附子湯，都用朮，所治都有風濕相搏，身體或骨節疼痛。

《太平惠民和劑局方・卷之一》五痹湯，治風寒濕邪客留肌體，手足緩弱，麻痹不仁，或氣血失順，痹滯不仁，並皆治之。方用片薑黃、羌活、白朮、防己、甘草。

◆**止汗**

《黃帝內經素問・病能論篇》載：『有病身熱解墮，汗出如浴，惡風少氣，此爲何病？岐伯曰病名曰酒風。帝曰治之奈何？岐伯曰以澤瀉、朮各十分，麋銜五分，合以三指撮爲後飯。』

《備急千金要方・卷第十傷寒方下・傷寒雜治第一》治汗不止方又方，白朮方寸匕，以飲服之。牡蠣散，治臥即盜汗，風虛頭痛方，用牡蠣、白朮、防風各三兩，上三味，治下篩，酒服方寸匕，日二。並云：『止汗之驗，無出於此方，一切泄汗服之，三日皆愈，神驗。』

《丹溪心法》玉屏風散，治汗出，亦用白朮。

◆**消食**

《別錄》云朮暖胃消穀。

《備急千金要方·卷第十八大腸腑方》治胸中痰飲、腸中水鳴、食不消、嘔吐水方，用檳榔、生薑、杏仁、白朮、半夏、茯苓、橘皮。

《千金翼方·卷第十九雜病中·飲食不消第七》主消穀下氣神驗方的八等散，用白朮、厚朴、人參、茯苓等。

《外台祕要方·卷第八》引《萬全方》療脾飲食吐逆、水穀不化、此爲胃反，半夏飲子方，半夏、厚朴、人參、白朮、生薑、棗、粳米、橘皮。

◇《別錄》云朮『主大風在身面，風眩頭痛』。朮能治眩，此用《神農本草經》未載。

如《傷寒論》茯苓桂枝白朮甘草湯，治心下逆滿，氣上衝胸，起則頭眩，脈沉緊。真武湯，治太陽病發汗，汗出不解，其人仍發熱，心下悸，頭眩，身瞤動，振振欲擗地者。

《金匱要略·痰飲咳嗽病脈証並治第十三》澤瀉湯，治心下有支飲，其人苦冒眩。五苓散，治瘦人臍下悸，吐涎沫而癲眩。

《金匱要略·中風歷節病脈証並治第五》的桂枝芍藥知母湯，治諸肢節疼痛，身體魁羸，腳腫如脫，頭眩短氣，温温欲吐。該篇附方《近效方》朮附子湯，治風虛頭重眩，苦極，不知食味，暖肌補中，益精氣。

《輔行訣五臟用藥法要》小補肝湯方後云：『頭苦眩者，加朮一兩半。』

◇朮治大便硬，此用《神農本草經》未載。

如《傷寒論》去桂加白朮湯，治其人大便硬，小便自利。

近賢魏龍驤用生白朮、生地黃、升麻治老年便秘可爲一證。

◇朮可安胎，《神農本草經》亦未載。

如《金匱要略·婦人妊娠病脈証並治第二十》的白朮散及當歸散，均用白朮。

菟絲子：味辛，平。主續絶傷。補不足，益氣力，肥健。汁：去面䵟。久服明目，輕身，延年。一名菟蘆。（生朝鮮川澤、田野蔓延草木之上。九月采實）

經文校義

菟：《本經》言菟者，猶有『伏苓一名伏菟』、『款冬一名菟奚』。舊說以爲：下有伏苓，上有菟絲。陶氏已識其不必乃爾。孫氏改作『兔』。《說文》無『菟』字，經傳則多用之。

辛平：辛下唐有『甘』字墨書。各藥性味，多朱墨異稱，非止此也；今以其有圈別，故附記之。後仿此。

肥健：《綱目》增作『肥健人』三字。

汁去面䵟：《綱目》增作『研汁塗面去面䵟』，移于菟絲苗下。䵟，孫改皯。《說文》：『皯，面黑氣也。』

久服明目輕身延年：《綱目》獨錄歸《名醫》。

釋經義例

◆補不足、益氣力、肥健

《別錄》云菟絲子『主養肌、強陰、堅筋骨』。

《備急千金要方·卷第二婦人方上·求子第一》七子散，治丈夫風虛目暗、精氣衰少、無子、補不足方，用菟絲子、五味子、車前子、蛇床子等。主丈夫陽氣不足、不能施化、施化無成的慶雲散，用菟絲子、覆盆子、五味子等。

《備急千金要方·卷第十九腎臟方·補腎第八》薯蕷散，補丈夫一切病不能具述，方用菟絲子。治五勞六極七傷虛損方，亦用菟絲子。無比薯蕷丸，治諸虛勞百損，亦用菟絲子。覆盆子丸，主五勞七傷羸瘦，補益令人充健方，亦用菟絲子。治五勞七傷，虛羸無氣力傷極方，用菟絲子、五味子、蛇床子。其它如鹿角丸、黃芪丸、曲囊丸，均用菟絲子。

《太平惠民和劑局方·卷之五》有小菟絲子圓，治腎氣虛損，五勞七傷諸證。

◆**明目**

《太平惠民和劑局方·卷之七》駐景圓，治肝腎俱虛，眼常昏暗，多見黑花，或生障翳，視物不明，迎風流淚，久服補肝腎，增目力。方用車前子、熟乾地黃、菟絲子爲末煉蜜爲圓。

◇《別錄》云菟絲子『主治莖中寒，精自出，溺有餘瀝』。菟絲子澀精固小便，此用《神農本草經》未有明示。如《千金翼方·卷第十九雜病中·淋病第二》久房散，主小便多或不禁方，菟絲子、蒲黃、黃連、消石、肉蓯蓉。

《太平惠民和劑局方·卷之五》茯菟圓，治心氣不足，思慮太過，腎經虛損，真陽不固，溺有餘瀝，小便白濁，夢寐頻泄，方用菟絲子、白茯苓、石蓮子。

《濟生方》秘精丸，治遺精，方用菟絲子、家韭子、牡蠣、龍骨、五味子、桑螵蛸、白石脂、茯苓。

牛膝：味苦，酸。主寒濕痿痹、四支拘攣、膝痛不可屈伸。逐血氣，傷熱火爛，墮胎。久服輕身，耐老。一名百倍。

（生河內川谷及臨朐。二月、八月、十月采根）

經文校義

膝：《說文》作『厀』。孫因改。

苦酸：《唐本》酸下有『平』字；獨大觀《唐本》作朱書，而以『酸』字爲墨書。以體例觀之，似是也。《御覽》引云：『味苦，辛。』辛當即平字誤傳尔。《吳氏本草》則云：『《神農》甘，一經酸。』而無言苦與辛者。

寒濕：《御覽》增作『傷寒濕』。《本經》無此語例。

耐老：《御覽》引作『能老』。後香蒲、茵陳、王不留行、屈草、翹根諸條，俱同此引。改耐作能，兩字古通。

四支：《說文》：『胑，體四胑也。或作肢。』此作支，古省。

拘攣：《說文》：『拘，止也。』別有『跔』字云：『天寒足跔也。』『攣，係也。』

火爛：爛，《說文》作『爤』。

釋經義例

◆主寒濕痿痹、四支拘攣、膝痛不可屈伸

《備急千金要方·卷第八治諸風方·偏風第四》獨活寄生湯，所主爲腎氣虛弱，感受寒濕，方用牛膝。

《千金翼方·卷第十七中風下》白蘞湯，主中風痿痹拘攣，不可屈伸方，白蘞、乾薑、薏苡仁、酸棗、桂心、芍藥、車前子、甘草、附子。

《太平惠民和劑局方·卷之一》四斤丸，治腎經不足，下攻腰腳，腿膝腫癢，不能屈伸，腳弱少力，不能踏地，腳心隱痛，行步喘乏，筋脈拘攣，腰膝不利，應風寒濕痹，腳氣緩弱，並宜服之。宣州木瓜、牛膝、天麻、蓯蓉各焙乾，稱一斤（下略）。

◆墮胎

《日華子本草》云『牛膝落死胎』。

《古今錄驗方》治妊婦欲去胎方，煮牛膝根服之。

《備急千金要方·卷第二婦人方上·胞胎不出第八》治胎死腹中，若母病，欲下之方，用牛膝三兩，葵子一升，以水七升，煮取三升，分三服。

◇《別錄》云牛膝『治婦人月水不通』。《本草備要》云牛膝『治經閉』。牛膝通經，《神農本草經》未有明示。如《備急千金要·卷第四婦人方下·月水不通第十九》桃仁湯、乾漆丸、桂心酒、硝石湯以及《月經不調第四》牛膝丸，治產後月水往來，乍多乍少，仍復不通，時時疼痛，小腹裏急，下引腰身重方。以上諸方均用牛膝。

茺蔚子：味辛，微溫。主明目、益精。除水氣。久服輕身。莖：主癮軫痒，可作浴湯。一名益母。（生海濱池澤。五月采）

經文校義

茺蔚：茺，孫改『充』。蔚，即『蔚』字。

辛：下，《唐本》有『甘』字墨書。

莖：《唐本》分段。

癮軫：癮，或作『癔』，古只作『隱』。軫，《唐本》作『瘮』。《說文》：『疢，熱病也。』別有『胗，脣瘍也』；籀文『疹』。今則多以疹字爲之。《本經》言『癮軫』者止此。

痒：《唐本》作癢。《說文》：『痒，瘍也。音詳。』『蛘，搔蛘也。音養。』而無癢字，古亦只作養，然經傳相承多有之。《本經》除此條作痒外，其他言淫蛘、痂蛘、身蛘則作蛘；《唐本》則多數作痒，孫刊則盡作痒。

益母：下，《唐本》尚有：『一名益明，一名大札。』朱書。《綱目》大札誤火杴。

女萎：味甘，平。主中風暴熱、不能動搖、跌筋結肉、諸不足。久服去面黑䵟、好顏色，潤澤，輕身，不老。一名玉竹。（生太山山谷及北陵。立春後采）

經文校義

一名玉竹：《唐本》作墨書，居別名之中位。若原屬《本經》，則應居前。

防葵：味辛，寒。主疝瘕、腸洩、膀胱熱結、溺不下、欬逆、溫瘧、癲癇、驚邪、狂走。久服堅骨髓，益氣，輕身。一名梨蓋。（生臨淄川谷及嵩高、太山、少室。三月三日采根）

經文校義

防葵：《御覽》作『房葵』。

梨蓋：《御覽》作『犁蓋』。

膀胱：《說文》無胱字，云：『脬，旁光也。』孫氏因改。劉熙《釋名》云：『膀胱，言其體短而橫廣也。』

溺：本義當作『尿』，人小便也。

癲：《說文》無癲字，云：『瘨，病也。从疒，眞聲。一曰腹張也。』相承以爲即『癲』字。案：瘨本應是腹脹義；癲狂字古當直作『顛』。

溫瘧：《說文》：『瘧，寒熱休作病。从疒、虐，虐亦聲。』《釋名》云：『瘧，酷虐也。凡疾或寒或熱耳，而此疾先寒後熱，兩疾似酷瘧也。』

茈胡：味苦，平。主心腹。去腸胃中結氣、飲食、積聚、寒熱、邪氣，推陳致新。久服輕身，明目，益精。一名地薰。（生弘農川谷及冤句。二月、八月采根）

經文校義

茈胡：《急就篇》亦稱茈胡。茈，習俗通以『柴』字爲之。胡，或誤作『葫』。

去：《御覽》作『袪』。非古。

柴胡、獨活、白芷、防風、芎藭、蘼蕪、藁本、水芹、前胡、蛇牀，同屬繖形科植物。

釋經義例

◆**去腸胃中結氣、飲食、積聚**

《備急千金要方·卷第十七肺臟方·積氣第五》七氣丸，用柴胡。檳榔湯，治氣實若積聚，不得食息，亦用柴胡。

《備急千金要方·卷第十八大腸腑方·痰飲第六》治痰飲、飲食不消、乾嘔方，用柴胡。

《千金翼方·卷第十九雜病中·飲食不消第七》淮南五柔丸，主補虛寒，調五臟，和榮衛，通飲食，消穀，長肌肉，緩中利竅，方用柴胡。

《千金翼方·卷第十九雜病中·癖積第五》江甯衍法師破癖方，白朮、枳實、柴胡各三兩，以水五升，煮取二升，分三服，日三，可至三十劑，永瘥。

《金匱要略·瘧病脈証並治第四》鱉甲煎丸，治瘧母，實爲癥瘕，亦用柴胡。

◆**寒熱邪氣**

《傷寒論》中小柴胡湯、大柴胡湯、柴胡桂枝乾薑湯，均治往來寒熱。

《傷寒六書》柴葛解肌湯，亦用柴胡。

◇《本草備要》云治嘔吐心煩、頭眩目赤、胸痞脅痛、口苦耳聾、婦人熱入血室。此等恐從《傷寒論》小柴胡湯派生而來。

麥門冬：味甘，平。主心腹結氣、傷中、傷飽、胃絡脈絕、羸瘦、短氣。久服輕身，不老，不飢。（生函谷川谷及隄阪。二月、三月、八月、十月采）

經文校義 無

釋經義例

◆**主心腹結氣**

《別錄》云麥門冬『主心下支滿』。

《外台祕要方·卷第七》引《廣濟》療心腹中氣，時時痛，食冷物則不安穩，及惡水，桔梗散方，方用桔梗、茯苓、枳實、人參、厚朴、芍藥、橘皮、桂心、檳榔、麥門冬。

◆**胃絡脈絕，羸瘦，短氣**

《本草備要》云麥門冬『治客熱虛勞，脈絕短氣』。經云『胃絡脈絕』，此言脈絕，恐不當。

《傷寒論》竹葉石膏湯，用麥門冬一升，治傷寒解後，虛羸少氣，氣逆欲吐。虛羸少氣與羸瘦短氣相近。炙甘草湯，用麥門冬半升，治傷寒脈結代，心動悸，虛勞不足，汗出而悶，脈結代。虛勞不足暗含羸瘦之意，心動悸、脈結代以及汗出而悶則極有可能伴隨短氣。

《備急千金要方·卷第三婦人方中·虛損第一》石斛地黃煎，治婦人虛羸短氣，胸逆滿悶，風氣。方用石斛、生地黃汁、桃仁、桂心、甘草、大黃、紫菀、麥門冬、茯苓、醇酒。

《備急千金要方·卷第三婦人方中·虛煩第二》淡竹茹湯，治產後虛煩、頭痛、短氣欲絕、心中悶亂不解，必效方，生竹茹一升、麥門冬五合、甘草一兩、小麥五合、生薑三兩、大棗十四枚。

《備急千金要方·卷第十七肺臟方·肺虛實第二》補肺湯，治肺氣不足，逆滿上氣，咽中悶塞，短氣，寒從背起，口中如含霜雪，言語失聲，甚者吐血方，五味子、乾薑、桂心、款冬花、麥門冬、大棗、粳米、桑根白皮。

◇《別錄》云麥門冬『定肺氣』。《珍珠囊》云治『肺中伏火』。《藥性賦》云『除肺熱』。《本草備要》云治『肺痿吐膿』。《本草求真》云『是以書載功能消痰止嗽……他如膈上之稠痰，得此則消』。此用《神農本草經》未載。

《金匱要略·肺痿肺癰咳嗽上氣病脈証並治第七》載麥門冬湯，方用麥門冬七升。

獨活：味苦、甘，平。主風寒所擊、金創止痛、賁豚、癇痓、女子疝瘕。久服輕身，耐老。一名羌青。（生雍州川谷或隴西南安。二月、八月采根）

經文校義

味苦甘平：大觀《唐本》，『甘』字作墨書；獨政和《唐本》同作朱書。以體例言之，大觀《唐本》似合；且《吳普》引《神農》亦正言苦也。

賁豚：賁，讀如奔。或書作『奔肫』。

痓：《說文》無『痓』字，古或單作『痙』也。

一名羌青：《唐本》尚有『一名羌活』居此前，『一名護羌使者』居此後，朱書。

釋經義例

◆**主風寒所擊**

《別錄》治『諸賊風，百節痛風無（問）久新者』。如《金匱要略·中風歷節病脈証並治第五》云：『夫風之爲病，當半身不遂。』此類疾病古方常用獨活治之。如《金匱要略·中風歷節病脈証並治第五》附方《千金》三黃湯，治中風，手足拘急，百節疼痛，煩熱心亂，惡寒，經日不欲飲食，方用麻黃五分、獨活四分、細辛二分、黃芪二分、黃芩三分。

《古今錄驗方》獨活湯，療風，半身不遂，口不能語，方用獨活、生葛根、芍藥、防風、半夏、桂心、當歸、附子、甘草、生薑。七物獨活湯，療腳弱及中風濕，緩縱不遂，方用獨活五兩、葛根四兩、乾薑二兩、桂心四兩、半夏四兩、甘草二兩、防風三兩。

《備急千金要方·卷第八治諸風方·諸風第二》大續命湯，治大風經臟，奄忽不能言，四肢垂曳，皮肉痛癢不自知，方用獨活、麻黃、芎藭、防風、當歸、葛根、生薑、桂心、茯苓、附子、細辛、甘草。其它如續命煮散、排風湯、大八風湯、小八風散、蠻夷酒、獨活酒，均用獨活。

◆止痛

《古今錄驗方》治產後中風及余痛方，用當歸二兩、獨活四兩，以水八升，煮取三升，分服一升。治風齒痛方，當歸三兩、獨活一兩，細切，絹囊盛，清酒五升漬三日，稍含漬齒，久久吐去；更含，日四五過。

《備急千金要方·卷第八治諸風方·偏風第四》治腰背痛的獨活寄生湯，用獨活。

《藥性論》云獨活『主風毒齒痛』。

《本草備要》云『主風熱齒痛』。

《備急千金要方·卷第六七竅病·齒病第六》治齒根動痛方，用生地黃、獨活各三兩，以酒一升漬一宿，以含之。含漱湯，治齒痛方，用獨活三兩、黃芩、芎藭、細辛、華拔各二兩，當歸三兩、丁香一兩，水五升，煮取二升半，去滓，含漱之；須臾悶，乃吐，更含之。

◆痸痓

成無己認爲『痓』當作『痙』，爲傳寫之誤。

《備急千金要方·卷第三婦人方中》獨活湯，治產後百日中風痙，口噤不開，用獨活一個、大豆五升、酒一斗三升。該卷葛根湯，治產後中風，口噤痙痹……方中亦用獨活。

車前子：味甘，寒。主氣癃。止痛，利水道、小便，除濕痺。久服輕身，耐老。一名當道。（生眞定平澤北陵阪道中。五月五日采）

經文校義

味甘寒：下，《唐本》以『無毒』二字朱書。孫刊載有。參閲下品白頭翁條。

釋經義例

◆主氣癃

《黄帝内經素問·宣明五氣篇第二十三》云：『膀胱不利爲癃。』

《諸病源候論》氣淋候曰『氣淋者，腎虚膀胱熱，氣脹所爲也……其狀，膀胱小腹皆滿，尿澀常有餘瀝是也，亦曰氣癃。』

《太平惠民和劑局方·卷之六》八正散，又治小便赤澀，或癃閉不通，及熱淋、血淋，並宜服之。方用車前子。

◆利水道小便

《太平惠民和劑局方·卷之五》清心蓮子飲，用車前子利小便。

《濟生方》加味腎氣丸，治腎陽不足，腰重腳腫，小便不利。方用車前子亦爲利小便。

《儒門事親·卷十五》世傳神效名方下痢泄瀉第十六又方，治瀉，車前子不以多少，爲細末，每服二錢，米飲湯調下服之。水穀分，吐瀉止。

《串雅内編》分水神丹治水瀉，用白朮一兩，車前子五錢，煎湯服之，立效。此方用車前子利小便以實大便。

◇《别錄》云『明目，療赤腫』。《藥性論》云『治毒風衝眼，赤痛障翳，腦痛淚出』。《藥性賦》云車前子『止瀉利小便兮尤能明目』。明目之用，《神農本草經》未載。

《備急千金要方·卷第六七竅病·目病第一》治眼暗之兩首補肝丸，均用車前子。
《太平惠民和劑局方·卷之七》治眼目病駐景圓、羚羊角散、鎮肝圓，均用車前子。
《證治準繩》車前散，治目赤羞明。方用車前子、密蒙花、草決明、蒺藜、龍膽草、黄芩、羌活、菊花、甘草。
和田東郭之明朗飲，即爲茯苓桂枝白朮甘草湯加車前子、細辛、黄連。

木香：味辛。主邪氣。辟毒疫溫鬼，強志，主淋露。久服不夢寤魘寐。（生永昌山谷）

經文校義

味辛：《御覽》引『味辛溫』，《唐本》『溫』墨書。《御覽》引此條，朱墨混合。
魘：古只作『厭』。
夢：《説文》訓夢爲不明，夢寐字乃作『㝱』。相承通省。

薯蕷：味甘，溫。主傷中。補虚羸，除寒熱邪氣，補中，益氣力，長肌肉。久服耳目聰明，輕身，不飢，延年。一名山芋。（生嵩高山谷。二月、八月采根）

經文校義

薯蕷：孫依《御覽》作『署豫』。《衍義》云：『山藥』上一字犯預（當作宋）英廟諱；下一字曰蕷，唐代宗名豫，故改下一字爲藥。今人遂呼爲山藥。案：此止是就《本經》别名山芋而改其一字尔；非必至宋而再改薯字也（宋英宗名曙）。薯蕷或稱『藷藇』，或去艸。《御覽》引此條，其文最爲參錯别致，錄之如下：『署豫，一名山芋，味甘，溫。生山谷。治傷中、虛羸。補中，益氣力，長肌肉。除邪氣、寒熱。久服輕身，耳目聰明，不飢，延年。生嵩高。』

釋經義例

◆**補虛羸、除寒熱邪氣，補中益氣力，長肌肉**

《別録》云薯蕷『補虛勞、羸瘦，充五臟』。

《本草求真》云『能潤皮毛，長肌肉』。

《金匱要略·血痹虛勞病脈証並治第六》云：『虛勞不足，風氣百疾，薯蕷丸主之。』方以薯蕷命名，知薯蕷爲虛勞要藥。八味腎氣丸治虛勞腰痛，少腹拘急，小便不利者，方中亦用薯蕷。經方用薯蕷均作丸劑，不入湯劑。丸以濟緩，薯蕷丸方後云『一百丸爲劑』，可知薯蕷補虛強壯，需久服方效。

觀《千金翼方·卷第十五補益·補虛丸散第六》所收含薯蕷之方，薯蕷多與乾地黃、山茱萸、菟絲子、巴戟天等藥合用。

《太平惠民和劑局方·卷之五》無比山藥圓方後云『服用十日後長肌肉』。

經文校義

薏苡仁：味甘，微寒。主筋急拘攣、不可屈伸、風濕痺。下氣。久服輕身，益氣。其根：下三蟲。一名解蠡。（生眞定平澤及田野。八月采實，采根無時）

薏苡仁：《說文》乃作『蓄苢』。啻，音億；㠯，『以』本字。仁，古亦作『人』。

釋經義例

◆主筋急拘攣不可屈伸，風濕痹

《別録》云薏苡仁『主除筋骨邪氣不仁』。

《外台祕要方・卷第十九》白斂薏苡湯，用薏苡仁一升，其方治風，拘攣、不可屈伸。

《名醫指掌》的薏苡仁湯，也治關節疼痛，肌肉疼痛。

《漢方種種》說本方（即薏苡仁湯）用於風濕痹證、患處腫、熱，但不甚嚴重，不久即顯現出慢性化傾向者。

◆其根下三蟲

《備急千金要方・卷第十八大腸腑・九蟲第七》治蛔蟲攻心腹痛方，薏苡根二斤，銼之，以水七升，煮取三升。先食服之，蟲即死出。

◇薏苡仁治癰瘍，此用《神農本草經》未載。

如《金匱要略》所收《千金》葦莖湯，用薏苡仁，治肺癰。薏苡附子敗醬散，主治腸癰。

《備急千金要方・卷第二十二癰腫毒方・癰疽第二》薏苡仁散，治癰腫，令自潰長肉。治凡是癰疽皆宜服此方之内消散，亦用薏苡仁。

《外台祕要方》引《古今錄驗方》肺癰方，用薏苡仁一升，醇苦酒三升。

《證治準繩・瘍醫》薏苡仁湯也治腸癰。

◇《別錄》云『薏苡仁消水腫』。

《本草新編》云『薏仁最善利水……凡濕盛在下身者，最宜用之……故凡遇水濕之症，用薏仁一二兩爲君，而佐之健脾去濕之味，未有不速於奏效者也。倘薄其氣味之平和而輕用之，無益也』。

《辨證錄・腳氣門》消跗散，即用薏仁一兩。

澤瀉：味甘，寒。主風寒濕痺、乳難、消水。養五藏，益氣力，肥健。久服耳目聰明，不飢延年，輕身，面生光。能行水上。一名芒芋。（生汝南池澤。五月、八月采）

經文校義

澤瀉：瀉，古只作『寫』，又省作『舄』，或演作『蕮』。

消水：《綱目》移在肥健下。

一名芒芋：《唐本》尚有『一名水瀉』居此前，『一名鵠瀉』居此後；又墨書『一名及瀉』居第二，以敘次言之亦似混亂。《說文》『蕍，灌渝』條，徐鍇引：『《本草》澤舄一名芒芋。』亦未舉他名。

五月八月采：〇大觀《唐本》、《千金翼方》作『五月六月八月採根』；孫刊作『五六八月採根』。

釋經義例

◆消水

《傷寒論・辨可發汗病脈證並治第十六》云：『脈浮，小便不利，微熱消渴者，與五苓散，利小便，發汗。』不論是利小便還是發汗，其結果均爲消水。

《傷寒論・辨陰陽易差後勞復病証並治第十四》云：『大病差後，從腰以下有水氣者，牡蠣澤瀉散主之。』牡蠣澤瀉散無疑是消水氣。

《傷寒論・辨陽明病脈証並治第八》有『豬苓湯復利其小便故也』之語，可知豬苓湯利小便亦爲消水。

《金匱要略·痰飲咳嗽病脈証並治第十二》澤瀉湯，治心下有支飲，其人苦冒眩。此方除飲，飲屬水之範疇。以上諸方，均用澤瀉。所消之水，或在肌膚，或在體内。

◇經文不言澤瀉利小便或利水道，而言『消水』，可知澤瀉與車前子、滑石之類有别。觀經文又言其『養五臟，益氣力，肥健』，可知此物非單純之利水藥。

《金匱要略·嘔吐噦下利病脈証並治第十七》茯苓澤瀉湯，治胃反，吐而渴欲飲水者。

《外台》云治消渴脈絶，胃反吐食方。脈絶並吐食，其人傷陰可想而知。倘再利小便，於理恐不通。故澤瀉此用非利小便也。觀《金匱要略》之腎氣丸，雖有小便不利，何不配伍商陸、葶藶、葵子等物？想必念及澤瀉有補益之功而與方義匹配。再觀《千金翼方·卷第一藥録纂要·用藥處方第四·濕痹腰脊第二》所列之藥有澤瀉；《固冷積聚腹痛腸堅第九》亦列澤瀉於内；《補五臟第十二》亦含澤瀉；《益氣第十三》澤瀉亦居其間；《長肌肉第十六》澤瀉榜上有名；《消渴第十九》仍見其身影；《補養腎氣第二十九》顯出其中；《產難胞衣不出第四十一》赫然又見，可證經文『乳難』義即產難；《虚損瀉精第四十八》則與山茱萸並列，可知腎氣丸用澤瀉義當在補。《淋閉第二十一》及《利小便第二十二》卻獨不見澤瀉！可見，澤瀉『消水』不應釋爲利小便或通水道。

◇值得注意的是，澤瀉入湯劑時不應久煎。如澤瀉湯，用澤瀉五兩，白朮二兩，以水二升，煮取一升；茯苓澤瀉湯，用澤瀉四兩，先用水一斗煮取三升，再内澤瀉，煮取二升半；豬苓湯，用澤瀉一兩，以水四升，煮取二升。

遠志：味苦，溫。主欬逆，傷中。補不足，除邪氣，利九竅，益智慧。耳目聰明，不忘，強志，倍力。久服輕身，不老。一名棘菀。（生太山及宛句川谷。四月采根、葉）

經文校義

一名棘菀：《說文》乃作『棘蒬』。《唐本》猶有『葉名小草』四字居此前；『一名葽繞，一名細草』居此後。《御覽》引無『一名細草』；細草、小草，似嫌重覆也。

釋經義例

◆主咳逆

《備急千金要方·卷第十八大腸腑·咳嗽第五》治九種氣嗽、欲死百病方，用遠志。

《外台祕要方·卷第九》引《深師》又療咳逆上氣、吐膿或吐血、胸滿痛不能食補肺湯，方用遠志。

◆不忘

《備急千金要方·卷第十四小腸腑·好忘第七》所收十六方中，有十首用遠志。如治健忘方，用天門冬、遠志、茯苓、乾地黄各等分，末之蜜丸。治好忘，久服聰明益智方，用龍骨、虎骨、遠志爲散。十首方中又有六首遠志與菖蒲合用。

《備急千金要方·卷第十九腎臟方·補腎第八》補丈夫一切病不能具述方之薯蕷散，方後云『若多忘加遠志、茯苓』。

《攝生秘剖》天王補心丹，亦用遠志，所治亦有健忘。

◆強志

強志即安神定志。《備急千金要方·卷第十四小腸腑·風虛驚悸第六》所載二十三首方有二十方用遠志，其中與人參、茯苓或茯神合用者共十六方。如主心氣不足、心痛驚恐的補心湯，用遠志、蒲黄、人參、茯苓各四兩，以水一斗，煮取三升半，分三服。主心氣不定、五臟不足，甚者憂愁悲傷不樂、忽忽喜忘、朝瘥暮劇、暮瘥朝發狂眩方的定志小丸，用菖蒲、遠志各二兩、茯苓、人參各三兩，末之蜜丸。

《太平惠民和劑局方·卷之五》妙香散，用遠志，其方治男子、婦人心氣不足，志意不定，驚悸恐怖等。

龍膽：味苦，寒。主骨間寒熱、驚癇、邪氣。續絕傷，定五藏，殺蠱毒。久服益智不忘，輕身，耐老。一名陵游。（生齊朐山谷及寃句。二月、八月、十一月、十二月采根）

經文校義

龍膽：政和《唐本》此條全刻墨書，無可復辨。

味苦寒：大觀《唐本》『味苦澀大寒』，『澀大』二字墨書，孫、顧則刊作『味苦澀』。以《本經》文例言之，則作『味苦寒』當是；以朱墨合書例言之，則單以『澀大』二字墨書，亦嫌不類；先朱後墨，則當作『味苦澀寒大寒』。

殺蠱毒：《唐本》『殺蠱毒』。以文例言，是。

久服益智不忘輕身耐老：《綱目》錄歸《名醫》。

絢辛：味辛，溫。主欬逆、頭痛、腦動、百節拘攣、風濕痺痛、死肌。久服明目，利九竅，輕身，長年。一名小辛。（生華陰山谷。二月、八月采根）

經文校義

絢：細本字。从糸，囟聲。

久服：二字，《御覽》移在『輕身』上。

欬逆：《綱目》增作『欬逆上氣』。

釋經義例

◆主咳逆

《金匱要略·痰飲咳嗽病脈証並治第十三》附方小青龍湯，治咳逆，倚息不得臥。小青龍加石膏湯，治咳而上氣，煩躁而喘，脈浮者。桂苓五味甘草湯，下一條有沖氣即低，而反更咳，胸滿者，用桂苓五味甘草湯，去桂加乾薑、細辛，以治其咳滿。射干麻黃湯，用細辛，治咳而上氣，喉中水雞聲。厚朴麻黃湯，用細辛，治咳而脈浮。上述諸方用細辛治療咳逆，多配伍乾薑（或生薑）與五味子，乾薑、細辛、五味子三味藥乃核心配伍，真武湯方後直言若咳者，加五味子半升、細辛一兩、乾薑一兩。

◆頭痛

《太平惠民和劑局方》川芎茶調散，治丈夫、婦人諸風上攻頭目昏重，偏正頭痛，方用細辛。

《普濟方·卷四十六》引《海上方》細辛散，治風寒客於足太陽之經入腦，搏于正氣，頭痛如破，痛連腦戶，或但額間與眉相引，如風所吹，如水所浸，遇風寒則極，常欲得熱煦熨火，脈微弦而緊。方用細辛一兩（淨）、川芎一兩、附子（淨，炮）半兩、麻黃一分，加連根蔥白、生薑、大棗，每服五錢，水一盞半、煎至一盞，連進三服。

《辨證錄》頭痛門救腦湯及救破湯，均用細辛。

◆百節拘攣、風濕痹痛

《金匱要略·中風歷節病脈証並治第五》侯氏黑散用細辛，其方治大風四肢煩重，心中惡寒不足者。所引《千金》三黃湯，治中風，手足拘急，百節疼痛，煩熱心亂，惡寒，經日不欲飲食。其方用麻黃五分、獨活四分、細辛二分、黃芪二分、黃芩三分。

《備急千金要方》之獨活寄生湯及《婦人良方》之三痹湯，均用細辛。

◇細辛具有廣泛的止痛功用，不僅治頭痛及風濕痹痛，還用於其它疼痛。如《金匱要略·腹滿寒疝宿食病脈証並治第十》大黃附子湯，治脅下偏痛，發熱，其脈緊弦，方用大黃、附子、細辛。《金匱要略·婦人產後病脈証並治第二十一》白朮散方後云：『心煩吐痛，不能飲食，加細辛一兩、半夏大者二十枚。』《千金翼方·卷第十五補益·補五臟第四》和胃丸，主胃痛，方用細辛。《外台祕要方·卷第二十二》牙疼痛及蟲方三首，載以水煮露蜂房、細辛各等分，含之即瘥止。《辨證錄》牙痛門散風定痛湯，亦用細辛一錢。後世以細辛配石膏，謂之二辛湯，治牙痛。《近代名醫學術經驗選編·範文甫專輯》云範氏治乳蛾起病急驟，畏寒壯熱，咽喉腫痛，甚則潰爛，屬於寒包火者，創用大黃附子細辛湯治療。方用生大黃、淡附子、細辛、玄明粉、姜半夏、生甘草。常一服而熱解，二服而腫痛皆愈。

◇《金匱要略》防己黃芪湯方後云：『下有陳寒者，加細辛三分。』細辛治下有陳寒者，此《神農本草經》未載。《備急千金要方·卷第二婦人方上·求子第一》慶雲散，主丈夫陽氣不足，不能施化，施化無成。方後云：『素不耐冷者，去寄生，加細辛四兩。』素不耐冷者恐爲下有陳寒者表現之一種。

石斛：味甘，平。主傷中。除痹，下氣。補五藏，虛勞，羸瘦。久服厚腸胃，輕身，延年。一名林蘭。（生六安山谷水傍石上。七月、八月采莖）

經文校義

羸瘦：下，《唐本》有『強陰』二字朱書，『益精』二字墨書；《綱目》則並入《本經》。《御覽》亦引有『強陰』二字。

輕身延年：四字，《綱目》錄歸《名醫》。《御覽》引無。

一名林蘭：下，《御覽》又引『一名禁生』；《綱目》亦稱《本經》。《唐本》墨書。

釋經義例

◆**除痹**

《別錄》云石斛『逐皮膚邪熱痱氣，腳膝疼冷痹弱。』
《藥性論》云『治男子腰腳軟弱』。
《本草備要》云『療風痹腳弱』。
《本草求真》云『能堅筋骨，強腰膝』。
《千金翼方·卷第十五補益》淮南八公石斛散，主風濕痹疼，腰腳不遂。
《千金翼方·卷第十六中風上·諸散第二》八風十二痹散，亦用石斛。
《辨證錄·鶴膝門》蒸膝湯，治足脛漸細，足膝漸大，骨中酸痛，身漸瘦弱，方用生黃芪八兩、金釵石斛二兩、薏苡仁二兩、肉桂三錢。

◆**補五臟虛勞羸瘦**

《別錄》云『石斛主益精，補內絕不足，平胃氣，長肌肉』。
《千金翼方·卷第十五補益·補五臟第四》之大補腎湯、腎氣丸及腎瀝散，均用石斛。
《備急千金要方·卷第三婦人方中·虛損第一》石斛地黃煎，治婦人虛羸短氣，胸逆滿悶，風氣，方用石斛四兩。
《備急千金要方·卷第二十一消渴淋閉方》治虛熱四肢羸乏，渴熱不止，消渴，補虛，茯神煮散方，亦用生石斛。
《太平惠民和劑局方·卷之五》曹公卓鐘乳圓，主五勞七傷，肺損氣急等，方用菟絲子、石斛、鐘乳粉、吳茱萸。

巴戟天：味辛，微溫。主大風、邪氣、陰痿不起。強筋骨，安五藏，補中，增志，益氣。（生巴郡及下邳山谷。二月、八月采根）

經文校義

蕺：戟字之譌。

味辛：下，《唐本》有『甘』字墨書。

釋經義例

◆陰痿不起

《本草備要》云巴戟天『強陰益精』。

《備急千金要方·卷第十二膽腑方·風虛雜補酒煎第五》巴戟天酒，治虛羸陽道不舉，五勞七傷百病，能食下氣方。用巴戟天、牛膝、枸杞根皮、麥門冬、地黄、防風。

《千金翼方·卷第十五補益·補虛丸散第六》補虛、主陽氣斷絶不起，方用巴戟天。

《太平惠民和劑局方·卷之五》上丹，亦用巴戟，所主有男子絶陽，庶事不興。

白英：味甘，寒。主寒熱、八疸、消渴。補中，益氣。久服輕身，延年。一名穀菜。（生益州山谷。春采葉，夏采莖，秋采花，冬采根）

經文校義

此條，政和《唐本》全刻墨書。

一名穀菜：《綱目》歸《別錄》。《御覽》引，以穀菜爲正名；穀別作穀，字从禾，殸聲。

白蒿：味甘，平。主五藏邪氣、風寒濕痹。補中，益氣。長毛髮令黑。久服輕身，耳目聰明，不老。（生中山川澤。二月采）

經文校義

令黑：《唐本》此下有『療心懸少食常飢』七字，接作朱書。非是。以菊花、人参各條例之，則療某某云云，即屬《別錄》體式。此七字應作墨書。若捨此，則本條主治無《別錄》文。

赤箭：味辛，溫。主殺鬼、精物、蠱毒、惡氣。久服益氣力，長陰，肥健，輕身，增年。一名離母。（生陳倉川谷、雍州及太山、少室。三月、四月、八月采根）

經文校義

輕身增年：《綱目》錄歸《別錄》。

一名離母：下，《唐本》尚有『一名鬼督郵』朱書。

菴䕡子：味苦，微寒。主五藏瘀血、腹中水氣、臚脹、留熱、風寒濕痹、身體諸痛。久服輕身，延年，不老。（生雍州川谷，亦生上黨及道邊。十月采實）

經文校義

菴䕡：二字，《說文》無，孫依《御覽》作『奄閭』。

菥蓂子：味辛，微溫。主明目、目痛，淚出。除痺。補五藏，益精光。久服輕身，不老。一名馬辛。（生咸陽川澤及道傷。四月、五月采）

經文校義

菥蓂：《說文》乃作『析蓂』。

一名馬辛：上，《唐本》尚有『一名蔑菥，一名大蕺』朱書。

著實：味苦，平。主益氣。充肌膚，明目，聰慧，先知。久服不飢，不老，輕身。（生少室山谷。八月、九月采實）

經文校義

無

赤芝：味苦，平。主胷中結。益心氣，補中，增慧智不忘。久食輕身，不老，延年，神仙。一名丹芝。（生霍山）

經文校義

生霍山：〇陶注云：『南岳本是衡山；漢武帝始以小霍山代之，非山也。此則應生衡山也。』蘇敬《唐本草》注云：『五芝，《經》云皆以五色生於五岳。諸方所獻：白芝未必華山，黑芝又非常岳；且多黃白，希有黑青者；然紫芝最多，非五芝類。但芝自難得，縱獲一二，豈得終久服耶？』案：五色芝文句特異，例非《經》言，劉師已揭明謬妄。其出自漢代方士所亂羼無疑。

黑芝：味鹹，平。主癃。利水道，益腎氣，通九竅，聰察。久食輕身，不老，延年，神仙。一名玄芝。（生常山）

經文校義 無

青芝：味酸，平。主明目。補肝氣，安精魂，仁恕。久服輕身，不老，延年，神仙。一名龍芝。（生泰山）

經文校義 無

白芝：味辛，平。主欬逆、上氣。益肺氣，通利口鼻，強志意，勇悍，安魄。久食輕身，不老，延年，神仙。一名玉芝。（生華山）

經文校義 無

黄芝：味甘，平。主心腹五邪。益脾氣，安神，忠信和樂。久食輕身，不老，延年，神仙。一名金芝。（生嵩山）

經文校義 無

紫芝：味甘，溫。主耳聾。利關節，保神，益精氣，堅筋骨，好顏色。久服輕身，不老，延年。一名木芝。（生高夏山谷。六芝皆六月、八月采）

經文校義

《本經》菌類有：芝、木耳、藋菌、雷丸、伏苓、豬苓。

卷柏：味辛，溫。主五藏邪氣、女子陰中寒熱痛、癥瘕、血閉、絕子。久服輕身，和顏色。一名萬歲。（生常山山谷石間。五月、七月采）

經文校義

常山：○陶云：常山即恆山。案：《漢書·地理志》常山郡，張晏注云：『恆山在西，避文帝諱，故改曰常山。』

草部下　三十七種

經文校義

案：所刻祇三十六條。芎藭、蘼蕪合併。當分。

藍實：味苦，寒。主解諸毒。殺蠱蚑、疰鬼、螫毒。久服頭不白，輕身。（生河內平澤）

經文校義

殺蠱蚑：《唐本》原注：蚑音其，小兒鬼也。案：據字義，則當作『鬾』。蚑蚑，乃蟲行貌。

疰：古只作『注』。孫因改。《釋名》云：『注，病。一人死，一人復得，氣相灌注也。』

芎藭：味辛，溫。主中風入腦、頭痛、寒痺、筋攣緩急、金創、婦人血閉無子。其葉爲蘼蕪：味辛，溫。主欬逆。定驚氣，辟邪惡，除蠱毒、鬼疰，去三蟲。久服通神。一名薇蕪。（生武功川谷、斜谷、西領。三月、四月采）

經文校義

芎藭：《說文》亦作『營藭』。

其葉爲蘼蕪：《唐本》『其葉名蘼蕪』，墨書；『其生武功』云云，即屬此下。蘼蕪則另分條。

蘼蕪：《說文》乃作『蘪蕪』。

一名薇蕪：《唐本》此下別有『生雍州川澤及冤句四月五月采葉』，黑字。

釋經義例

◆**主中風入腦**

《藥性論》云其『治半身不遂』。

《金匱要略·中風歷節病脈証並治第五》中侯氏黑散和續命湯，都用川芎，主大風和中風痱。

◆**頭痛**

《太平惠民和劑局方》的川芎茶調散，用川芎，治外感風邪頭痛。

《黃帝素問宣明論方·卷三》川芎神功散，治風熱上攻，偏正頭痛，無問微甚久新，頭面昏眩，神清。方用川芎、甘草、川烏頭、吳白芷、天南星、麻黃。

《醫宗金鑒·雜病心法要訣》芎芷石膏湯，治頭痛，方用川芎、白芷、石膏、菊花、羌活、藁本。

《辨證錄·頭痛門》的救腦湯、救破湯和散偏湯，都用川芎。

《串雅內編·截藥內治門》治頭痛，兼治腦疼，方用川芎一兩、沙參一兩、蔓荊子二錢、細辛五分，水二碗，煎八分，加黃酒半碗調匀。早晨服之，一劑之後永不復發。

◆婦人血閉、無子

血閉又謂之月閉，即月水不通。

《金匱要略·婦人雜病脈證並治第二十二》溫經湯，用川芎，方後云『亦主婦人少腹寒，久不受胎，兼取崩中去血，或月水來過多，及至期不來』。

《外台祕要方·卷第三十三》引《廣濟》療久無子，白薇丸方，用芎藭。又療久無子、斷緒、少腹冷疼、氣不調、地黃湯方，方用乾地黃、牛膝、當歸、芎藭、卷柏、防風、桂心、牽牛子末。

《丹溪治法心要·卷七婦人科·經病第一》云『血枯經閉者，四物湯加桃仁、紅花。肥人身軀脂滿經閉者，導痰湯加川芎、黃連』。

《醫宗金鑒·婦科心法要訣·經閉門》三和湯及玉燭散，均用川芎。

◇《別錄》云其『治心腹痛』。芎藭治腹痛，《神農本草經》未有明示。

如《金匱要略·婦人雜病脈證並治第二十二》當歸芍藥散，治婦人腹中諸疾痛，方用川芎。

《金匱要略·婦人妊娠病脈証並治第二十》白朮散，方後云『心下毒痛，倍加芎藭』。

《金匱要略·婦人產後病脈証並治第二十一》附方《千金》內補當歸建中湯，治婦人產後虛羸不足，腹中刺痛不止，吸吸少氣，或苦少腹中急摩，痛引腰背，不能飲食。方後云『若無當歸，以芎藭代之』。可證芎藭亦當治腹痛。

《普濟本事方·卷第十婦人諸疾》佛手散，治婦人子死腹中，惡露下，疼痛不止，方用當歸及川芎二味。

《醫宗金鑒·婦人心法要訣·產後門》發熱證治載生化湯，治瘀血腹痛，方用當歸、川芎、丹參、桃仁、紅花、薑炭。

黃連：味苦，寒。主熱氣、目痛、眥傷、泣出、明目、腸澼、腹痛下利、婦人陰中腫痛。久服令人不忘。（生巫陽川谷及蜀郡大山。二月、八月采）

經文校義

《唐本》有『一名王連』，朱書。

蜀郡大山：○《唐本》作『蜀郡太山』。不誤。

釋經義例

◆**主熱氣目痛、眥傷泣出、明目**

《珍珠囊》云黄連『治赤眼暴發』。

《小品方》治眼漠漠，黄連洗湯方，黄連二兩、秦皮二兩、蕤仁半兩，水煎外洗。

《古今錄驗方》療小兒目赤痛方，有用人乳浸黄連點之者。治爛眥神驗方，黄連、乾薑、雄黄分等，爲散，著眥，日二。

《備急千金要方·卷第六七竅病·目病第一》所錄洗眼湯，治熱上出攻目生障翳，目熱痛汁出。方用秦皮、黄柏、決明子、黄連、黄芩、蕤仁、梔子、大棗。

《外台祕要方·卷第二十一》引《删繁》療眼熱眥赤，生赤脈息肉，急痛閉不得開，如芒在眼磣痛，大棗煎方，大棗、黄連、淡竹葉水煎外用。

《傳信方》羊肝一具。黄連一兩，搗丸名羊肝丸，凡是目疾皆治。

◆**腹痛**

《傷寒論》黄連湯，治傷寒胸中有熱，胃中有邪氣，腹中痛，欲嘔吐者。腹中痛與腹痛近似。

◆**下利**

《傷寒論》白頭翁湯，用黄連三兩，其方治熱利下重者及下利欲飲水者。葛根黄芩黄連湯，治太陽病桂枝證，醫反下之，利遂不止，脈促者。

《外台祕要方·卷第二十五》引《范汪》療得病羸劣，服藥不愈，因作腸滑，下痢膿血，日數十行，腹中絞痛，身熱如火，頭痛如破，其脈如澀方，用黃連四兩、苦參二兩、阿膠一兩，水煎服。

《外台祕要方·卷第三十一》黃連丸療痢，無問冷熱並主之方，黃連、茯苓、阿膠爲丸。

◆婦人陰中腫痛

《古今錄驗方》療陰腫方，又療婦人陰腫、苦瘡爛，麻黃湯洗之。方用麻黃、黃連、艾、蛇床子各二兩，酢梅十枚，以水一斗，煎取五升，洗之。

《千金翼方·卷第二十雜病下·陰病第八》治男女卒陰中生瘡癢濕方，用黃連、梔子各二兩，甘草一兩、蛇床子二分、黃柏一兩。上五味下篩粉之，乾者以豬脂和塗上，深者棉裹納中，日三。

◇瘡瘻之疾亦用黃連，此《神農本草經》未明言。

如《金匱要略·瘡瘻腸癰浸淫病脈証並治第十八》云『浸淫瘡，黃連粉主之』。

《別錄》云黃連『療口瘡』。

《備急千金要方·卷第六七竅病·口病第三》治口熱生瘡方，用升麻三十銖、黃連十八銖，末之，綿裹含咽汁。治口中瘡爛，痛不得食方，杏仁二十枚、甘草一寸、黃連六銖，末之合和，綿裹杏仁大含之，勿咽，日三夜一。

《備急千金要方·卷第二十二癰腫毒方》疔腫癰疽篇治癰疽發背之豬蹄湯方、治諸腫之紫葛貼方、治癰腫之松脂膏方，均用黃連。

◇《別錄》云黃連『止消渴』。黃連治消渴，《神農本草經》未載。

如《備急千金要方·卷第二十一消渴淋閉方·消渴第一》豬肚丸方、黃連丸方、茯苓丸方、茯苓煮散方及巴郡太守奏三黃丸，均用黃連。

絡石：味苦，溫。主風熱、死肌、癰傷、口乾舌焦、癰腫不消、喉舌腫不通、水漿不下。久服輕身，明目，潤澤，好顏色，不老，延年。一名石鯪。（生大山川谷或石山之陰。正月采）

經文校義

絡：《御覽》引作『落』，古通。

不通：二字，《唐本》作墨書；《綱目》則作一『閉』字。案：喉舌腫不通水漿不下，其文義雖若重疊；然以『不通』二字屬《別錄》，則《別錄》亦不應如此繁贅。

久服輕身明目潤澤好顏色不老延年：《綱目》誤歸《別錄》；《御覽》亦引有此文。

生大山：〇《唐本》作『生太山』，是。

石鯪：《御覽》引作『鯪石』，似是。《吳普》作『鱗石』。

蒺藜子：味苦，溫。主惡血。破癥結、積聚、喉痺、乳難。久服長肌肉，明目，輕身。一名旁通。（生馮翊平澤或道傍。七月、八月采實）

經文校義

蒺藜：古只作『疾黎』，孫刊『疾藜』。

癥結：《綱目》錄作『癥瘕』二字，並列。

輕身一名旁通：下，《唐本》尚有『一名屈人一名止行一名犲羽一名升推』白字。

釋經義例

◆明目

《備急千金要方・卷第六七竅病・目病第一》補肝，治眼漠漠不明，瓜子散方，亦名十子散，方用蒺藜子。五臟客熱上衝眼，內外受風，令目痛不明方，亦用蒺藜子。

《千金翼方・卷第十一卷小兒・眼病第三》補肝丸，主明目方，亦用蒺藜子。

《外台祕要方・卷第二十一》引《肘後》療積年失明不識人方，七月七日取蒺藜子，陰乾擣篩，食後服方寸匕。

《太平惠民和劑局方・卷之七》治眼目疾所收錦鳩圓、密蒙花散、蟬花散、菊花散、蟬花無比散、草龍膽散，均用蒺藜。

◇《別錄》云蒺藜子『治身體風癢』。蒺藜止癢，《神農本草經》未有明示。

如《備急千金要方・卷第二十二癰腫毒方・隱疹第五》治風瘙隱疹方，用蛇床子二升、防風二兩、生蒺藜二升，水一斗，煮以五升，拭病上，日三五遍。治舉體痛癢如蟲齧，癢而搔之，皮便脫落作瘡方，用蒺藜子三升、蛇床子、茺蔚子各二升，防風五兩、大戟一斤、大黃二兩、礬石三兩、酒四升，水七升，煮取四升，去滓，內礬石，帛染拭之。

《濟生方》當歸飲子治癢，亦用蒺藜。

◇《本草備要》云：『凡因風盛而見目赤腫翳，並遍身白癜瘙癢難當者，服此治無不效。』

經文校義

黃耆：味甘，微溫。主癰疽、久敗瘡，排膿止痛，大風、癩疾、五痔、鼠瘻。補虛。小兒百病。一名戴糝。（生蜀郡山谷，白水、漢中。二月、十月采）

後人書作『黃芪』。

一名戴糝：糝乃『糂』古文。《别録》又有『一名戴糂獨糂』，疑糂本係糂字。

釋經義例

◆主癰疽、久敗瘡

《珍珠囊》云黄芪『排膿止痛，活血生血，内托陰疽，爲瘡家聖藥』。

《本草備要》云『生血生肌，排膿内托，瘡癰聖藥』。

《備急千金要方·卷第二十二癰腫毒方·癰疽第二》黄芪竹葉湯、八味黄芪散、排膿内塞散、豬蹄湯方、生肉膏方、瞿麥散、黄芪茯苓湯、松脂膏等諸方，均用黄芪，或爲内服，或爲外用。

《太平惠民和劑局方·卷之五》黄芪六一湯，大治男子婦人諸虚不足，肢體勞倦，胸中煩悸，時常焦渴，唇口乾燥，面色萎黄，不能飲食。或先渴而欲發瘡癤，或病癰疽而後渴者，尤宜服此。方用黄芪六兩、甘草一兩，每二錢，水一盞，棗一枚，煎至七分，去滓，溫服，不拘時。《卷之八》神效托裏散，治癰疽發背等，方用忍冬草、黄芪、當歸、甘草。

《串雅内編·卷二截藥外治門》四金剛，治無名腫毒，方用當歸八錢、黄芪五錢、粉甘草二錢、金銀花一兩，用水一碗，陳酒一碗合煎，空心服。五虎下西川，治無名腫毒、癰疽發背等症，三日即愈。穿山甲、黄芪、白芷、當歸、生地各三錢，用黄酒三碗，或酒水各半，煎一碗，服之。

《辨證録·卷十四》外科諸方，亦多見黄芪之用。

《外科正宗》治癰疽已成膿，不易穿透者，其方用黄芪。

◆止痛

《金匱要略·中風歷節病脈証並治第五》烏頭湯，治腳氣疼痛，不可屈伸；附方的《千金》三黄湯，治中風，手足拘急，百節疼痛，煩熱心亂，惡寒，經日不欲飲食。此二方都用黄芪，所主都有疼痛，可視爲黄芪止痛之用。

◆補虛

《金匱要略·血痹虛勞病脈証並治第六》黄芪建中湯，用黄芪，治虛勞裏急，諸不足。《千金翼方·卷第十五補益·五臟氣虛第五》黄芪湯，主虛勞不足，四肢頓瘵，不欲飲食，食即汗出。後世之當歸補血湯、補中益氣湯、十全大補湯、保元湯等諸方，均用黄芪。

◇黄芪治汗出並治腫與身重，此用《神農本草經》未載。

如《傷寒論》黄芪芍藥桂枝苦酒湯，用黄芪，治黄汗之爲病，身體腫（一作重），發熱汗出而渴，狀如風水，汗沾衣，色正黄如柏汁，脈自沉。桂枝加黄芪湯，所主條文也有身重汗出。防己黄芪湯，用黄芪，治風濕脈浮，身重汗出惡風。《外台秘要》載此方治風水，脈浮爲在表，其人或頭汗出，表無他病，病者但下重，從腰以上爲和，腰以下當腫及陰，難以屈伸。黄芪桂枝五物湯治血痹，……外證身體不仁，如風痹狀，至於血痹病的成因則有疲勞汗出，加被微風得之。從上述用黄芪的經方來看，大都主治汗出身重或身體不仁。雖都治黄汗，但黄芪芍藥桂枝苦酒湯，主治汗沾衣，出汗較多，黄芪用五兩；桂枝加黄芪湯，主治從腰以上必汗出，下無汗，出汗少於前者，黄芪用二兩。出汗輕重與黄芪用量大小似有一定關係。

《太平惠民和劑局方·卷之八》牡蠣散，治諸虛不足，及新病暴虛，津液不固，體常自汗，夜臥即甚，久而不止等，方用黄芪、麻黄根、牡蠣、小麥。

《蘭室秘藏》之當歸六黄湯，亦用黄芪。

《藥征》謂之主治肌表之水也，可參之。

另外，黄芪亦可治無汗之腫，如《冷廬醫話》記載黄芪、糯米煎服治單純性腫脹而無汗出者。

肉蓯蓉：味甘，微溫。主五勞七傷，補中。除莖中寒熱痛。養五藏，強陰，益精氣，多子，婦人癥瘕。久服輕身。（生河西山谷及代郡漢中。二月、十月采）

經文校義

肉蓯蓉：古省艸。孫依《吳普》別名，改作『肉松容』。不當。

莖：《唐本》作『莖』。是。

代郡漢中：○《唐本》作『代郡鴈門』。是。

釋經義例

◆**肉蓯蓉補虛尤長於強壯男子。**

《備急千金要方·卷第二婦人方上·求子第一》所收七子散，治丈夫風虛目暗，精氣衰少，無子，補不足，方用蓯蓉。

《千金翼方·卷第十五補益·補虛丸散第六》所收大五補丸、翟平薯蕷丸、薯蕷散、常服大補益散方、補虛主陽氣斷絕不起方、淮南八公石斛散、琥珀散，均用肉蓯蓉。

《外台祕要方·卷第十七》所收虛勞陰痿方七首中，用蓯蓉者四首。

如《備急千金要方》蓯蓉丸，療痿弱，益精氣，男子服之外充，女子服之內補，百病瘥方。方用鐘乳粉、萆薢、蓯蓉、乾地黃、薏苡人、菟絲子。

◇《本草求真》云惟：『其滋補而陽得助，故凡遺精莖痛，寒熱時作，亦得因是而除。』經云『除莖中寒熱痛』，此語『莖痛、寒熱時作』，恐曲解經文。

防風：味甘，溫。主大風、頭眩痛、惡風、風邪、目盲無所見、風行周身、骨節疼痛、煩滿。久服輕身。一名銅芸。

（生沙苑川澤及邯鄲、琅邪、上蔡。二月、十月采根）

經文校義

疼痛：《御覽》《綱目》同此。是。《唐本》作『疼痺』。

煩滿：《綱目》誤歸《別録》。《御覽》引有此。

銅芸：《御覽》誤『銅芒』。

釋經義例

◆主大風、頭眩痛

《金匱要略·中風歷節病脈証並治第五》侯氏黑散，用防風，其治大風，四肢煩重，心中惡寒不足者。

《備急千金要方·卷第十四小腸腑·風眩第四》天雄散方，治頭目眩暈屋轉旋倒者，方中亦用防風。

《備急千金要方·卷第十三心臟方·頭面風第八》防風湯治風眩嘔逆，水漿不下，食輒嘔，起卻眩倒，發有時，手足厥冷，方用防風、防己、附子、乾薑、甘草、桂心。

《千金翼方·卷第十六中風上·風眩第六》人參湯，治風眩屋轉，眼不得開，方用人參、防風、芍藥、黄芪各二兩，獨活、桂心、白朮各三兩，當歸、麥門冬各一兩，以水一斗，煮取三升五合，分四服。茯神湯，治風眩倒屋轉，吐逆，惡聞人聲，其方亦用防風。防風治眩，多與白朮合用。

《太平惠民和劑局方》川芎茶調散，治偏正頭痛，亦用防風。

◆風邪目盲無所見

《外台祕要方·卷第二十一》引《深師》療青盲方補肝散，療眼青盲，内或生翳，惡風赤痛，方用防風。

《太平惠民和劑局方·卷之七》治眼目疾亦有多方用防風，多與羌活合用。

◆風行周身，骨節疼痛

《金匱要略》桂枝芍藥知母湯，用防風，主治諸肢節疼痛，身體魁羸，腳腫如脫，頭眩短氣，溫溫欲吐。諸肢節疼痛與《神農本草經》記載相合。

蒲黄：味甘，平。主心、腹、膀胱寒熱。利小便，止血，消瘀血。久服輕身，益氣力，延年，神仙。（生河東池澤。四月采）

經文校義

膀胱：『㫄』今作『旁』。

釋經義例

◆利小便

《金匱要略·消渴小便不利淋病脈証並治第十四》云：『小便不利，蒲灰散主之，方用蒲灰七分、滑石三分。上二味，杵爲散，飲服方寸匕，日三服。』

◆止血

《本草求真》云：『以熟焦黑，則凡吐血、下血、腸風、血尿、血痢，服之立能止血。』然此止屬外因可建奇功。若內傷不足之吐衄，則非此所能治者矣。

《備急千金要方·卷第六七竅病·鼻病第二》治大便出血，及口鼻皆出血，血上胸心，氣急，此是勞熱所致。方用生地黄八兩、蒲黄一升、地骨皮五兩，黄芩、芍藥、生竹茹各三兩，以水八升，煮取二升七合，分溫三服。

《卷第二十一消渴淋閉方·淋閉第二》石韋散，治血淋，方用石韋、當歸、蒲黄、芍藥。《尿血第三》治溺血方，用戎鹽、甘草、蒲黄、鹿角膠、芍藥、礬石、大棗。

◆消瘀血

《本草備要》云蒲黄『行血消瘀』。

《備急千金要方·卷第三婦人方中·惡露第五》蒲黄湯，治産後餘疾，有積血不去，腹大短氣，不得飲食等證，方用蒲黄、大黄、芒硝、甘草、黄芩、大棗。

《備急千金要方·卷第二十五備急方·諸般傷損第三》治被打傷破，腹中有瘀血方，用蒲黄一升，當歸、桂心各二兩，治下篩，以酒服方寸匕，日三夜一。治從高墮下有瘀血方，用蒲黄八兩、附子一兩，爲末，酒服方寸匕，日三。不知增之，以意消息。治腕折瘀血，蒲黄散，方用蒲黄一升、當歸二兩，治下篩，先食，酒服方寸匕，日三。

《太平惠民和劑局方·卷之九》失笑散，治産後心腹痛欲死，百藥不效，服此頓愈，方用蒲黄、五靈脂二味。此方用蒲黄，恐亦爲消瘀血。

◇《備急千金要方·卷第三婦人方中·虚煩第二》治産後煩悶的蒲黄散，即一味蒲黄，以東流水和方寸匕服，極良。此用《神農本草經》未有明示。

經文校義

香蒲：味甘，平。主五藏、心下邪氣，口中爛臭。堅齒，明目，聰耳。久服輕身，耐老。一名睢。（生南海池澤）

一名睢：睢當作雎。《御覽》引作『一名雎蒲』。《吳普本草》亦以『雎』爲名。案：雎當是菹字，《圖經》云『《周禮》以爲菹』。《别録》又『一名醮』，醮疑即雎字之譌。雎字从隹、且聲，與从目、隹聲字别。

續斷：味苦，微溫。主傷寒，補不足。金創、癰傷、折跌，續筋骨。婦人乳難。久服益氣力。一名龍豆。（生常山山谷。七月、八月采）

經文校義

癰傷：惟《御覽》《綱目》作『癰瘍』。案：《本經》言『癰傷』者，猶有絡石、琅玕；『癰瘍』二字連言者，止有蓼實。此則當作癰傷。

乳難：《御覽》引作『乳癰』，字之誤尔。《本經》言『乳難』者，猶有滑石、澤瀉、疾黎、貝母；言『乳癰』者，止有莽草。《御覽》又續引『崩中漏血』，《唐本》墨書。

一名龍豆：《綱目》誤歸《別錄》。《唐本》猶有『一名屬折』朱書；《御覽》引所無。屬折、續斷，義相同。

釋經義例

◆金創

『創』恐爲『瘡』之通假字。金創，實當爲金瘡。馬繼興主編《神農本草經輯注》作金瘡，今從之。

《備急千金要方·卷第二十五備急方》治金瘡内塞散，方用續斷，又如治金瘡中筋骨續斷散方。

◆癰傷

癰傷，恐爲癰瘍。傷，恐爲『瘍』抄寫之誤。

《備急千金要方·卷第二十二癰腫毒方》疔腫癰疽所收之生肉膏、蛇銜生肉膏、蝟皮散、滅瘢膏，均用續斷。

◆折跌，續筋骨

《備急千金要方·卷第二十五備急方·諸般傷損第三》黄芪散治腕折方，用續斷。

《外台祕要方·卷第二十九》引《深師》療折踠傷筋骨槐子膏方，及《范汪》蹉跌膏兼療金瘡方，均用續斷。《辨證錄·接骨門》續骨神丹及全體神膏，亦用續斷。續斷之名，恐取自續筋骨折斷之意。

◇淩一揆主編《中藥學》云續斷的藥材品種，有續斷和川續斷兩種，現據産地調查均爲川續斷。又明代以前所用續斷非今天之川續斷，但究屬何種，尚待考證。以此觀之，《神農本草經》所載之續斷今已名存實亡。

漏蘆：味苦，寒。主皮膚熱、惡倉、疽痔、濕痺。下乳汁。久服輕身益氣，耳目聰明，不老延年。一名野蘭。（生喬山山谷。八月采根）

經文校義

漏蘆：《御覽》《綱目》同作『漏盧』，李時珍以爲盧乃黑色之稱；蓋經其訂定也。字書漏蘆字，乃音蔄；漏或演作屚。古以『屚』爲屋屚字，『漏』乃銅壺滴漏字。

味苦寒：顧氏、盧氏同此。孫刻與政和《唐本》作『味苦鹹寒』；大觀《唐本》『鹹』字墨書。是。《綱目》失『苦』字。

皮膚熱：下，《綱目》增『毒』字。非古。膚从肉，盧省聲；俗簡作肤。

釋經義例

◆**主皮膚熱**

《小品方·卷第十·治丹疹毒腫諸方》有漏蘆湯内服，外用之升麻湯及升麻膏，亦用漏蘆。此病表現爲皮膚熱。《本草正義》云：『苟非實熱，不可輕用，不獨耗陰，尤損正氣。』

◆下乳汁

《備急千金要方·卷第二婦人方上·下乳第九》所收二十一方，用漏蘆者有八方。

營實：味酸，溫。主癰疽、惡瘡、結肉、跌筋、敗創、熱氣、陰蝕不瘳。利關節。久服輕身，益氣。一名墻薇。（生零陵川谷及蜀郡。八月、九月采）

經文校義

久服輕身益氣：《唐本》墨書。

一名墻薇：墻，俗牆字；當从嗇、爿聲。《唐本》猶有『一名牆麻一名牛棘』朱書；又有牛勑、薔蘼、山棘墨書。其字義多相似。麻，當即蘼字之變。嗇，本音嗇，牆蘼，字乃作蘠。相承混誤。

天名精：味甘，寒。主瘀血、血瘕欲死。下血，止血。久服輕身，耐老。一名豕首。（生平原川澤。五月采）

經文校義

止血：下，各本皆有『利小便』文。大觀《唐本》乃連續以『除小蟲去痺除胷中積熱止煩渴』十三字，皆作朱書；政和《唐本》只以『除』字朱書，除字正當行末。

一名豕首：上，《唐本》尚有『一名麥句薑、一名蝦蟇藍』朱書。

決明子：味鹹，平。主青盲、目淫、膚赤、白膜，眼赤痛、淚出。久服益精光，輕身。（生龍門川澤，石決明生豫章。十月十日（一）采）

經文校義

益精光：孫氏注謂：《太平御覽》引作『理目珠精』，理即治字。案：《御覽》石藥門引云：『石決味酸，草決明味鹹，理目殊精。』其文混合朱墨，以意舉書，蓋謂治眼甚佳之義。孫氏乃改『殊』作『珠』以說之。非是。經文『精』，即後人所書『睛』字。

決明：或書作『英明』。

十月十日采：○《唐本》作『十月十日采』。是。

釋經義例

◆決明子治目疾所用頗廣。

《本草備要》云『治一切目疾』，故有決明之名。

《本草求真》云爲治目『收淚止痛要藥』，並可作枕以治頭風。

《備急千金要方·卷第六七竅病·目病第一》瓜子散、補肝丸、補肝散、瀉肝湯、梔子仁煎方、洗肝乾藍煎方、洗眼湯，治目風淚出、浮翳多膿爛眥方，及五臟客熱上衝眼、內外受風、令目痛不明方，均用決明子。亦有地膚子、決明子爲丸治雀盲。其用或內服，或外用，不拘途徑。或入補方，或入瀉方，可證其性平。

（一）日：原刻本作『月』，誤，徑改。

丹參：味苦，微寒。主心腹邪氣、腸鳴幽幽如走水、寒熱、積聚。破癥除瘕，止煩滿。益氣，養血。一名郄蟬草。（生桐柏山川谷及太山。五月采根）

經文校義

丹參

養血：二字，《唐本》墨書。

一名郄蟬草：郄乃『卻』字謬書。

釋經義例

◆主心腹邪氣

《吳普本草》云丹參『治心腹痛』。

《別錄》云『去心腹固疾結氣』。

《時方歌括》丹參飲，治心胃諸痛，服熱藥而不效者宜之。方用丹參一兩、檀香、砂仁各一錢半，以水一杯，煎七分服。

◆腸鳴幽幽如走水

《本草備要》云『治腸鳴腹痛』。

《外台祕要方·卷第七》腹脹雷鳴方三首引《延年》療患腹內氣脹雷鳴、胸背痛方，用丹參、枳實、桔梗、白朮、芍藥、生薑、檳榔、丹參。療腸鳴發則覺作聲方，丹參、茯苓、桔梗、生薑、細辛、厚朴、食茱萸。

《太平聖惠方·卷四十三》有丹參散，用丹參、枳殼、桔梗、白朮、赤芍藥、檳榔、桂心、青橘皮各一兩，治療腹內氣脹腸鳴，胸背切痛，不欲飲食。

◆寒熱積聚，破癥除瘕

《備急千金要方·卷第四婦人方下》鱉甲丸，治婦人小腹中積聚用丹參。又方，治婦人因產後虚冷，堅結積在腹内，月經往來不時，苦腹脹滿，繞臍下痛，引腰背，手足煩，或冷熱，心悶不欲食，亦用丹參。治月經不通，結成癥瘕如石，腹大骨立，宜此破血下癥方，亦用丹參。遼東都尉所上丸，治臍下堅癖、無所不治方，亦有丹參。硝石湯，治血瘕，月水留瘀血大不通，下病散堅血方，亦有丹參。

《醫學衷中參西錄》活絡效靈丹，亦用丹參，所治有癥瘕積聚。

◆止煩滿

《備急千金要方·卷第四婦人方下·補益第十八》大平胃澤蘭丸，治男子女人五勞七傷諸不足，定志意，除煩滿，手足虚冷羸瘦及月水往來不調，體不能動等病方用丹參。除煩滿恐爲丹參之用意。

◆益氣養血

《外台祕要方·卷第十五》引《延年》薯蕷酒，主頭風眩不能食、補益氣力方，用丹參。

茜根：味苦，寒。主寒濕、風痺、黄疸。補中。（生喬山川谷。二月、三月采根）

經文校義

茜根：《别錄》『一名蒨』。『蒨』即茜後作字。陳藏器云：『字亦作蒨。』

補中：下，《唐本》有『止血内崩下血』云云墨書；『止血』二字疑本屬朱書。

釋經義例

◆**經文所云，後世方罕用。**

◇《黄帝内經素問·腹中論篇第四十》用本品配烏賊骨治血枯病。

《十藥神書》十灰散治血證，亦用茜根。

飛廉：味苦，平。主骨節熱，脛重酸疼。久服令人身輕。（生河内川澤。正月采根，七月、八月采花）

經文校義

大觀《唐本》有『一名飛輕』四字作朱書，居別名之中位。孫氏亦録歸《本經》，並注云原本黑字。

五味子：味酸，溫。主益氣，欬逆、上氣、勞傷、羸瘦。補不足，強陰，益男子精。（生齊山山谷及代郡。八月采實）

經文校義

五味：《爾雅》《說文》稱：『菋，荎藸。』郭璞傳：『五味也。』

《御覽》引云：五味『一名會及』。《唐本》墨書，居別名首位。《廣雅》稱：『會及，五味也。』

釋經義例

◆**益氣**

《内外傷辨惑論》生脈散用五味子與人參、麥門冬合用，當爲益氣之用。

◆**咳逆上氣**

《藥性賦》云五味子『止嗽痰』。

《本草備要》云『寧嗽定喘』，並言『嗽初起脈數有實火者忌用』。

《金匱要略》小青龍湯用五味子，主治『咳逆倚息不得臥』；厚朴麻黃湯用五味子，主治『咳而脈浮者』；射干麻黃湯用五味子，主治『咳而上氣，喉中水雞聲』；還有苓甘五味姜辛湯也治咳。另外，小柴胡湯、四逆散和真武湯方後加減都有咳加五味子的範例。經方中五味子治咳常與乾薑、細辛配伍，乾薑、細辛、五味子是治咳核心。

◆**勞傷羸瘦，補不足**

《備急千金要方·卷第五少小嬰孺方·傷寒第五》五味子湯，治小兒傷寒，病久不除，瘥後復劇，瘦瘠骨立。

《備急千金要方·卷第十九腎臟方·補腎第八》治諸虛勞百損無比薯蕷丸，方用五味子六兩，爲諸藥用量之冠。

《千金翼方·卷第十五補益·五臟氣虛第五》黃芪湯，主虛勞不足，四肢頓瘵，不欲飲食，食即汗出方，方用黃芪、當歸、細辛、五味子、人參、麥門冬等。大五補丸，主五臟勞氣，七傷虛損不足，冷熱不調，飲食無味，亦用五味子。

《太平惠民和劑局方·卷之五》上丹養五臟，補不足，固真元……五勞七傷，肌肉羸瘦等，方用五味子半斤，用量獨大。

◆**強陰，益男子精**

《備急千金要方·卷第二婦人方上·求子第一》七子散，治丈夫風虛目暗，精氣衰少，無子，補不足方，此方用五味子、車前子、菟絲子、蛇床子等。慶雲散，主丈夫陽氣不足，不能施化，施化無成，方用覆盆子、五味子、天雄、石斛、白朮、桑寄生、天門冬、菟絲子、紫石英。

《千金翼方·卷第十五補益·補虛丸散第六》補虛，主陽氣斷絕不起方，亦用五味子。

旋花：味甘，溫。主益氣。去面皯黑色，媚好。其根：味辛。主腹中寒熱、邪氣。利小便。久服不飢，輕身。一名筋根花。（生豫州平澤。五月采）

經文校義

花：孫同《御覽》作『華』。

皯：《御覽》乃作『皯』。

黑色媚好：《御覽》引作『令人色悅澤』。

利小便久服不飢輕身：《綱目》稱作《別錄》，《御覽》引無此。

一名筋根花：《唐本》又有『一名金沸』朱書，《御覽》乃作『一名美草』，《唐本》墨書。

蘭草：味辛，平。主利水道。殺蠱毒，辟不祥。久服益氣，輕身，不老，通神明。一名水香。（生大吳池澤。四月、五月采）

經文校義 無

蛇牀子：味苦，平。主婦人陰中腫痛、男子陰痿、濕痒。久服輕身。（生臨淄川谷及田野。五月采實）

經文校義

牀：俗作床。

味苦平：大觀《唐本》『味苦辛甘平』五字悉作朱書。差誤。

濕蛘：下，《唐本》猶有：『除痹氣利關節癲癇惡瘡』十字朱書。

輕身：下，《綱目》以『好顏色』三字連歸《本經》。當是改作。

大觀《唐本》及《綱目》有『一名蛇粟一名蛇米』八字朱書；政和《唐本》與孫、顧刻本只以『一名蛇米』朱書。以體例言之，朱墨則當順序。

《綱目》婦人句與男子句易位。

釋經義例

◆主婦人陰中腫痛

《本草備要》云蛇床子『治女子陰痛陰癢』。

《本草求真》云『治女子陰戶𧏾蝕』。

《金匱要略·婦人雜病脈證並治第二十二》溫陰中坐藥之蛇床子散方，方用蛇床子和白粉，但有方無證。《經方例釋》蛇床子方，下有『案』云：『白粉，《綱目》引作白礬，礬能止癢，故《集簡方》以此治陰癢。』由此推測，蛇床子散主治婦人陰癢，恐爲今之滴蟲性陰道炎之類疾病。

《古今錄驗方》治婦人陰瘡方，用蛇床子一升、大黃二分、胡粉半兩，下篩作散，先以溫湯洗，以粉之。婦人陰瘡，當有陰中腫痛。

◆男子陰痿、濕癢

《本草備要》云『治陰痿囊濕』。

《備急千金要方·卷第二十膀胱腑方·雜補第七》天雄散，治五勞七傷，陰痿不起，衰損。用天雄、五味子、遠志、蓯蓉、蛇床子、菟絲子。治陰痿精薄而冷方，用蓯蓉、鐘乳、蛇床子、遠志、續斷、薯蕷、鹿茸爲散，方後云『欲多房室倍蛇床』。壯陽道方，用蛇床子末三兩、菟絲汁二合，相合塗，日五遍。治陰下濕癢，生瘡，失精陰痿方，用牡蒙、菟絲子、柏子仁、蛇床子、蓯蓉各二兩，治下篩，以酒下方寸匕，日三。從《備急千金要方》來看，蛇床子治陰痿，多與菟絲子、蓯蓉合用。

《萬病回春·卷之四補益篇》九天靈應散，煎水外洗治男子陰濕陽痿，每逢不舉，方用蛇床子。

地膚子：味苦，寒。主膀胱熱。利小便，補中，益精氣。久服耳目聰明，輕身，耐老。一名地葵。（生荊州平澤及田野。八月、十月采實）

經文校義

地膚：或演作地蕍。

《御覽》引地膚『一名地華』，今《唐本》無文；『一名地脈』，《別錄》脈作麥，是；『一名地葵』，載《本經》。

釋經義例

◆主膀胱熱，利小便

《備急千金要方·卷第二十一消渴淋閉方·淋閉第二》地膚子散，治下焦熱結，小便赤黃不利，數起出少，莖痛。治黃疸後小便淋瀝方，亦用地膚子。

◇《本草求真》云：『治淋利水清熱，功頗類于黃柏。但黃柏其味苦烈，此則味苦而甘，黃柏大瀉膀胱濕熱，此則其力稍遜。凡小便因熱而見頻數及或不禁，用此苦以入陰，寒以勝熱，而使濕熱盡從小便而出也。』

景天：味苦，平。主大熱、大倉、身熱煩、邪惡氣。花：主女人漏下赤白。輕身，明目。一名愼火。（生太山川谷。四月四日、七月七日采）

經文校義

味苦平：大觀《唐本》「味苦酸平」，悉作朱書。誤。

大倉：《唐本》作「火瘡」。是。

一名愼火：《唐本》有「一名戒火」居首位，「一名愼火」乃居最末位。八字並作朱書。其朱墨敘次似不當如此錯亂。《御覽》引作「一名戒火、一名水母」；《唐本》墨書水作火，文句相接。

茵蔯蒿：味苦，平。主風濕、寒熱、邪氣、熱結、黄疸。久服輕身，益氣，耐老。（生太山及北陵坡岸上。五月及立秋采）

經文校義

茵蔯蒿：《御覽》作「因塵蒿」。孫注：《御覽》作茵蒿。當誤。《吳普》與《廣雅》並稱「因塵」。陳藏器云：「因舊苗而生，故稱因蔯；後加蒿字。」茵蔯字或省艸。

味苦平：《御覽》少「平」字。《唐本》平下有「微寒」墨書。

耐老：下，《綱目》以「面白悅長年白兔食之仙」連入《本經》。非是。《御覽》引無之。

釋經義例

◆**黄疸**

《本草備要》云茵陳爲「治黄疸之君藥」。

《本草求真》云茵陳『治黃通劑，在人審其所因而酌治耳。若蓄血發黃，則治不在茵陳之列，以茵陳本屬氣分藥也，與血則不能治矣』。

《傷寒論》茵陳蒿湯治瘀熱在裏，身發黃。

《金匱要略·黃疸病脈証並治第十六》載茵陳蒿湯，治穀疸發黃，以及茵陳五苓散，治黃疸病。

《千金翼方·卷第十八雜病上》茵陳湯，主時行黃疸，結熱，面目四肢通黃，乾嘔，大便不通，小便赤黃似柏汁，腹痛心煩。大茵陳湯主內實熱盛發黃，黃如金色，脈浮大滑實緊數者。以及用單味茵陳治黃疸病，病五年以上不瘥，但是湯藥，服之即瘥；瘥已，還發者。

《太平惠民和劑局方·卷之六》甘露飲，又療疸病，身面皆黃，亦用茵陳。

杜若：味辛，微溫。主胷脇下逆氣，溫中，風入腦戶、頭腫痛、多涕、淚出。久服益精，明目，輕身。一名土衡。（生武陵川澤及宛句。二月、八月采根）

經文校義

多涕淚出：《綱目》無『多出』二字。非古。

益精明目：《藝文類聚》引作『益氣明目』。當是誤傳。《本經》言『明目』者，每多聯言『益精』，蓋謂『益精光』也，聯言益氣明目者，丹沙与羚羊角耳。盖謂『益志氣』指安神而言也。此乃當稱『益精』。

輕身：下，《綱目》以『令人不忘』連入《本經》。

一名土衡：《唐本》作『一名杜蘅』。土杜古通；衡後演加艸，字从角、大，行聲，書作魚誤。

沙參：味苦，微寒。主血積、驚氣。除寒熱，補中，益肺氣。久服利人。一名知母。（生河内川谷及寃句、般陽續山。二月、八月采根）

經文校義

血積

久服利人：四字，《御覽》引無。《綱目》入《別錄》。

一名知母：獨《綱目》稱《別錄》。

釋經義例

◆主血積

《備急千金要方·卷第四婦人方下·月水不通第十九》鱉甲丸，治女人小腹中積聚，大如七八寸盤面諸證，方用沙參。遼東都尉所上丸，治臍下堅癖、無所不治方，亦用沙參。此二方所治，恐爲血積。

◇《聖濟總錄·卷九十四》沙參散，用沙參一兩半、桂（去粗皮）半兩、桃仁四十九枚（去皮尖雙仁，炒，研）上爲散，每服二錢匕，以溫酒調下，不拘時候，治陰疝牽引疼痛。

《辨證錄·卷九疝氣門》利丸湯，治感浸濕熱，睾丸作痛，方用茯苓一兩、薏仁一兩、沙參二兩，水煎服。並言沙參善能治疝。睾丸湯及散丸湯，均用沙參。可知，沙參有緩睾丸疼痛特能。

◇《溫病條辨·卷二》桑杏湯及沙參麥冬湯、《卷二》益胃湯，均用沙參，爲滋補津液使然。

◇《中藥學》教材（淩一揆主編）沙參條附注云：《本經》記載的沙參爲南沙參，《本草匯言》首先記載北沙參。《本草匯言》書成明代，可知唐宋諸方所用皆南沙參。《辨證錄》及《溫病條辨》所用恐多爲北沙參。

白兔藿：味苦，平。主蛇虺、蜂蠆、猘狗、菜肉、蠱毒、鬼疰。一名白葛。（生交州山谷）

經文校義

鬼疰：下，《綱目》連引『風疰諸大毒』云云，盡入《本經》。非是。文義繁衍，應屬《名醫》。

徐長卿：味辛，溫。主鬼物、百精、蠱毒、疫疾、邪惡氣、溫瘧。久服強悍，輕身。一名鬼督郵。（生太山山谷及隴西。三月采）

經文校義 無

石下長卿：味鹹，平。主鬼疰、精物、邪惡氣，殺百精、蠱毒，狂易、亡走、啼哭、悲傷、恍忽。（生隴西池澤、山谷）

經文校義

此條蘇敬《唐本草》退之『有名未用』中，孫氏輯本遺闕；《綱目》則以之作爲徐長卿條下《別錄》文，誤尔。

蠱毒：下，《唐本》有『老魅』二字朱書。此逸。

狂易：《唐本》作『注易』，誤。案：當作『狂易』，易陽字通。又見後白頭翁、蜣蜋條。

嗁：同今『啼』字。

恍忽：或作恍惚。

石龍蒭：味苦，微寒。主心腹邪氣、小便不利、淋閉、風濕、鬼疰、惡毒。久服補虚羸，輕身，耳目聰明，延年。一名龍須。（生梁州山谷濕地。五月、七月采莖）

經文校義

蒭：繁文。當作『芻』，象包束艸之形。

一名龍須：《唐本》『一名龍鬚、一名草續斷、一名龍珠』，白字。須即鬚古作。

薇銜：味苦，平。主風濕痺、歷節痛、驚癇、吐舌、悸氣、賊風、鼠瘻、癰腫。（生漢中川澤及邯鄲。七月采莖、葉）

經文校義

薇銜：《唐本》有『一名麋銜』朱書，《千金》、大觀《唐本》、《綱目》麋作麇。

及邯鄲：〇唐作『及宛句邯鄲』。此略。

雲實：味辛，溫。主洩利、腸澼。殺蟲蠱毒，去邪惡結氣，止痛，除寒熱。花：主見鬼、精物。多食令人狂走。久服輕身，通神明。（生河間川谷。十月采）

經文校義

除寒熱：孫本遺『寒』字。

王不留行：味苦。主金創。止血，逐痛，出刺，除風痺內寒。久服輕身，耐老，增壽。（生太山山谷。二月、八月采）

經文校義

味苦：《御覽》及孫、顧、盧本，並作『味苦平』；《吳氏本草》亦云『《神農》苦平』。則《本經》應有『平』字。《唐本》『平』作墨書。《綱目》則以此條誤稱《別錄》。

釋經義例

◆**主金瘡，止血逐痛**

《金匱要略·瘡癰腸癰浸淫病脈証並治第十八》云：『病金瘡，王不留行散主之。』

◇《本草求真》云王不留行下乳，此用《神農本草經》未載。多與穿山甲配伍。

姑活：味甘，溫。主大風、邪氣、濕痺、寒痛。久服輕身，益壽，耐老。一名冬葵子。（生河東）

經文校義

活：活本字。

此條蘇敬《唐本草》退之『有名未用』中，《綱目》則誤稱《別錄》。

益壽：《綱目》作『益氣』。

屈草：味苦。主胷脅下痛、邪氣、腸間寒熱，陰痺。久服輕身，益氣，耐老。（生漢中川澤。五月采）

經文校義

此條蘇敬《唐本草》退之『有名未用』中。

味苦：下，《御覽》及顧本有『微寒』二字；《唐本》墨書。

腸間：孫同《御覽》作『腹間』。

木部　一十九種

牡桂：味辛，溫。主上氣、欬逆、結氣、喉痺、吐吸。利關節，補中，益氣。久服通神，輕身，不老。（生南海山谷）

經文校義　無

釋經義例

◆主上氣咳逆

《金匱要略》小青龍湯用桂，治咳逆倚息不得臥。

《金匱要略·痰飲咳嗽病脈証並治第十四》附方苓甘五味加姜辛湯方云：『衝氣即低，而反更咳，胸滿者，用桂苓五味甘草湯，去桂加乾薑、細辛，以治其咳滿。』

《傷寒論》云：『太陽病，下之後，其氣上衝者，可與桂枝湯。若不上衝者，不得與之。桂枝加桂湯亦主奔豚，氣從少腹上衝心者。』

《金匱要略》防己黃芪湯方後云『氣上衝者，加桂枝五分』。由此可見，桂主氣上衝。若爲氣上衝之咳逆可用之，無氣上衝之咳逆不用桂。

◆喉痹

《黄帝内經素問·陰陽別論篇第七》云：『一陰一陽結，謂之喉痹。』《諸病源候論》云：『喉痹者，喉裏腫塞痹痛，水漿不得入也。』《雜病源流犀燭·卷第二十四》云：『喉痹，痹者，閉也，必腫甚，咽喉閉塞。樓英曰：凡經云喉痹者，謂喉中呼吸不通，言語不出。呼吸發音皆與喉有重要干係，故喉痹之義當推樓英見解爲佳。』

《小品方·卷第二·治喉痛（喉痹）諸方》載治喉痹，卒不得語方，即濃煮桂汁，服一升，覆取汗。亦可末桂著舌下，大良。

◆利關節

《金匱要略·瘧病脈証並治第四》白虎桂枝湯，用桂三兩，治溫瘧骨節疼痛。

《金匱要略·中風歷節病脈証並治第五》桂枝芍藥知母湯，用桂枝四兩，主治諸肢節疼痛，身體魁羸，腳腫如脫，頭眩短氣，溫溫欲吐；也有關節症狀。甘草附子湯，用桂枝四兩，治風濕相搏，骨節疼煩，掣痛不得屈伸，近之則痛劇，汗出短氣，小便不利，惡風不欲去衣，或身微腫者。

◇桂治悸，此用《神農本草經》未載。

如桂枝甘草湯、茯苓桂枝甘草大棗湯、茯苓甘草湯、炙甘草湯、小建中湯，均用桂，所主皆有悸。

菌桂：味辛，溫。主百病。養精神，和顏色，爲諸藥先聘通使。久服輕身，不老，面生光華，娟好常如童子。（生交趾、桂林山谷巖崖間。立秋采）

經文校義

娟好：《唐本》作『媚好』。此作『娟』。傳誤。

交趾：○《唐本》作『交阯』，厚朴條下亦云『交阯』。案：當以作『趾』爲是。字亦作止。

松脂：味苦，溫。主疽、惡瘡、頭瘍、白禿、疥瘙、風氣。安五藏，除熱。久服輕身，不老，延年。（生太山山谷。六月采）

經文校義

味苦：下，唐有『甘』字墨書。

疽：《綱目》增作『癰疽』二字。

《唐本》『一名松膏，一名松肪』朱書。

槐實：味苦，寒。主五内邪氣熱。止涎唾，補絕傷，五痔，火創，婦人乳瘕，子藏急痛。久服明目，益氣，頭不白。（以七月七日取之。生河南平澤）

經文校義

五痔：二字，惟《綱目》移歸《別錄》。

久服明目益氣頭不白：《唐本》多作墨書。以文體言，作朱書似合。

枸杞：味苦，寒。主五内邪氣、熱中、消渴、風痹。久服堅筋骨，輕身，不老。一名地輔。（生常山平澤及諸北陵、阪岸。冬采根，春、夏采葉，秋采莖、實）

經文校義

風痹：《唐本》作『周痹』。此作『風痹』，傳誤。

不老：下，《綱目》以『耐寒暑』三字連入《本經》。應非是。

一名地輔：上，《唐本》猶有『一名杞根、一名地骨、一名枸忌』朱書。

釋經義例

◆**熱中**

《黃帝內經素問·異法方宜論篇第十二》云：『魚者，使人熱中。』郭靄春校注本云：『熱中，謂熱生於內。』

《外台祕要方·卷第十一》引《近效極要》論熱中，雖能食多、小便多、漸消瘦方，用生枸杞根一升、生麥門冬三兩、黃連二兩、小麥八合、人參一兩。水煎服。

◆**消渴**

消渴，《外台祕要方》引《病源》消渴候云：『夫消渴者，渴不止，不小便是也。』《本草經考注》引顏師古注《急就篇》云：『消渴，引飲不止也。』《珍珠囊》云：『地骨皮治消渴。』《湯液本草》云：『枸杞子主渴而引飲，腎病消中。』

《備急千金要方·卷第二十一消渴淋閉方》治消渴，除腸胃熱實方，用麥門冬、茯苓、黃連、石膏、葳蕤各八分，人參、龍膽、黃芩各六分，升麻四分、枳實五分，枸杞子、栝樓根、生薑各十分，末之爲丸如梧子大，以茅根、粟米汁服十丸，日二。枸杞湯方，用枸杞枝葉一斤，栝樓根、石膏、黃連、甘草各三兩，以水一斗，煮取三升，分五服，日三夜二。另一首枸杞湯方治虛勞，口中苦渴，骨節煩熱或寒，用枸杞根白皮五升、麥門冬三升、小麥二升，以水二斗，煮麥熟藥成，去滓，每服一升，日再。

◆**久服堅筋骨，輕身不老**

《備急千金要方·卷第十二膽腑方·風虛雜補酒煎第五》枸杞煎，補虛羸、久服輕身不老神驗方，即是用生濕枸杞子一升。

◇枸杞子明目，此用《神農本草經》未有明示。

《備急千金要方·卷第六七竅病·目病第一》瓜子散，補肝，治眼漠漠不明，以及治眼暗的兩首補肝丸，均用枸杞子。

《醫級》杞菊地黃丸明目，亦用枸杞子。

◇枸杞根治婦人帶下及陰癢，此用《神農本草經》未載。如《古今録驗方》以枸杞根一斤，以水三升，適寒溫洗，治婦人陰癢。《備急千金要方·卷第四婦人方下·赤白帶下崩中漏下第二十》治帶下方，枸杞根一斤、生地黄五斤，以酒一斗，煮取五升，分爲三服。

◇《柳州醫話》云：「余治肝腎虧損、氣喘吸促之證，必重投熟地、人參，無力之家不能服參者，以棗仁、杞子各一兩代之，亦應如桴鼓。」王士雄按云：「枸杞一味，專治短氣。其味純甘，能補精神氣血津液諸不足。」

《本草求真》云：「地骨皮，凡五内熱淫，而見肌肉潮熱、二便癃閉、胸脅痛楚；與夫於頭而見風痛不休，於表而見潮熱無定，於肺而見消渴咳嗽不寧，靡不用此解除。今人但知芩、連以治上焦之火，知、柏以治下焦之火，而不知地骨皮之甘淡微寒，深得補陰退熱之義矣。時珍常以青蒿佐此退熱，屢有殊功。」

◇觀經文所云及古方之用，可知枸杞一藥所用非限於其子實，根葉莖實皆入藥。經文所云之功用，亦非獨就子實而言。

柏實：味甘，平。主驚悸，安五藏，益氣，除風濕痺。久服令人潤澤美色，耳目聰明，不飢不老，輕身延年。（生太山山谷。葉，四時各依方面采）

經文校義

除風濕痺：孫本遺「風」字。《綱目》無「痺」字，語句參錯。

潤澤：孫錯作悦澤。

生太山山谷：〇下，《唐本》猶有「柏葉猶良」四字墨書。此省略。

茯苓：味甘，平。主胷脅逆氣、憂恚、驚邪、恐悸、心下結痛、寒熱、煩滿、欬逆、口焦舌乾。利小便。久服安魂養神，不飢，延年。一名茯菟。（生太山山谷大松下。二月、八月采）

經文校義

茯苓：茯，孫改伏。史記稱『伏靈』。

胷脅逆氣：逆，《御覽》誤作『疝』。杜若條『胷脅下逆氣』，可比證。《本經》言疝氣者，只五加皮條云：『主心腹疝氣。』牡蠣條云『驚恚怒氣』，此云『憂恚驚邪恐悸』。《本經》言『恚』者止此。

憂恚：《說文》憂患字只作『𢝊』；憂本憂游字，从夊，後人借用優。恚，怨恨也。《御覽》引此作『憂患』。似是。

一名茯菟：大觀《唐本》獨刊墨書。誤尔。《御覽》引作『一名茯神』，《唐本》有『其有抱根者名茯神』八字墨書。

釋經義例

◆主胸脅逆氣

《傷寒論》茯苓桂枝白朮甘草湯，用茯苓四兩，治傷寒若吐、若下後，心下逆滿，氣上衝胸，起則頭眩，脈沉緊。氣上衝胸可視爲胸脅逆氣。

《金匱要略》茯苓桂枝白朮甘草湯，治心下有痰飲，胸脅支滿，目眩，也有胸脅部症狀。茯苓杏仁甘草湯，治胸痹，胸中氣塞，短氣。胸中氣塞與胸脅逆氣相近。

◆憂恚

《備急千金要方·卷第十五脾臟方·脾虚實第二》檳榔散，方治脾寒，飲食不消，勞倦氣脹，噫滿，憂恚不樂。方用檳榔、人參、茯苓、厚朴等。

《串雅内编·卷一·截藥總治門》交感丹，治一切名利失意，抑鬱煩惱，七情所傷，不思飲食，面黄形瘦，胸膈諸症，極有神效，即用香附一斤、茯神四兩爲蜜丸。收呆至神湯，治呆病，郁抑不舒，憤怒而成者有之，羞恚而成者有之，方用茯苓三兩。

◆驚邪、恐悸

《傷寒論》柴胡加龍骨牡蠣湯，用茯苓，所主有煩驚、譫語。茯苓桂枝甘草大棗湯，主治發汗後，其人臍下悸者，欲作奔豚，主證爲臍下悸，方用茯苓半斤。

《金匱要略》認爲奔豚病皆從驚恐得之。茯苓所主，與《神農本草經》相合。理中湯方後云：『悸者，加茯苓二兩。』小柴胡湯方後云：『若心下悸，小便不利者，去黄芩，加茯苓四兩。』

《備急千金要方·卷第三婦人方中·虛煩第二》淡竹茹湯方後云：『人參、茯苓皆治心胸煩悶及心虛驚悸，安定精神。』可知，茯苓治驚邪恐悸，多與人參合用。

《備急千金要方·卷第十四小腸腑·風癲第五》茯神湯，主五邪氣入人體中，見鬼妄語，有所見聞，心悸跳動恍惚不定，即是人參、茯苓、茯神合用。主心氣不足、心痛驚恐的補心湯，亦用人參、茯苓。其他還有大小定心湯、定志小丸等，都含有人參、茯苓。

《外台祕要方·卷第十五》治療風驚悸方九首中，人參、茯苓（或茯神）同用的方劑占了八首。後世的十味溫膽湯、天王補心丹也含有人參、茯苓。

◆利小便

經方中的五苓散、豬苓湯、茯苓戎鹽湯、葵子茯苓散、真武湯和八味腎氣丸，都用茯苓，所主都有小便不利。小柴胡湯、四逆散和小青龍湯方後都云：『小便不利，加茯苓。』真武湯方後云：『若小便利者，去茯苓。』反證茯苓治小便不利。

◆咳逆

《金匱要略・痰飲咳嗽病脈証並治第十四》附方苓甘五味加姜辛湯方，是用桂苓五味甘草湯去桂加味而成；雖加姜、辛，仍保留茯苓，茯苓治咳逆可知。

◆久服安魂養神

《金匱要略》酸棗仁湯，用茯苓，治虛勞虛煩不得眠，爲安神之用。

◇茯苓治面皯，《神農本草經》未載。如《古今錄驗方》療面皯方，取白蜜和茯苓粉敷面，七日愈。面皯，恐爲今黃褐斑之類。

榆皮：味甘，平。主大、小便不通。利水道，除邪氣。久服輕身，不飢。其實尤良。一名零榆。（生潁川山谷。二月采皮，八月采實）

經文校義

輕身不飢：上，《綱目》增『斷穀』二字。不當。

釋經義例

◆主大、小便不通，利水道

《本草備要》云榆皮『通二便』。

《備急千金要方・卷第二婦人方上・妊娠諸病第四》用葵子、榆白皮治妊娠小便不利。

《備急千金要方・卷第二十膀胱腑・胞囊論第三》滑石湯，治膀胱急熱，小便黃赤，方用滑石八兩、子芩三兩、榆白皮四兩，車前子、冬葵子各一升，以水七升，煮取三升，分三服。榆皮通滑泄熱煎方，治腎熱應胞囊澀熱，小便黃赤，苦不通，方用榆白皮、葵子、車前子、赤蜜、滑石、通草。該篇的治胞轉方及治虛勞尿白濁方，均用榆白皮。

《外台祕要方·卷第二十七》引《范汪》療淋方榆皮湯方，用榆皮半斤、滑石二兩、黃芩一兩，甘草、瞿麥各二兩，葵子一升。

◇榆皮催生，《神農本草經》未載。

如《備急千金要方·卷第二婦人方上·胞胎不出第八》治胎死腹中，若母病，欲下之方，取榆白皮細切，煮汁三升，服之即下；難生者，亦佳。

酸棗：味酸，平。主心腹寒熱，邪結氣聚，四支酸疼，濕痺。久服安五藏，輕身，延年。（生河東川澤。八月采實）

經文校義

酸疼：《綱目》改酸痛。不當。

釋經義例

◇《別錄》云酸棗『主治煩心不得眠』。酸棗安眠，《神農本草經》未載。

如《金匱要略》酸棗仁湯，治『虛勞虛煩不得眠』。

《備急千金要方·卷第十二膽腑方·膽虛實第二》酸棗湯，治虛勞煩擾、奔氣在胸中、不得眠方，以及治虛煩不得眠的千里流水湯，均用酸棗仁。還有治虛勞不得眠方，用酸棗、榆葉各等分爲丸。

《千金翼方·卷第十八雜病上·壓熱第六》大酸棗湯，主虛勞煩悸，奔氣在胸中，不得眠，方用酸棗仁、人參、茯苓、生薑、芎藭、桂心、甘草。酸棗湯，主傷寒及吐下後，心煩乏氣，不得眠，方用酸棗仁、麥門冬、乾薑、芎藭、茯苓、知母、甘草。

《濟生方》歸脾湯及《攝生秘剖》天王補心丹，均用酸棗仁，二方所治均有失眠。

◇《本草綱目》云：『酸棗實，味酸性收，故主肝病、寒熱結氣、酸痹、久瀉、臍下滿痛之證。其仁甘而潤，故熟用療膽虛不得眠，煩渴虛汗之證。』由此觀之，古今所用有所不同。

蘗木：味苦，寒。主五藏、腸胃中結熱，黄疸、腸痔，止洩利，女子漏下赤白、陰傷蝕倉。一名檀桓。（生漢中山谷及永昌）

經文校義

蘗木：蘗，《唐本》作『蘗』，孫刊作『檗』。是。此誤爲萌蘗字。此條《綱目》乃云屬中品。

陰傷蝕倉：陰傷，孫刊作『陰陽』，顧依盧本作『陰陽傷』。盖經傳易。《本經》以『陰傷蝕倉』聯文者，止此。言『陰蝕』最多，言『陰創』者有蝦蟇，言『傷陰』者有白及，言『陰陽寒熱』者乃有桑耳。

釋經義例

◆**黄疸**

《傷寒論》梔子蘗皮湯，治傷寒身熱發黄，方用肥梔子十五個、甘草一兩、黄蘗二兩。

《金匱要略·黄疸病脈証並治第十六》大黄硝石湯，治黄疸腹滿，小便不利而赤，自汗出。方用大黄、黄柏、硝石各四兩、梔子十五枚。

《千金翼方·卷第十八雜病上·黄疸第三》大茵陳湯，亦用黄蘗。

◆**止泄利**

《傷寒論》白頭翁湯，主熱利下重者及下利欲飲水者，方用白頭翁二兩、黄蘗三兩、黄連三兩、秦皮三兩。烏梅丸又主久利，亦用黄蘗。

《備急千金要方·卷第十五脾臟方·熱痢第七》黄連湯、茯苓湯及治熱痢水谷方，均用黄蘗。

◇《别録》云黄蘗『治口瘡』，此用《神農本草經》未有明示。

如《備急千金要方·卷第六七竅病·口病第三》治口瘡不歇方，用牛膝、生蘘荷根各三兩，黄蘗一兩，酒三升漬一宿，微火煎一兩沸，細細含之。升麻煎方，治膀胱熱不已，口舌生瘡，咽腫，以及治口數生瘡，連年不瘥方，亦用黄蘗。

乾漆：味辛，溫。主絶傷。補中，續筋骨，填髓腦，安五藏，五緩六急，風寒濕痹。生漆：去長蟲。久服輕身，耐老。

（生漢中川谷。夏至後采）

經文校義

漆：《説文》以漆爲水名；木汁字只作『桼』，象木形，桼如水滴而下。

味辛溫：下，《唐本》有『無毒』二字朱書。又『有毒』二字墨書，與下品白頭翁條所載同。

釋經義例

◇《别録》云乾漆『消瘀血、痞結』。此用《神農本草經》未載。

《金匱要略》大黄䗪蟲丸，用乾漆，治五勞虚極，羸瘦腹滿，不能飲食，……内有乾血，肌膚甲錯，兩目暗黑。

《備急千金要方·卷第三婦人方中·惡露第五》大黃乾漆湯，治新產後有血，腹中切痛，方用大黃、乾漆、乾地黃、桂心、乾薑。銅鏡鼻湯治產後餘疾，惡露不除，積聚作病，血氣結搏，心腹疼痛，方用銅鏡鼻、大黃、乾地黃、芍藥、芎藭、乾漆、芒硝、亂髮、甘草。

五加皮：味辛，溫。主心腹疝氣、腹痛。益氣，療躄，小兒不能行，疽創、陰蝕。久服輕身，耐老。一名豺漆。（生漢中川谷及寃句。五月、七月采莖，十月采根）

經文校義

味辛溫：大觀《唐本》『溫』字誤作墨書。

小兒：《綱目》增作『小兒三歲』四字。

久服輕身耐老：《唐本》作墨書。以藥效言，作朱書似合。

豺漆：豺，《說文》作犲。

生漢中川谷：○《唐本》無『川谷』二字。依體例當有。

釋經義例

◆益氣

《千金翼方·卷第十五補益·補虛丸散第六》大五補丸，用五加皮，其方主五臟勞氣，七傷虛損不足，冷熱不調，飲食無味。

《備急千金要方·卷第十二膽腑方·風虛雜補酒煎第五》治虛勞不足五加酒，即用五加皮、枸杞根皮各一斗。天門冬大煎，亦用五加皮，其方治男子五勞七傷，八風十二痹，傷中六極，腳氣。

◆療躄

躄爲腿瘸之義，可理解爲下肢行走障礙。

《本草備要》云五加皮『療小兒腳弱』。

《萬病回春·卷之五腳氣病篇》二十四味飛步散，即用五加皮，方治下元虛損，腳膝酸軟、疼痛，並寒濕風氣，麻木不仁，及打傷跌損，行步艱辛。

《太平惠民和劑局方·卷之二》（紹興續添方）十華散，治丈夫五勞七傷，渾身疼痛，四肢拘急，腰膝無力；脾元氣虛，不思飲食，霍亂吐瀉，四肢冷麻；二毒傷寒，腳氣流注腫痛，行步不得及虛勞等患。方用五加皮、陳皮、炮乾薑、甘草各六兩，大川烏三兩、附子六兩，桔梗、肉桂、綿黄耆、蒼朮、羌活各八兩八錢。上爲細末，每服二錢，水一盞，加生薑二片，大棗一個，煎六分，不拘時候；熱鹽酒調服亦得。

◇五加皮與人參均爲五加科植物，補益作用類似。據《中國百年百名中醫臨床家叢書·葉桔泉》介紹，市售有南五加及北五加之分，《神農本草經》所載爲南五加，北五加爲蘿藦科植物杠柳之根皮，差異較大。

蔓荆實：味苦，微寒。主筋骨間寒熱，濕痺、拘攣。明目，堅齒，利九竅，去白蟲。久服輕身，耐老。

經文校義

濕痺：孫遺『溼』字。

耐老：下，《唐本》有『小荆實亦等』五字朱書。陶氏注云：『小荆即應是牡荆。』孫氏謂此條不載所出州土，以其見於牡荆也；乃以《别録》牡荆條之『生河間南陽宛句山谷或平壽都鄉高岸上及田野中八月九月采實』文歸此。

釋經義例

◆明目

《別録》云治目淚出。

《太平惠民和劑局方·卷之七》鎮肝丸，治肝經不足，內受風熱，上攻眼目，昏暗癢痛，隱澀難開，堆眵多淚，怕光羞明，時發腫赤，或生障翳。方用蔓荆子、地膚子、人參、茺蔚子、決明子、白茯苓、遠志、防風各一兩，青葙子、地骨皮、柴胡、山藥、車前子、柏子仁、玄參、甘菊、甘草各半兩，細辛一分。上爲末，蜜水煮糊爲丸，如梧桐子大。每服二十丸，食後米飲送下，一日二次。

《眼科闡微·卷三》清肝明目消障湯，治風熱目病，紅腫雲翳，纏綿三五月不退。方用川羌活、真川芎、防風、赤芍、黄連、青葙子、白茯苓、九制大黄、柴胡各四分，生地一錢，全當歸、草決明、車前子、蒼朮、蔓荆子各六分，甘草三分、密蒙花（原書無劑量）、燈芯三十寸。以水二鐘，煎八分，食後熱服。

《萬病回春·卷之五·眼目》千金不易萬明膏、洗肝明目散、滋腎明目湯、退雲散、退翳丸及家傳大明膏，均用蔓荆子。

經文校義

辛夷：味辛，溫。主五藏、身體寒熱，風頭腦痛，面䵟。久服下氣，輕身，明目，增年，耐老。一名侯桃。（生漢中川谷。九月采實）

寒熱：孫遺『熱』字。

風頭：《綱目》改作『頭風』。不當。

一名侯桃：《唐本》猶有『一名辛矧』居此前，『一名房木』居此後，朱書。矧，《御覽》作『引』；《綱目》依楊雄《甘泉賦》稱改作『雉』。案：《漢書》顏師古注已言『一名新矧』。

釋經義例

◇《別錄》云『通鼻塞涕出』。

《本草綱目》云『治鼻淵、鼻鼽、鼻窒、鼻瘡及痘後鼻瘡』。後世之用辛夷多限於鼻病，如《重訂嚴氏濟生方》蒼耳子散治鼻淵，方用辛夷、蒼耳子、香白芷、薄荷葉。

《慈幼新書・卷二》當歸湯，治小兒鼻淵，由風入膽中，移熱於腦，涕濃而臭，屬實熱證者。方用當歸五錢、元參三錢、辛夷一錢、炒梔子八分、貝母五分、柴胡三分。

《辨證錄・鼻淵門》取淵湯，用辛夷二錢、當歸二兩、柴胡一錢、炒梔子三錢、玄參一兩、貝母一錢，水煎服。

《黄帝内經素問》云：『鼻淵者，濁涕下不止也。』辛夷之用，不限於涕之清濁。如《備急千金要方・卷第六七竅病・鼻病第二》治鼻塞腦冷，清涕出方，以通草、辛夷、細辛、甘遂、桂心、芎藭、附子爲丸塞鼻。

◇經文謂辛夷『主風頭腦痛』。鼻淵類於今之鼻竇炎，除鼻塞濁涕外亦有前額痛症。當流涕症狀不顯、而以前額痛爲主症時，恐古人謂之『風頭腦痛』。

桑上寄生：味苦，平。主腰痛、小兒背強、癰腫。安胎，充肌膚，堅髮齒，長須眉。其實：明目，輕身，通神。一名蔦。（生弘農川谷桑樹上。三月三日采莖、葉）

經文校義

腰：古只作『要』。

一名蔦：《唐本》作墨書，别有『一名寄屑、一名寓木、一名宛童』朱書，居此前。《廣雅》云：『寄屏，寄生也。』屏、屑，當有一誤。

釋經義例

◆**主腰痛**

《備急千金要方·卷第八治諸風方·偏風第四》治腰背痛的獨活寄生湯，用桑寄生。

《備急千金要方·卷第十九腎臟方·腎臟腰痛第七》又方桑寄生、牡丹皮、鹿茸、桂心各等分，治下篩，酒服方寸匕，日三。

《外台祕要方·卷第十七》腎虛腰痛方七首引《必效》寄生散，方用桑寄生、鹿茸、杜仲各一分，作散，酒服方寸匕，日三服。

◆**安胎**

《藥性論》云桑上寄生『能令胎牢固，主懷妊漏血不止』。

《小品方·卷第七·治妊胎諸方》之安胎寄生湯，治（血）流下方，用桑上寄生五分、白朮五分、茯苓四分、甘草十分，以水五升，煮取二升半，分三服。

《醫學衷中參西錄》壽胎丸，用桑寄生、川斷、菟絲子、阿膠。

杜仲：味辛，平。主腰脊痛。補虚，益氣精，堅筋骨，强志。久服輕身，耐老。一名木綿。（生上虞山谷及上黨、漢中。二月、五月、六月、九月采皮）

經文校義

腰脊：《綱目》録作『腰膝』。非古。

補虚益氣精：《唐本》作『補中益精氣』。此本有誤。

强志：下，《唐本》猶有『除陰下痒濕，小便餘瀝』，朱書。

一名木綿：《唐本》作墨書，别有『一名思仙』朱書，居此前。

釋經義例

◆主腰脊痛

《别録》云杜仲『主治脚中酸疼，不欲踐地』。

《本草備要》云『治腰膝酸痛』。可見，杜仲不惟治腰脊更治膝脚，爲經文之引申。

《備急千金要方·卷第十九腎臟方·腰痛第七》治腰痛不得立方，用甘遂、桂心、杜仲、人參各二兩，治下篩，以方寸匕内羊腎中，炙之令熟，服之。治腰痛方，萆薢、杜仲、枸杞根各一斤，好酒三斗漬之，内缶中，密封頭，於銅器中煮一日，服之，無節度，取醉。該篇的杜仲酒、腎著散、杜仲丸、丹參丸，均用杜仲。

《外台祕要方·卷第十七》引《集驗》療腰卒然痛杜仲酒方，杜仲半斤、丹參半斤、芎藭五兩、桂心四兩、細辛二兩，以酒一斗，浸五宿，隨多少飲之。

《太平惠民和劑局方·卷之五》（寶慶新增方）青娥丸，治腎氣虚弱，風冷乘之；或血氣相搏，腰疼如折，起坐艱難，俯仰不利，轉側不能；或因勞役過度，傷於腎經；或處卑濕，地氣傷腰，或墮墜傷損，或風寒客搏，或氣滯不散，皆令腰痛；或腰間似有物重墜，起坐艱辛者。胡桃（去皮、膜）二十個，蒜（熬膏）四兩，破故紙（酒浸，炒）八兩，杜仲（去皮，薑汁浸，炒）十六兩。上爲細末，蒜膏爲丸。每服三十丸，空心溫酒送下，婦人淡醋湯送下。常服壯筋骨，活血脈，烏髭須，益顔色。

《辨證錄・腰痛門》補虛利腰湯，用熟地一兩、杜仲五兩錢、破故紙一錢、白朮五錢，水煎服。

女貞實：味苦，平。主補中。安五藏，養精神，除百疾。久服肥健，輕身，不老。（生武陵川谷。立冬采）

經文校義

女貞：或書作『女楨』。

百疾：《綱目》獨錄作『百病』。

木蘭：味苦，寒。主身大熱在皮膚中。去面熱、赤皰、酒皶、惡風、癲疾、陰下蛘濕。明耳目。（生零陵山谷及太山。十二月采皮）

經文校義

《唐本》有『一名林蘭』朱書，與石斛同。

蕤核：味甘，溫。主心腹邪結氣。明目，目赤痛傷、淚出。久服輕身，益氣，不飢。（生函谷川谷及巴西）

經文校義

邪結氣：孫遺『結』字。《綱目》增作『邪熱結氣』四字。非古。

淚出：下，《御覽》及《綱目》接錄『目腫皆爛』四字；《唐本》墨書。案：本條言『明目目赤痛傷淚出』，其文意已足；且『目腫皆爛』，經文少其例，稱『淚出』者，以决明、析蓂、菊花、木宜、皁莢、欒花諸條比看之，其語多屬結句。則『目腫皆爛』當是墨書。

不飢：二字，《御覽》引無。

獸部　六種

龍骨：味甘，平。主心腹鬼疰、精物、老魅，欬逆、洩利、膿血，女子漏下、癥瘕、堅結，小兒熱氣、驚癇。齒：主小兒、大人驚癇，癲疾、狂走、心下結氣、不能喘息、諸痙。殺精物。久服輕身，通神明，延年。（生晉地川谷及太山巖水岸土穴中死龍處。采無時）

經文校義

齒：《綱目》語句參錯，以《別錄》『五驚十二癇』文，歸入《本經》，朱墨混淆。非是。

久服輕身通神明延年：《綱目》錄歸《別錄》。

釋經義例

◆**泄利膿血**

《備急千金要方·卷第十五脾臟方·熱痢第七》龍骨丸，主下血痢，腹痛，方用龍骨、當歸、龍膽、附子、乾薑、黃連等。治熱毒下黑血，五内絞切痛，日夜百行，氣絕死方，用黄連一升，龍骨、白朮各二兩，阿膠、乾薑、當歸、赤石脂各三兩，附子一兩，以水一斗，煮取五升，分五服。方後云：余以貞觀三年七月十二日，忽得此熱毒痢，至十五日，命將欲絕，處此方藥，入口即定。白頭翁湯治赤滯下血，連月不瘥，方中亦用龍骨。

◆女子漏下

《備急千金要方·卷第四婦人方下·赤白帶下崩中漏下第二十》白石脂丸，治婦人三十六疾、胞中痛、漏下赤白方；白堊丸，治女人三十六疾、胞中病、漏下不絕方；以及治白漏不絕方的馬蹄丸、馬蹄屑湯，更有治漏下的慎火草散，均用龍骨。

《儒門事親·卷十五·婦人病症第七》當歸散，治血崩，方用當歸、龍骨、香附子、棕毛灰。

◆小兒熱氣驚癇

《别録》云『治夜臥自驚』，並言『定魂魄』。

《本草備要》云『治驚癇』，並言『安魂鎮驚』。

《金匱要略·中風歷節病脈証並治第五》風引湯，亦用龍骨，方後云：『治大人風引，少小驚癇瘛瘲，日數十發，醫所不療，除熱方。』少小驚癇瘛瘲與小兒熱氣驚癇意義接近，恐爲今之小兒熱驚厥諸疾。由此可知，龍骨具鎮靜之功。

《傷寒論》桂枝去芍藥加蜀漆牡蠣龍骨救逆湯，治傷寒脈浮……驚狂，臥起不安者，柴胡加龍骨牡蠣湯所主有煩驚。桂枝甘草龍骨牡蠣湯，主火逆下之，因燒針煩躁者。諸方之用龍骨，亦取其鎮靜之功。

◇《别録》云龍骨『治溺血』。龍骨治尿血，《神農本草經》未載。

如《備急千金要方·卷二婦人方上·妊娠諸病第四》治婦人無故尿血方，用龍骨五兩，治下篩，酒服方寸匕，空腹服，日三；久者，二十服愈。

《千金翼方·卷第十八雜病上·吐血第四》治小便出血方，龍骨細粉末之，溫湯服方寸匕，日五六服。

◇龍骨治失精，《神農本草經》未有明示。如《金匱要略·血痹虛勞病脈証並治第六》桂枝加龍骨牡蠣湯，治失精家、男子失精。《小品方·卷第三·治夢泄諸失精眾方》之龍骨湯、韮子湯以及龍骨散，均用龍骨。《濟生方》秘精丸，治遺精，方用菟絲子、家韮子、牡蠣、龍骨、五味子、桑螵蛸、白石脂、茯苓。《醫方集解》之金鎖固精丸，亦用龍骨。

◇《本草求真》龍骨功與牡蠣相同，但牡蠣鹹澀入腎，有軟堅、化痰、清熱之功。此屬甘澀入肝，有收斂止脫，鎮驚安魂之妙。

麝香：味辛，溫。主辟惡氣，殺鬼、精物，溫瘧、蠱毒、癇痓。去三蟲。久服除邪，不夢寤、魘寐。（生中臺川谷及益州、雍州山中。春分取之）

經文校義

癇痓：大觀《唐本》作『癇痓』。《綱目》錄作『驚癇』，語句參錯。

牛黃：味苦，平。主驚癇、寒熱、熱盛、狂、痓。除邪逐鬼。久服輕身，增年，令人不忘。（生晉地平澤，於牛得之）

經文校義

味苦平：《御覽》引少『平』字。

狂痓：《綱目》錄作『狂痓』。

久服輕身增年令人不忘：《唐本》作墨書。

熊脂：味甘，微寒。主風痺不仁、筋急，五藏、腹中積聚，寒熱、羸瘦、頭瘍、白秃、面皯皰。久服強志，不飢，輕身，長年。（生雍州山谷。十一月取）

經文校義

長年：《唐本》作墨書，《綱目》則入《本經》。

面皯皰：《綱目》增作『面上皯皰』。非古。

白膠：味甘，平。主傷中、勞絕、腰痛、羸瘦，補中、益氣；婦人血閉、無子，止痛、安胎。久服輕身，延年。（生雲中，煮鹿角作之）

經文校義

《唐本》有『一名鹿角膠』朱書。此略。

阿膠：味甘，平。主心腹内崩、勞極、洒洒如瘧狀，腰腹痛、四支酸疼，女子下血。安胎。久服輕身，益氣。一名傅致膠。（生東平郡，煮牛皮作之）

經文校義

阿膠

酸疼：《綱目》改作『酸痛』。非古。

洒洒：孫刊作『灑灑』。

釋經義例

◆主心腹內崩

心腹內崩，即胃腸道大量出血。

《金匱要略》黄土湯用阿膠，治下血，先便後血之遠血，又主吐血、衄血。吐血，既可以是消化道的出血，也可以是肺內出血。總之，是體內出血由口排出。

《千金翼方·卷第十八雜病上·吐血第四》生地黄湯，主憂恚嘔血，煩滿少氣，胸中痛，方用生地黄一斤、大棗五十枚，阿膠、甘草各三兩。當歸湯，主吐血，方用當歸、黄芩、乾薑、芍藥、阿膠各二兩。

◆女子下血

女子下血又有崩和漏之分。

《金匱要略》芎歸膠艾湯、溫經湯，都用阿膠，所主都有婦人下血。

《金匱要略·婦人產後病脈証並治第二十一》附方《千金》內補當歸建中湯，方後云：『若去血過多，崩傷內衄不止，加地黄六兩、阿膠二兩。』

《金匱要略·婦人雜病脈證並治第二十二》的膠姜湯，治婦人陷經，漏下黑不解。然有證無方，莫枚士《經方例釋》補之爲乾薑、阿膠、馬通汁。

《千金翼方·卷第八婦人四·崩中第一》熟艾湯，治婦人崩中，血出不息，逆氣虛煩；鮑魚湯，治婦人漏血崩中。此二方均用阿膠。

◆安胎

《小品方·卷第七》安胎當歸湯方，治妊娠五月，舉動驚愕，胎動不安，下在小腹，痛引腰胳，小便疼，下血。方用當歸、阿膠、芎藭、人參、大棗、艾。

《醫學衷中參西錄》之壽胎丸，用菟絲子、桑寄生、續斷和阿膠。

◇阿膠下死胎催生，此用《神農本草經》未載。

《備急千金要方·卷二婦人方上·子死腹中第六》治動胎及產難，子死腹中，並妊兩兒一死一生，令死者出，生者安，神驗方，用蟹爪一升、甘草二尺、阿膠三兩。治胎死腹中，乾燥著背方，用葵子一升、阿膠五兩。

《備急千金要方·卷二婦人方上·產難第五》治產難累日，氣力乏盡，不能得生，用赤小豆、阿膠。

禽部　二種

丹雄鷄：味甘，微溫。主女人崩中、漏下、赤白沃。補虛，溫中，止血。通神，殺毒，辟不祥。頭：主殺鬼。（東門上者尤良）肪：主耳聾。腸：主遺溺。肶胵裏黃皮：主泄利。屎白：主消渴、傷寒、寒熱。翮羽：主下血閉。雞子：主除熱、火創、癇痓，可作虎魄神物。雞白蠹：肥脂。（生朝鮮平澤）

經文校義

鷄：籀文「雞」字。

赤白沃：沃，《綱目》改「帶」。非古。

補虛溫中止血：《綱目》乃入《別錄》。

通神殺毒辟不祥：大觀《唐本》作墨書。《綱目》增作「殺惡毒」。非古。

東門上者尤良：○大觀《唐本》作白字，孫、顧、《綱目》並入《本經》；惟政和《唐本》作墨書，與此合。案：《齊民要術》引崔寔《四民月令》云：『十二月，東門磔白雞頭。』注云：『可以合法藥。』其言東門，當屬漢說。

肪主耳聾腸主遺溺：大觀《唐本》作墨書，《綱目》歸《別錄》。

肶胵裹黃皮：下，大觀《唐本》以『微寒』二字混作朱書。『裹』字，政和《唐本》及孫刊作『裏』。肶胵或書『膍胵』，鳥胃也。

主洩利：《綱目》歸《別錄》。

屎白主消渴傷寒寒熱：《綱目》歸《別錄》。屎，《說文》以爲『徙』字之古文；別有『菡』字云：『糞也，从艸，胃省。』音同矢，相承多用『矢』字。案：屎字本从尾从米，與尿字之从尾从水，應屬同類；乃云徙之古文，可疑。此後，大觀《唐本》以『黑雌雞主風寒濕痹五緩六急安胎』作朱書；孫、顧二氏亦載之。政和《唐本》作墨書，與此合；《綱目》亦稱《別錄》。

翮羽主下血閉：《綱目》歸《別錄》。

雞子主除熱火創癇痙可作虎魄神物：《綱目》稱《別錄》。火創癇痙，增作『火灼爛瘡癇痙』。

雞白蠹肥脂：蠹乃蠹字謬書。大觀《唐本》正作『蠹』。陶氏注云：『今云白蠹，不知是何物。』《綱目》稱《本經》。

案：《本經》文，以此條最爲繁雜。陶氏又以《別錄》白雄雞、烏雄雞、黑雌雞、黃雌雞諸條，廁亂其間。今唯政和《唐本》，所作朱書多與茲本相合。大觀《唐本》則朱墨錯互，與孫、顧所據者又異。《綱目》更大見移易，多數歸屬《名醫》；渾淆莫究。

雁肪：味甘，平。主風攣、拘急、偏枯、氣不通利。久服益氣，不飢，輕身，耐老。（生江南池澤）

經文校義

雁：《唐本》《千金》《御覽》《綱目》俱作「鴈」。

氣不通利：《御覽》少「利」字。《綱目》「氣」上增「血」字。非古。

偏枯：《說文》有「痛」字云：「半枯也。」此作「偏」，古通省。

久服：下，《御覽》引有「長髮」二字，《唐本》「長毛髮鬚眉」墨書。是。

《唐本》有「一名鶩肪」四字朱書；《御覽》亦載之。此乃略去。陶氏注云：「鶩是野鴨，今此一名鶩肪，則鴈、鶩皆相類尔。」案：《說文》「鴈，鵝也」，「鶩，舒鳧也」。《爾雅》云：「舒鴈，鵝；舒鳧，鶩。」郭璞傳：「鶩，鴨也。」《說文》別有雁字云：「鳥也。」是爲鴻雁字。古無鴨字，孫氏以爲：鴨即雁之急音，此鴈肪即鵝鴨脂也。《名醫》不曉，別出鶩肪條，又出白鴨、鵝條；反疑此爲鴻雁，何其謬也！孫氏之說以言古則可；因以非今，未免疏失。

蟲魚部　一十種

石蜜：味甘，平。主心腹邪氣，諸驚、癇、痓。安五藏，諸不足，益氣補中，止痛解毒，除衆病，和百藥。久服强志，輕身，不飢，不老。（生武都山谷、河源山谷及諸山石中）

經文校義

石蜜：案：此石蜜，即指生山石間蜂糖。蘇敬以爲蜜既蜂作，宜去石字；寇宗奭以爲石字乃白字誤。非是。《唐本草》又於果部載石蜜，注云：乳糖。係以水牛乳合沙糖煎煉成者。《說文》云「蠠」，䗪甘飴也，从䖵鼏聲；或作蜜，从虫宓聲。

不老：《綱目》連錄「延年神仙」入《本經》。不當。

《唐本》有「一名石飴」四字朱書；《御覽》亦引有。此略。

蜂子：味甘，平。主風頭。除蠱毒，補虛羸，傷中。久服令人光澤好顏色，不老。大黃蜂子：主心腹脹滿痛，輕身，益氣。土蜂子，主癰腫，名蜚零。（生武都山谷）

經文校義

蜂：『蜂』字之譌。《說文》：『蠭，飛蟲螫人者。』古文省作『𧖅』，今省作蜂。

風頭：《綱目》改作『瘋頭』。非古。

大黃蜂子主心腹脹滿痛輕身益氣：《綱目》誤歸《別錄》。

名蜚零：《唐本》作『一名蜚零』四字。此闕。

密蠟：味甘，微溫。主下利、膿血。補中，續絕傷、金創。益氣，不飢，耐老。（生武都山谷蜜房木石間）

經文校義

蠟：孫改作『臘』。

牡蠣：味鹹，平。主傷寒、寒熱，溫瘧洒洒，驚、恚、怒氣。除拘緩、鼠瘻，女子帶下赤白，除留。久服強骨節，殺邪鬼，延年。（生東海池澤。采無時）

經文校義

蠣：《說文》云：『蠇，蚌屬，似螊微大，出海中，今民食之。从虫，萬聲，讀若賴。』或只作『厲』。

味鹹平：下，《唐本》有墨書『微寒』二字。

除留：二字不成文，《唐本》『除留熱在関節』云云屬墨書。是。

殺邪鬼：孫本誤作『殺邪氣』。

《唐本》有『一名蠣蛤』朱書；又『一名牡蛤』墨書。

釋經義例

◆**主傷寒、寒熱**

《別録》云牡蠣『主除留熱在關節榮衛，虛熱去來不定』。

《備急千金要方·卷第五少小嬰孺方·傷寒第五》治小兒潮熱蜀漆湯，方用蜀漆、甘草、知母、龍骨、牡蠣各半兩。小兒連壯熱實滯不去，寒熱往來，微驚悸方，亦用牡蠣。

《備急千金要方·卷第九傷寒方上·發汗湯第五》六物解肌湯，治傷寒發熱，身體疼痛，用葛根四兩、茯苓三兩，麻黃、牡蠣、生薑各二兩，甘草一兩。

◆**溫瘧灑灑**

《黄帝内經素問·瘧論篇第三十五》：『帝曰：先熱而後寒者何也？岐伯曰：此先傷於風，而後傷於寒，故先熱而後寒也。亦以時作，名曰溫瘧。』

《金匱要略·瘧病脈証並治第四》附方《外台秘要》方牡蠣湯、柴胡桂姜湯，均用牡蠣，其方皆主瘧病，然未言溫瘧。

◆**驚、恚、怒氣**

驚多與恐、狂、悸、癇等合用，如驚恐、驚狂、驚悸、驚癇等，而少與恚合用。恚，恨義，《說文》釋爲恨也。竊以爲恚乃怒之隱忍未發，若征于色、發於聲則當爲怒，此恚、怒之異。故恚怒可合用，而驚恚不當並言。

牡蠣主驚，《傷寒論》桂枝去芍藥加蜀漆牡蠣龍骨救逆湯，治傷寒脈浮……驚狂，臥起不安者。柴胡加龍骨牡蠣湯所主有煩驚。

《備急千金要方·卷第五少小嬰孺方·客忤第四》龍角丸，主小兒五驚夜啼，方用龍角、牡蠣、黄芩、蚱蟬、牛黄、川大黄。千金湯，主小兒暴驚啼絕死，或有人從外來，邪氣所逐，令兒得疾，眾醫不治，方用蜀椒、左顧牡蠣各六銖，以醋漿水一升，煮取五合，一服一合。

牡蠣治恚怒氣則鮮見。

◆**除拘緩**

拘緩，森立之案：爲拘急縱緩之略言。拘急爲肌肉痙攣性疾病，縱緩乃肌肉鬆弛性疾病，此二者截然相反，竊以爲不當並列。恐拘緩當爲偏義復詞，中心在拘，緩則爲陪襯。他如緩急、寒熱、動靜、方圓、遠近、生死、輕重、吉凶等。若斷爲除拘，緩鼠瘺，又似不通。《溫病條辨》大定風珠用牡蠣，所主有瘛瘲。瘛瘲亦拘急之類。

◆**鼠瘺**

鼠瘺，瘰癧之類疾病。

《備急千金要方·卷第二十三痔漏方·九漏第一》治風瘺及鼠瘺方，赤小豆、白蘞、黄芪、牡蠣各等分，上四味，治下篩，酒服方寸匕，日三。

《外台祕要方·卷第二十三》引《古今錄驗》又療鼠瘺著頭生，小者如杏，大者如杯方，即用斑蝥、牡蠣、海藻。

《醫學心悟》消瘰丸用牡蠣、玄參和貝母。

◆**女子帶下赤白**

《備急千金要方·卷第四婦人方下·赤白帶下崩中漏下第二十》治崩中漏下、赤白不止，氣虛竭方，用龜甲、牡蠣各三兩，治下篩，酒服方寸匕，日三。

◇《別録》云牡蠣『止渴』，此用《神農本草經》未有明示。

《金匱要略》中栝樓牡蠣散用牡蠣，該方治百合病，渴不差者。

《傷寒論》柴胡桂枝乾薑湯，方中也含有栝樓、牡蠣，所主也有口渴。牡蠣澤瀉散，也含有栝樓、牡蠣，治大病差後，從腰以下有水氣。大病差後，推測當有口渴。

◇《別録》云牡蠣『止汗』，此用《神農本草經》未載。

如《備急千金要方·卷第五少小嬰孺方·傷寒第五》治少小頭汗的二物茯苓粉散，方用茯苓、牡蠣各四兩，以粉八兩，合搗爲散，有熱輒以粉，汗即自止。治少小盜汗的三物黄連粉，方用黄連、牡蠣、貝母各十八銖，以粉一升，合搗下篩，以粉身，良。

《備急千金要方·卷第十傷寒方下·傷寒雜治第一》止汗方，用杜仲、牡蠣等分，治下篩，夜臥以水服五錢匕。牡蠣散，治臥即盜汗，風虛頭痛方，用牡蠣、白朮、防風。

《太平惠民和劑局方·卷之八》治雜病之牡蠣散，治諸虛不足，及新病暴虛，津液不固，體常自汗，夜臥即甚，久而不止，羸瘠枯瘦，心中驚惕，短氣煩倦。方用黄芪、麻黄根、牡蠣、小麥。

◇《別録》云牡蠣『澀大小腸，止大小便』。牡蠣治遺尿，此用《神農本草經》亦未載。

《備急千金要方·卷第二婦人方上·妊娠諸病第四》治婦人遺尿，不知出時方，用礬石、牡蠣各二兩，治下篩，酒服方寸匕。亦治丈夫。

《外台祕要方·卷第二十七》引《古今録驗》牡蠣湯，療遺尿，小便澀，方用牡蠣四兩、鹿茸四兩、阿膠二兩、桑螵蛸二兩，以水五升，煮取二升，分再服。

龜甲：味鹹，平。主漏下赤白，破癥瘕，痎瘧、五痔、陰蝕、濕痺、四支重弱。小兒顖不合。久服輕身，不飢。一名神屋。（生南海池澤及湖水中。采無時）

經文校義

味鹹平：鹹下，《唐本》有墨書『甘』字。

顖：《說文》：『囟，頭會，匘葢也。象形。』後人繁作『顖』字。或誤从恖。

釋經義例

◆主漏下赤白

《備急千金要方·卷第四婦人方下·赤白帶下崩中漏下第二十》治崩中漏下、赤白不止，氣虛竭方，用龜甲、牡蠣各三兩，治下篩，酒服方寸匕，日三。

◆破癥瘕

《外台祕要方·卷第十二》癥瘕等一切病方四首引崔氏療腹中癥瘕兼虛熱者，不可用純冷專瀉藥，宜羈縻攻之方，鱉甲、龜甲、桑耳、大黃、吳茱萸、防葵、附子。

◆痎瘧

《本草通玄》云龜甲『截久瘧』。

《外台祕要方·卷第五》治瘴瘧不瘥之木香犀角丸及蜀漆丸方，均用龜甲，然非治痎瘧。

桑螵蛸：味鹹，平。主傷中、疝瘕、陰痿，益精生子，女子血閉，腰痛。通五淋，利小便、水道。久服益氣，養神。一名蝕肬。生桑枝上。（二月、三月采，蒸之）

經文校義

螵蛸：孫改作『蜱蛸』。《説文》：『蛸，蟲蛸，堂蜋子。』蟲，或作蚩，今从票得聲。

久服益氣養神：《唐本》作墨書。

釋經義例

◆陰痿，益精生子

《別錄》云桑螵蛸『療男子虚損，五臟氣微』。

《備急千金要方·卷第二十膀胱腑·雜補第七》治男子陰氣衰，腰背痛，苦寒，莖消少精，小便餘瀝出，失精，囊下濕癢，虚乏，令人充實，肌膚肥悦方。巴戟天、菟絲子、杜仲、桑螵蛸、石斛，上五味，等分，治下篩，酒服方寸匕，日一；常服佳。

◆女子血閉

《太平惠民和劑局方·卷之五》菟絲子丸用桑螵蛸，所主之證有房室不舉。

《千金翼方·卷第八婦人四·月水不利第二》治月水閉不通，灑灑往來寒熱方，用虻蟲、桃仁、桑螵蛸、代赭、水蛭、蠐螬、大黄共爲丸。

◆利小便、水道

《外台祕要方·卷第二十七》小便難及不利方九首引文仲療小便不利方，桑螵蛸三十枚、黄芩一兩，以水一升，煮取四合，頓服之，良。

◇《藥性論》云：『男子腎衰精自出，及虚而小便利者，加而用之。』

《本草備要》云桑螵蛸『縮小便』，並言『炙，飼小兒，止夜尿』。其治小便數及遺尿，此用《神農本草經》未載。

如《千金翼方·卷第七婦人三·淋渴第七》桑螵蛸湯，治產後小便數，方用桑螵蛸三十枚，鹿茸、黃芪各三兩，生薑四兩，人參、牡蠣、甘草各二兩，以水六升，煮取二升半，分三服。栝樓湯治產後小便數兼渴，方用栝樓根、黃連、麥門冬各二兩，桑螵蛸二十枚，人參、生薑、甘草各三兩，大棗十枚，以水七升，煮取二升半，分三服。

《外台祕要方·卷第十六》骨極虛方七首引《删繁》腎瀝湯，方後云：『若遺小便，加桑螵蛸二十枚，炙。』

《本草衍義》桑螵蛸散，亦治小便頻數及遺尿。

◇《中醫雜誌》一九八八年第三期載吳永勳治驗。吳氏以螳螂子三十多枚焙熟後，一次嚼服下（嚼服，即是將螳螂子嚼細，吮吸淨其中卵黃咽下，後將鞘殼殘渣吐棄），治自己小便渾濁，類似米泔水，臊臭特別嚴重者。服後一夜之間，未感尿頻減少，天明之後卻出現奇跡，便盆內之尿液清澈如水，臊臭之氣全無，十九年未復發。吳氏又治一腎結石，以此法服二次，服後曾發現小便器內有細砂狀沉澱物，並未見塊狀結石。吳氏並強調：嚼服當采新鮮者。螳螂秋天產卵，來年穀雨節後即出殼成小螳螂，其鞘仍留在樹枝上，內已無卵，僅空殼耳。藥店出售之品其中多空殼，不可不知。

海蛤：味苦，平。主欬逆、上氣、喘息、煩滿、胷痛、寒熱。（生東海）

經文校義

《唐本》有『一名魁蛤』四字朱書。《御覽》引所無；李氏《綱目》亦削去，謂：『海蛤乃海中諸蛤爛殼之總稱，不能專指一魁蛤。』則此四字，當屬《名醫》。

文蛤：主惡倉。蝕五痔。（生東海。取無時）

經文校義

文蛤：《御覽》禽獸藥類，引海蛤、文蛤連文，載有『生池澤』三字，今《本草》墨書所無。

主惡倉蝕五痔：《御覽》鱗介門又引文蛤條文，朱墨混雜，作『主除陰蝕惡創五痔九孔出血』。《唐本》亦無『除陰』二字，『九孔出血』四字屬墨書，『九』乃作『大』。似誤。

釋經義例

◇文蛤止多飲，此用《神農本草經》未載。

《傷寒論》云：『病在陽，應以汗解之。反以冷水潠之。若灌之，其熱被劫不得去，彌更益煩，肉上粟起，意欲飲水，反不渴者，服文蛤散。』

《金匱要略·消渴小便不利淋病脈証並治第十四》文蛤散，治渴欲飲水不止者。

《金匱要略·嘔吐噦下利病脈証並治第十七》文蛤湯，治吐後，渴欲得水而貪飲者。

蠡魚：味甘，寒。主濕痺，面目浮腫。下大水。（生九江池澤。取無時）

經文校義

無

鯉魚膽：味苦，寒。主目熱、赤痛、青盲。明目。久服強悍，益志氣。（生九江池澤。取無時）

經文校義

無

果部　六種

藕實莖：味甘，平。主補中，養神，益氣力，除百疾。久服輕身，耐老，不飢，延年。一名水芝丹。（生汝南池澤。八月采）

經文校義

藕：孫改『蕅』。

橘柚：味辛，溫。主胷中瘕熱、逆氣。利水穀。久服去臭，下氣，通神，輕身，長年。（生南山川谷及江南。十月采）

經文校義

輕身長年：《唐本》墨書。

《唐本》有『一名橘皮』四字朱書。《經》言橘柚，此言橘皮，以一稱二，當出自《名醫》。

宋《開寳重定本》，注：『自木部今移。』

大棗：味甘，平。主心腹邪氣。安中養脾，助十二經，平胃氣，通九竅，補少氣、少津液、身中不足，大驚、四支重。和百藥。久服輕身，長年。葉：覆麻黃，能令出汗。（生河東平澤。八月采）

經文校義

安中養脾助十二經平胃氣通九竅：《綱目》改作『安中，養脾氣，平胃氣。通九竅。助十二經。』案：『十二經』語，文中不再見。

葉覆麻黄能令出汗。

釋經義例

◆**安中養脾**

《別録》云大棗『補中益氣』。大棗乃五果之一，五臟所匹配者脾也，故經文云其『安中養脾』。然後世方家所用則不限於此，觀《千金翼方·卷第十五補益·補五臟第四》之方，補心湯、補肝湯、補肺湯及補脾湯，均用大棗，可知大棗之補非徑入脾。

◆**補少氣，少津液**

《用藥法象》云大棗『生津液』。大棗補氣虛、津液虧。二者不足起由不外二途，一乃攝入減少不及消耗，二乃丢失過多。其失者，又不外汗吐下諸途。考《傷寒論》之桂枝湯、小柴胡湯、大柴胡湯、半夏瀉心湯、生薑瀉心湯、甘草瀉心湯、旋覆代赭湯、黄連湯等，都用大棗，大都與汗出和嘔吐有關。十棗湯用大棗，恐擔心下藥過猛有傷津液，故先加大棗以防患未然。葶藶大棗瀉肺湯用之亦然。大棗補氣津，多與人參、甘草合用。

◆**身中不足**

《金匱要略》引《千金翼方》炙甘草湯，一名復脈湯，治虛勞不足，汗出而悶，脈結，悸，行動如常，不出百日，危急者十一日死，方中用大棗三十枚。

《金匱要略·血痹虛勞第六》小建中湯，治虛勞裏急……咽乾口燥，該方用大棗十二枚。薯蕷丸治虛勞諸不足，風氣百疾，此方用大棗百枚爲膏。

《千金翼方·卷第十五補益·五臟氣虛第五》黄芪湯，主虛勞不足，四肢頓瘵，不欲飲食，食即汗出方，用大棗二十枚。

◆**大驚**

《傷寒論》桂枝去芍藥加蜀漆牡蠣龍骨救逆湯，治傷寒脈浮……驚狂，臥起不安者，此方亦用大棗十二枚。驚狂、臥起不安者，即屬於大驚範疇。

《金匱要略·奔豚病篇》桂枝加桂湯用大棗十二枚，茯苓桂枝甘草大棗湯用大棗十五枚。奔豚病爲從驚恐得之，與大棗主大驚相合。

《金匱要略·婦人雜病脈證並治第二十二》甘草小麥大棗湯治婦人臟躁，喜悲傷欲哭，象如神靈所作，數欠伸。此證雖非大驚，然亦屬精神不安之類。

《備急千金要方·卷第十四小腸腑·風虛驚悸第六》治驚勞失志方，用甘草、桂心、龍骨、麥門冬、防風、牡蠣、遠志、茯神、大棗。該篇大定心湯及小定心湯，均用大棗。大棗治大驚，知其有安神之功。

不惟此，亦可催眠，如《備急千金要方·卷第十二膽腑方·膽虛實第二》治虛勞煩悶不得眠方，用大棗二七枚、蔥白七莖，以水三升，煮取一升，去滓頓服。

葡萄：味甘，平。主筋骨濕痺。益氣，倍力，强志。令人肥健，耐飢，忍風寒。久服輕身，不老，延年。可作酒。（生隴西、五原、燉煌山谷）

經文校義

葡萄：《御覽》及孫刊作『蒲萄』。《說文》無『葡』字，『萄，草也』。或書作『蒲陶』。

久服：《唐本》作『久食』。

蓬虆：味酸，平。主安五藏，益精氣，長陰令堅，強志，倍力，有子。久服輕身，不老。一名覆盆。（生荆山平澤及宛句）

經文校義

酸平：大觀《唐本》「酸」下有「鹹」字，誤成朱書。

一名覆盆：《別録》又出覆盆子條。

雞頭實：味甘，平。主濕痺，腰脊膝痛。補中，除暴疾，益精氣，強志，令耳目聰明。久服輕身，不飢，耐老，神仙。一名鴈喙。（生雷澤池澤。八月采）

經文校義

甘平：《唐本》下有墨書「無毒」。

一名雁喙：《齊民要術》引同此。《唐本》作「一名雁喙實」；《御覽》引作「一名鴈實」。

米穀部　三種

案：所刻祇二條。胡麻、青蘘合併。當分。

胡麻：味甘，平。主傷中、虛羸。補五內，益氣力，長肌肉，填髓腦。久服輕身，不老。一名巨勝。葉，名青蘘：味甘，寒。主五藏邪氣、風寒濕痺。益氣，補腦髓，堅筋骨。久服耳目聰明，不飢，不老，增壽。巨勝苗也。［舊在草部，《唐本》徙此］**生上黨川澤）**

經文校義

經文校義

五內：《御覽》引作『五藏』。

葉名青蘘：《唐本》胡麻、青蘘分條爲是。下當複『青蘘』字，提行。

巨勝苗也：下，《唐本》有『生中原川谷』五字墨書。

舊在草部，《唐本》徙此：○案：八字爲鈔錄者所加。《唐本草》注云：『青蘘，《本經》在草部上品中。』既堪噉，今从胡麻條下。

生上黨川澤：○五字，《唐本》在胡麻條下。此條文爲傳鈔者混合，不當。

麻蕡：味辛，平。主五勞七傷。利五藏，下血寒氣。多食令見鬼、狂走。久服通神明，輕身。一名麻勃。（此麻花上勃勃者）麻子：味甘，平。主補中，益氣。久服肥健，不老。（生太山川谷）

經文校義

蕡：《說文》：『萉，枲實也。』即麻實，或作『䕎』。今省假作蕡，蕡本訓爲雜香草。

利五藏下血寒氣：《綱目》誤屬《別錄》，《御覽》引少『寒』字。

令見鬼：唯政和《唐本》同此；《千金》、大觀《唐本》、《御覽》俱作『令人見鬼』。以雲實、莨菪條文較之，『人』字當有。

久服通神明輕身：《綱目》誤歸《別錄》。

味甘平：《御覽》引無之。

久服肥健不老：《御覽》引同此。孫、顧、《綱目》下有『神仙』二字，《唐本》『久服神仙』四字屬墨書。

菜部　五種

冬葵子：味甘，寒。主五藏六府寒熱，羸瘦，五癃。利小便。久服堅骨，長肌肉，輕身，延年。（生少室山。十二月采之）

經文校義

甘寒：《唐本》下有墨書『無毒』。

生少室山：〇按體例，下當有『谷』字。

釋經義例

◆利小便

《金匱要略》葵子茯苓散，治妊娠有水氣，身重，小便不利，灑淅惡寒，起即頭眩。方後云『小便利則愈』。

《備急千金要方·卷第二婦人方上·妊娠諸病第四·小便病第八》治妊娠小便不利方，用葵子、榆白皮。治妊娠患子淋方，用葵子一升，以水三升，煮取二升，分再服。以其利小便，故能治淋。

《外台祕要方·卷第二十七》榆皮湯方、所引《古今錄驗》瞿麥散方、《廣濟》療血淋不絕雞蘇飲子方、文仲通草飲子等，均用冬葵子。

◇《備急千金要方·卷第二婦人方上·妊娠諸病第四》用葵子一升，以水五升，煮取二升，分三服，治妊娠卒下血。此用《神農本草經》未載。

◇《本草備要》云冬葵子『利二便』。葵子通大便，此用《神農本草經》未載。

如《備急千金要方·卷第十五脾臟方·秘澀第六》治大便難方，用葵子、牛酥各一升，以水三升煮葵子，取一升，內酥，煮一沸，待冷，分二服。又方，葵子汁和乳汁等分服之，立出。該篇治大、小便不通方，亦有葵子配青竹葉、葵子配榆皮、葵子配豬脂；治大、小便不利方，葵子配硝石。

◇凌一揆主編《中藥學》教材云：目前藥材所用的冬葵子大多爲錦葵科植物檾麻的成熟種子。檾麻始載于《新修本草》，其子名爲檾實。由此言觀之，冬葵子已名存實亡矣。

莧實：味甘，寒。主青盲。明目，除邪，利大、小便，去寒熱。久服益氣力，不飢，輕身。（生淮陽川澤及田中。十一月采）

經文校義

青盲：下，大觀《唐本》有『白瞖』二字，混成朱書。《唐本》有『一名馬莧』四字作朱書。《蜀本草》別有馬齒莧條。

瓜蔕：味苦，寒。主大水，身面四支浮腫。下水，殺蠱毒。欬逆、上氣，及食諸果病在胷腹中，皆吐下之。（生嵩高平澤。七月七日采）

經文校義

瓜蔕：今多書作『蒂』，从帝聲。

苦寒：《唐本》下有墨書『有毒』。

釋經義例

◆食諸果病在胸腹中，皆吐下之

《傷寒論》云：『病人手足厥冷，脈乍緊者，邪結在胸中。心下滿而煩，飢不能食者，病在胸中，當須吐之，宜瓜蒂散。』方用瓜蒂、赤小豆、香豉。

《金匱要略·腹滿寒疝宿食病脈証並治第十》云：『宿食在上脘，當吐之，宜瓜蒂散。』

《金匱要略·痓濕暍病脈証並治第二》有一物瓜蒂湯方，所主爲太陽病中暍，身熱疼重而脈微弱，此以夏月傷冷水，水行皮中所致也。推測夏月貪涼飲，冷水積於胃脘不去，故以瓜蒂吐之。

《金匱要略·黄疸病脈証並治第十六》也有瓜蒂湯治諸黄，該篇云：『酒疸，心中熱，欲吐者，吐之愈。』瓜蒂湯所治，恐爲此酒疸。

《儒門事親·卷二》云：『單瓜蒂，名獨聖散，加茶末少許，以吐痰、飲食。』

白瓜子：味甘，平。主令人悦澤好顔色。益氣，不飢。久服輕身，耐老。（生嵩高平澤，冬瓜人也。八月采）

經文校義

白瓜子：孫氏以《名醫》『一名白瓜子』，因改此作『瓜子』二字；殊不審《名醫》原名『白瓜子』，瓜下注『側絞切』，蓋隱名耳。

《唐本》有『一名水芝』四字朱書。《御覽》引：瓜『一名土芝』。土字當誤，《廣雅》云：『水芝，瓜也。』土芝，乃芋之異名。

悦：孫依古改『説』。

釋經義例

◆令人悦澤，好顔色

《備急千金要方·卷第六七竅病·面藥第九》以及《千金翼方·卷第五婦人一·婦人面藥第五》均有用瓜子的記載。

◇瓜子療癰，此用《神農本草經》未載。

如《金匱要略》大黄牡丹湯治腸癰，方用瓜子；《千金》葦莖湯治肺癰，方用瓜瓣。

苦菜：味苦，寒。主五藏邪氣、厭穀、胃痹。久服安心益氣，聰察少卧，輕身耐老。（生益州川谷山陵道傍。三月三日采）

經文校義

厭穀：厭，飽也。古作「猒」，从甘、肰；後人又繁作「饜」。李氏《綱目》訓釋爲伏也，連上文爲句。非是。

《唐本》有「一名荼草一名選」七字朱書。

右神農本草上品一卷终

神農本草三卷弟二卷

中品　九部　一百一十五種

中品　九部　一百一十五種［比舊少五種］

經文校義

比舊少五種：○案：此是舊刻注文，因強合《本説》而言。

石部　一十六種［當併三　今併一］

經文校義

當併三今併一：○案：此是舊刻注語。今併一，指孔公孽、殷孽；當併三，指合鐵精、鐵落、鐵。石字上，當有『玉』字。

雄黃：味苦，平。主寒熱、鼠瘻、惡創、疽痔、死肌。殺精物、惡鬼、邪氣、百蟲毒，勝五兵。煉食之，輕身，神仙。一名黃食石。（生武都山谷、燉煌山之陽。采無時）

經文校義

苦平：顧、盧輯本與此合。《唐本》『苦甘平寒大溫』，只『甘大溫』三字作墨書；依例『寒』字亦應屬墨書。

黃食石：《綱目》作『黃金石』。

五兵：弓、殳、矛、戈、戟。

釋經義例

◆鼠瘺

《備急千金要方·卷第二十三痔漏方·九漏第一》治鼠瘺方，有用雄黄者。

◆惡創

惡創，當爲惡瘡。馬繼興《神農本草經輯注》作惡瘡，今從之。

《金匱要略·百合狐惑陰陽毒病脈証並治第三》治陽毒病的升麻鱉甲湯，亦用雄黄，治陽毒病面赤斑斑如錦文，咽喉痛，唾膿血。陰陽毒都有咽喉痛，但陽毒唾膿血，陰毒則未言此證。咽喉痛、唾膿血，説明咽喉部有瘡毒，陽毒咽喉部病症，恐與惡瘡同類。

《備急千金要方·第二十二癰腫毒方·癰疽第二》食惡肉膏方及食惡肉散方，均用雄黄。

◆殺百蟲毒

《金匱要略·百合狐惑陰陽毒病証並治第三》云：『狐惑病蝕於肛者，雄黄熏之。』

《金匱要略·婦人雜病脈證並治第二十二》小兒疳蟲蝕齒方，用雄黄、葶藶子爲末，豬脂點藥烙之。此二病，古人認爲與蟲蝕有關，故以雄黄殺蟲。

《古今錄驗方》療婦人陰中生瘡的黄芩湯及雄黄散，均用雄黄，恐爲古人亦認爲陰腫生瘡與蟲有關。

◇後世以雄黄外用，治蛇丹瘡，此用《神農本草經》未明示。

石硫黄：味酸，溫。主婦人陰蝕、疽痔、惡血。堅筋骨，除頭秃。能化金銀銅鐵奇物。（生東海牧羊山谷中及太山、河西山）

經文校義

硫：孫依《御覽》改作『流。』

酸溫：《御覽》引少『溫』字。《唐本》『溫』下有墨書『太熱有毒』。《吳普》引『《神農》鹹有毒』。

雌黃：味辛，平。主惡創、頭禿、痂疥，殺毒蟲、蝨，身蛘、邪氣、諸毒。煉之，久服輕身，增年，不老。（生武都山谷，與雄黃同山生，其陰山有金，金精熏則生雌黃。采無時）

經文校義

辛平：《唐本》有墨書『甘大寒』。

蟲蝨：蟲，俗省作『虫』；蝨，省作『𧊈』，變作虱。

水銀：味辛，寒。主疹、瘻、痂、瘍、白禿。殺皮膚中蝨，殺金銀銅錫毒。鎔化還復爲丹，久服神仙不死。（生符陵平土，出於丹沙）

經文校義

疹：祇政和《唐本》同此；大觀《唐本》《千金》俱作『疥』，是。案：《本經》唯充蔚言『隱軫』外，別無『疹』字。

蝨：下，《唐本》有『墮胎除熱』四字，連成朱書。

痂：乾瘍也。

石膏：味辛，微寒。主中風、寒熱，心下逆氣，驚，喘，口乾，舌焦，不能息，腹中堅痛，除邪鬼，產乳，金創。（生齊山山谷及齊盧山、魯蒙山。采無時）

經文校義 無

釋經義例

◆主中風寒熱

《別錄》云石膏『主除時氣，頭痛，身熱，三焦大熱，皮膚熱，腸胃中鬲熱』，並言石膏『發汗』。

《傷寒論》大青龍湯用石膏，其方治太陽中風，脈浮緊，發熱惡寒，身疼痛，不汗出而煩躁者。

《備急千金要方·卷第十傷寒方下·傷寒雜治第一》治熱病，口中苦，下氣除熱，喉中鳴，煎方，石膏半斤、蜜一升，以水三升煮石膏，取二升，乃內蜜復煎，取如飴，含如蜜棗，盡，復合之，大良。

《外台祕要方》引《崔氏方》治虛勞內蒸，外寒內熱，骨肉自消，食飲無味，或皮燥而無光，四肢漸細，足趺腫起方，用石膏十兩，研如乳粉。水和服方寸匕，日再，以體涼爲度。

◆心下逆氣

心下逆氣，恐爲嘔噦等證。

《傷寒論》竹葉石膏湯，治傷寒解後，虛羸少氣，氣逆欲吐，其方用竹葉、石膏、半夏、麥門冬、人參、甘草、粳米。

《金匱要略·婦人產後病脈証並治第二十一》竹皮大丸方，治婦人乳中虛，煩亂嘔逆，方用生竹茹、石膏、桂枝、甘草、白薇。

◆驚

《金匱要略·中風歷節病脈証並治第五》風引湯用石膏，其方所主有少小驚癇瘛瘲，日數十發。

《備急千金要方·卷第五少小嬰孺方·驚癇第三》治二物石膏湯方，少小中風，手足拘急，方用石膏如雞子大一塊、真珠一兩，以水二升，煮石膏五六沸，內真珠，煮取一升，稍稍分服之。

《外台祕要方·卷第十八》紫雪散，治小兒驚癇百病，方用石膏。

◆喘

《別錄》云石膏『治暴氣喘息』。

《傷寒論》麻黄杏仁甘草石膏湯，用石膏半斤，治汗下後，汗出而喘，無大熱者。既言無大熱，則用石膏當爲治喘而非除熱。且石膏除熱，多伍知母、竹葉之類。

《金匱要略》木防己湯用石膏，其方治膈間支飲，其人喘滿，心下痞堅等證。小青龍加石膏湯，治肺脹，咳而上氣，煩躁而喘，脈浮者。此證爲心下有水，亦無熱證可言。越婢加半夏湯亦用石膏半斤，治咳而上氣，此爲肺脹，其人喘，目如脱狀，脈浮大者。石膏之用，亦治喘也。

◆口乾舌焦

《傷寒論》白虎加人參湯用石膏，所治有大渴，舌上乾燥而煩，欲飲水數升者；若渴欲飲水，口乾舌燥者。

《備急千金要方卷·第十七肺臟方·氣極第四》竹葉湯，治氣極傷熱，氣喘，甚則唾血，氣短乏，不欲食，口燥咽乾，方用竹葉、麥門冬、小麥、生地黄、生薑、麻黄、甘草、石膏、大棗。

《千金翼方·卷第十一小兒·眼病第三》治目赤口乾唇裂方，石膏一斤、生地黄汁一斤、赤蜜一升、淡竹葉五升。

《聖惠方》石膏粥所治亦有口乾舌焦，方用石膏半斤、粳米一合。

◆**產乳**

有人釋爲分娩，乃釋乳爲生，則產乳同義而無下文，其意不全；且正常分娩斷無用石膏之必要。當釋爲動賓詞組爲佳，如《備急千金要方·卷第二婦人方上·下乳第九》有單行石膏湯，治婦人乳無汁。用石膏四兩，研，以水二升，煮三沸，稍稍服，一日令盡。

◇石膏治轉筋，《神農本草經》未載。

如《備急千金要方·卷第二十膀胱腑》治中湯，方後云：『若轉筋者，加石膏三兩。』

轉筋，俗名抽筋，爲肌肉痙攣性疾病。《燕山醫話》載王彥恒治一人服用氟哌啶醇，舌伸出唇外達一個月長，用石膏爲君藥治之。第八天，舌即恢復正常。曾有一次，將石膏量減至20克，舌又有欲伸之勢，再診恢復原劑量即愈。此症亦是舌肌痙攣使然。

◇石膏止汗，《神農本草經》亦未明示。

如《古今錄驗方》療盜汗自汗方止汗，方用石膏四兩、甘草四兩，合擣，先食漿服方寸匕，日三。

磁石：味辛，鹹。主周痺，風濕，支節中痛，不可持物，洒洒酸消。除大熱、煩滿及耳聾。一名玄石。（生太山川谷及慈山山陰，有鐵處則生其陽。采無時）

經文校義

磁石：孫同《綱目》，改作『慈石』。

辛鹹：《唐本》『辛鹹寒』鹹字係墨書；《御覽》亦引作『辛寒』，是。

洒洒：《唐本》作『洗洗』。

酸消：今《唐本》作『酸痟』。《說文》：『痟，酸痟，頭痛。』消、痟通假字。酸，後人又作『痠』。

一名玄石：《別録》別出玄石條。

釋經義例

◆耳聾

《備急千金要方·卷第六七竅病·耳疾第八》有用磁石治耳聾者，或入煎劑，或浸酒飲，或綿裹塞耳。

《外台祕要方·卷第二十二》引《廣濟》療耳鳴或聾漬酒方，菖蒲一斤、通草一斤、磁石一斤，以絹袋盛，清酒二斗浸之。

《普濟本事方·卷第五》地黄湯用磁石，其方治男子二十歲因瘡毒後腎經熱，右耳聽事不真，每心中不意，則轉覺重虛，耳鳴疼痛。

《重訂廣溫熱論》耳聾左磁丸，即是六味地黄丸增五味子、磁石、石菖蒲。

凝水石：味辛，寒。主身熱、腹中積聚、邪氣、皮中如火燒、煩滿。水飲之，久服不飢。（生常山山谷，又中水縣及邯鄲）

經文校義

《唐本》有『一名白水石』朱書。

陽起石：味鹹，微溫。主崩中、漏下，破子藏血、癥瘕、結氣，寒熱、腹痛、無子、陰痿不起。補不足。久服不飢。

一名白石。（生齊山山谷及琅邪或雲山、陽起山。采無時）

經文校義

鹹：《御覽》引作『酸』，《吳普》云：『《神農》《扁鵲》酸，《桐君》《雷公》《岐伯》鹹。』

破子藏血：《唐本》作『破子藏中血』五字，《御覽》作『藏中血』。

癥瘕：《御覽》無此二字，多出『句攣』二字。

陰痿不起：《御覽》作『陰陽不合』。案：《本經》無此語例。

久服不飢：《唐本》屬墨書。

《御覽》引此條，文句參錯，錄之如下：『陽起石，一名白石。味酸，微溫。生山谷。治崩中，補不足，句攣，藏中血，結氣寒熱腹痛，漏下，無子，陰陽不合。生齊地。』

釋經義例

◆**無子**

《別錄》云『久服不飢，令人有子』。

《太平惠民和劑局方·卷之九》陽起石圓，治婦人子臟虛冷，勞傷過度，風寒結搏，久不受胎，遂致絕子不產，方用陽起石、吳茱萸、熟地黃、牛膝、乾薑、白朮。

◆**陰痿不起**

《別錄》云陽起石『療男子莖頭寒，陰下濕癢』。

《千金翼方·卷第十五補益·補虛丸散第六》補虛主陽氣斷絕不起方，用陽起石、磁石、菥蓂、菟絲子等。

◆**補不足**

《備急千金要方·卷第四婦人方下·補益第十八》小五石澤蘭丸，用陽起石，其方治婦人勞冷虛損，飲食減少，面無光澤，腹中冷痛，經候不調，吸吸少氣，無力，補益溫中。

《卷第十九腎臟方·補腎第八》治五勞六極七傷虛損方，亦用陽起石，配菘蓉、續斷、天雄、五味子等爲散，酒服。

◇陽起石治婦人月水不調，此用《神農本草經》未有明示。

如《千金翼方·卷第八婦人四·月水不利第二》陽起石湯及牡丹大黃湯，均用陽起石。

孔公孽：味辛，溫。主傷食不化、邪結氣、惡創、疽、瘻、痔。利九竅，下乳汁。殷孽：味辛，溫。主爛傷、瘀血、洩利、寒熱、鼠瘻、癥瘕、結氣。一名薑石。（鍾乳根也。生趙國山谷，又梁山及南海。采無時）

經文校義

《御覽》引『一名通石』，《唐本》作墨書。

條後，《唐本》有『殷孽根也青黃色生梁山山谷』墨書。

殷孽：《唐本》另分條。

瘀：積血病也。案：瘀義通淤。

鐵精：平。主明目。化銅。

經文校義

鐵：《說文》：『鐵，从金，𢧜聲。』或省作鐡，古文作銕。今俗又省作鉄。

鐵落：味辛，平。主風熱、惡創、瘍、疽創、痂疥，氣在皮膚中。（生牧羊平澤及祊[二]城或析城。采無時）

經文校義　無

鐵：主堅肌，耐痛。

經文校義　無

理石：味辛，寒。主身熱。利胃，解煩，益精，明目。破積聚，去三蟲。一名立制石。（生漢中山谷及盧山。采無時）

經文校義　無

長石：味辛，寒。主身熱、四支寒、厥。利小便，通血脈，明目，去瞖眇，下三蟲，殺蠱毒。久服不飢。一名方石。（生長子山谷及泰山、臨淄。采無時）

經文校義

瞖：孫依古改作『翳』。

身熱：下，《綱目》以『胃中結氣』四字誤歸《本經》。

（二）祊：原刻本作『祊』，誤，徑改。

膚青：味辛，平。主蠱毒及蛇、菜、肉諸毒，惡創。一名推石。（生益州川谷）

經文校義

蠱毒：顧本作『蟲毒』。

一名推石：《唐本》作墨書居別名末位。

膚青，陶弘景已云不復識。《御覽》藥草門引：『盧精，治蟲毒，味辛平，生益州。』當即此之傳譌尔。《綱目》乃于有名未用中，增入盧精，稱：『《別錄》曰味平治蟲毒生益州。』未知所據。

草部上　三十二種

乾薑：味辛，溫。主胷滿、欬逆、上氣。溫中，止血，出汗，逐風濕痹，腸澼，下利。生者尤良。久服去臭氣，通神明。（生犍爲川谷及荆州、揚州。九月采）

經文校義

久服去臭氣通神明：《別錄》另出生薑條，此文入生薑條下。

薑：《說文》：『蘁，御溼之菜也。』今省从畺。俗又假『姜』字爲之。

釋經義例

◆**主胸滿，咳逆上氣**

參細辛、五味子條釋文。

◆**溫中**

溫中當是溫裏。

《金匱要略·腹滿寒疝宿食病脈証並治第十》大建中湯，用乾薑，其方治心胸中大寒痛，嘔不能飲食，腹中寒，上衝皮起，出見有頭足，上下痛而不可觸近。此方用乾薑當爲溫中。

《金匱要略·肺痿肺癰咳嗽上氣病脈証並治第七》云：『此爲肺中冷，必眩，多涎唾，甘草乾薑湯以溫之。』甘草乾薑茯苓白朮湯，治腎著病，亦用乾薑溫之。

◆**止血**

《別錄》云乾薑『止唾血』。

《金匱要略·驚悸吐衄下血胸滿瘀血病脈証並治第十二》柏葉湯，治吐血不止者，方用柏葉、乾薑各三兩，艾三把。芎歸膠艾湯，治婦人下血，方名後注『一方加乾薑一兩』，可證乾薑止婦人下血。

《千金翼方·卷第八婦人四·崩中第一》鱉甲散方、地榆湯方、調中補虛止血方、龍骨散、大崩中湯、馬通湯方等，均用乾薑。

《卷第十八雜病上·吐血第四》當歸湯、伏龍肝湯、乾地黃丸，均用乾薑。然前人止血多用炮薑。

◆**出汗**

此言乾薑發汗之功。《備急千金要方·卷第九傷寒方上·發汗散第四》度瘴發汗青散、華佗赤散、赤散，均用乾薑。然古方發汗似多用生薑。

◆**逐風，濕痹**

森立之《本草經考注》斷爲『逐風濕痹』，馬繼興主編《神農本草經輯注》則斷爲『逐風，濕痹』。今擇後者從之。疑當接於『出汗』下，斷爲『出汗逐風』。觀古方風病每用乾薑，可爲一證。

如《金匱要略·中風歷節病脈証並治第五》附方《古今錄驗》續命湯，治中風痱，身體不能自收，口不能言，冒昧不知痛處，或拘急不得轉側。方用麻黄、桂枝、當歸、人參、石膏、乾薑、甘草、芎藭、杏仁。方後云『服後薄覆脊，憑几坐，汗出則愈，不汗更服』。侯氏黑散及風引湯，亦用乾薑。

《備急千金要·卷第七風毒腳氣·湯液第二》獨活湯、半夏湯、烏頭湯，均用乾薑。

《備急千金要·卷第七風毒腳氣·諸散第三》八風散、秦艽散、淮南八公石斛萬病散、茱萸散，亦用乾薑。

《備急千金要·卷第八治諸風方·諸風第二》大續命湯、大續命散、八風散、魯公釀酒，均用乾薑。

《備急千金要·卷第八治諸風方·賊風第三》桂枝酒、乾薑附子湯、芎藭湯、當歸丸、八風防風散、大岩蜜湯、小岩蜜湯，亦用乾薑。乾薑治濕痹，不釋。

◆**腸澼下利**

《傷寒論》生薑瀉心湯，用乾薑一兩，其方治傷寒，汗出解之後，胃中不和，心下痞硬，乾噫食臭，脅下有水氣，腹中雷鳴下利者；白通湯，治少陰病下利，白通加豬膽汁湯，治少陰病，利不止，厥逆無脈，乾嘔，煩者。二方也均用乾薑。桃花湯用乾薑，其方治少陰病下利便膿血者。理中丸治霍亂，經文云『嘔吐而利，此名霍亂』。上述之下利皆因於病。倘醫者用下法後所致之下利，則爲醫源性腹瀉。此等下利，經方每用乾薑，如傷寒，醫下之，續得下利，清穀不止，身疼痛者，急當救裏……救裏宜四逆湯。桂枝人參湯，亦用乾薑，治太陽病，外證未除，而數下之，遂協熱而利，利下不止，心下痞硬，表裏不解者。甘草瀉心湯亦然。

◇乾薑治嘔，此用《神農本草經》未有明示。

經方用乾薑止嘔，如半夏乾薑散，治乾嘔吐逆，吐涎沫；乾薑黄芩黄連人參湯，治傷寒本自寒下，醫復吐下之，寒格更逆吐下，若食入即吐；乾薑人參半夏丸，治妊娠嘔吐不止。半夏瀉心湯，治嘔而腸鳴，心下痞者；黄連湯，治傷寒，胸中有熱，胃中有邪氣，腹中痛，欲嘔吐者。此二方亦用乾薑，所治爲嘔及欲嘔吐。

◇乾薑亦能止汗，此用《神農本草經》未載。如《古今錄驗方》治產後虛勞、汗出不止方的牡蠣散，方用牡蠣二兩、乾薑二兩、麻黃根二兩，凡三物，治篩，雜白粉，粉身，不過三四便止。療盜汗自汗方，又以乾薑三分、粉三分，搗合，以粉粉之，大善。

葈耳實：味苦，溫。主風頭、寒痛、風濕周痺、四支拘攣痛、惡肉，死肌。久服益氣，耳目聰明，強志輕身。（生安陸川谷及六安田野。實熟時采）

經文校義

葈：孫同《綱目》作『枲』。音私以切。《說文》『枲』从木，辝省聲。今稱蒼耳子。

苦溫：《唐本》『苦甘溫』，反以『苦』字作墨書。當誤。

久服：上，《綱目》以『膝痛』二字錄入《本經》。誤。

耳目聰明強志輕身：《綱目》略去不錄。

葛根：味甘，平。主消渴、身大熱、歐吐、諸痺。起陰氣，解諸毒。葛穀：主下利十歲已上。一名鹿藿。（生汶山川谷。五月采根）

經文校義

甘平：《御覽》引亦同。《綱目》錄作『甘辛平』，『辛』字《唐本》所無。

歐：《說文》：『歐，吐也。』《唐本》作『嘔』。

一名鹿藿：《唐本》作墨書，別有『一名雞齊根』五字居此前，作朱書。案：《本經》下品，別有鹿藿條。

釋經義例

◆**主消渴**

《備急千金要方·卷第二十一消渴淋閉方·消渴第一》治消渴，日飲一石水者方，用栝樓根三兩、鉛丹二兩、葛根三兩、附子一兩，共爲丸服。治熱病後虛熱渴，四肢煩疼方，用葛根一斤，人參、甘草各一兩，竹葉一把，以水一斗五升，煮取五升，渴即飲之，日三夜二。治口乾燥内消方的口含酸棗丸、豬腎薺苨湯，均用葛根。

◆**身大熱**

《金匱要略·婦人産後病脈証並治第二十一》竹葉湯，用葛根，治産後中風發熱，面正赤，喘而頭痛。

《備急千金要方·卷第九傷寒方上·發汗散第四》治時病，表裏大熱欲死方，用大黄、寒水石、芒硝、石膏、升麻、麻黄、葛根，等分，治下篩，水服方寸匕，日三。《發汗湯第五》六物解肌湯，治傷寒發熱、身體疼痛方，用葛根四兩、茯苓三兩，麻黄、牡蠣、生薑各二兩，甘草一兩。葛根龍膽湯用葛根八兩，治傷寒三四日不瘥，身體煩毒而熱。治夏月傷寒，四肢煩疼，發熱的七物黄連湯，也用葛根。

《太平惠民和劑局方·卷之十》治小兒諸疾柴胡散，治小兒傷寒壯熱，頭痛體疼，口乾煩渴，方用石膏、黄芩、甘草、赤芍藥、葛根、麻黄、柴胡。葛根散治小兒傷寒，四肢煩熱，頭疼體痛，心躁口乾發渴，方用葛根、麻黄、人參、肉桂、甘草。

◆**嘔吐**

《外台祕要方·卷第六》乾嘔方六首《廣濟》療卒乾嘔不息方又方，生葛根絞取汁，服一升。

◆**諸痹**

《備急千金要方·卷第八治諸風方·風痹第八》治諸風痹方，用防風、甘草、黄芩、桂心、當歸、茯苓各一兩，秦艽、葛根各二兩，生薑五兩、大棗三十枚、杏仁五十枚，水、酒各四升，煮取三升，分三服，取汗。

◇葛根有作食材用者，其量頗大，故可知安全性較高。

栝樓根：味苦，寒。主消渴、身熱、煩滿、大熱。補虚，安中，續絕傷。一名地樓。（生弘農川谷及山陰地。二月、八月采根）

經文校義

栝樓：《說文》：『苦蔞，果蓏也。』作括樓，通假字。或衍作『瓝瓠』，非古。括，當从手旁。

釋經義例

◆**主消渴**

《神農本草經》所云消渴實乃症狀而非病名，非後世消渴病。

經方用栝樓根治渴，如《傷寒論》柴胡桂枝乾薑湯用栝樓根，所治有渴；小青龍湯，方後云『若渴，去半夏加人參，合前成四兩半，栝樓根四兩』。

《金匱要略·消渴小便不利淋病脈証並治第十四》栝樓瞿麥丸，治小便不利者，有水氣，其人若渴。

《金匱要略·中風歷節病脈証並治第五》引《千金》三黃湯，方後云：『渴，加栝樓根三分。』

《金匱要略·百合病狐惑陰陽毒病脈証並治第三》栝樓牡蠣散，治百合病，渴不差者。

《金匱要略·瘧病脈証並治第四》柴胡去半夏加栝樓湯，治瘧病發渴者。

經方用栝樓根治渴多與人參或牡蠣合用。《備急千金要方·卷第二十一消渴淋閉方·消渴第一》所收五十三首治消渴方，有二十三首用栝樓根，其中十首與麥門冬合用。

◇栝樓根下乳，《神農本草經》未有明示。

如《備急千金要方·卷第二婦人方上·下乳第九》所收二十一方，有五方用栝樓根。

◇栝樓根治痙，《神農本草經》亦無明示。

如《金匱要略·痙濕暍病脈証並治第二》栝樓桂枝湯治痙。

《備急千金要方·卷第三婦人方中》甘草湯，治在蓐中風，背強不得轉動，名曰風痙。方中亦用栝樓根。

苦參：味苦，寒。主心腹結氣、癥瘕、積聚、黃疸、溺有餘瀝。逐水，除癰腫，補中，明目，止淚。一名水槐，一名苦蘵。（生汝南山谷及田野。三月、八月、十月采根）

經文校義

苦蘵：蘵音識。案：當作藏，《爾雅》『藏，黃蒢。』

釋經義例

◆**主心腹結氣、癥瘕、積聚**

《古今錄驗方》匈奴露宿丸，療心腹積聚，膈上下有宿食，留飲神方。其方用甘草、大黃、甘遂、芫花、大戟、葶藶子、苦參、硝石、巴豆。

◆**黃疸**

《千金翼方·卷第十八雜病上·黃疸第三》苦參散，治凡人無故忽然振寒，便發黃，皮膚黃曲塵出，小便赤少，大便時閉，氣力無異，飲食不妨，已服諸湯，餘熱不除，久黄者。

《外台祕要方·卷四》引《刪繁》苦參丸，療勞疸、谷疸，方用苦參三兩、龍膽草一兩、梔子仁三七枚。引《集驗》療勞疸、谷疸丸方，用苦參三兩、龍膽一兩，牛膽汁爲丸。

◆溺有餘瀝

《金匱要略》當歸貝母苦參丸，治妊娠小便難，飲食如故。又云『男子加滑石半兩』。滑石主癃閉，利小便。本方所主只云『小便難』，結合苦參所主溺有餘瀝及貝母所主有淋瀝來看，恐當有排尿滴瀝不暢。

◇《金匱要略·百合狐惑陰陽毒病脈証並治第三》云：『蝕於下部則咽乾，苦參湯洗之。』此方用苦參，恐爲殺蟲。

◇《金匱要略》所引《千金》三物黄芩湯用苦參，治婦人在草蓐，自發露得風，四肢苦煩熱。《别錄》云苦參『除伏熱』，此方用苦參乃除熱。

◇苦參催吐，《神農本草經》亦未載。如《金匱要略·果實菜穀禁忌篇》飲食中毒煩滿治之方，用苦參三兩、苦酒一升半，方後云『服之，吐食出，即差』。

當歸：味甘，温。主欬逆、上氣、温瘧、寒熱洒洒在皮膚中，婦人漏下、絕子，諸惡創瘍、金創。煮飲之。（生隴西川谷。二月、八月采根）

經文校義

洒洒：《唐本》只作一『洗』字，並注云『音癬』。《千金》《綱目》，顧、盧俱作『洗洗』。

煮：下，《綱目》增一『汁』字。

《唐本》有『一名乾歸』朱書，《御覽》『乾』作『干』。

釋經義例

◆主咳逆上氣

《備急千金要方·卷第十八大腸腑方·咳嗽第五》所載治九種氣嗽、欲死百病方，此方共二十八味藥末之爲丸，方用當歸。

《外台祕要方·卷第九》引《深師》補肺湯有當歸，其方療咳逆上氣，吐膿或吐血，胸滿痛不能食。所收許仁則療咳嗽方一十二首中，亦有數方用當歸。

《太平惠民和劑局方》蘇子降氣湯用當歸，治男女虛陽上攻，氣不升降，上盛下虛，膈壅痰多，咽喉不利，咳嗽等。

《景岳全書》金水六君煎，即二陳湯加熟地黃、當歸，所治亦有咳嗽。

◆婦人漏下

《金匱要略》芎歸膠艾湯，治婦人有漏下者；溫經湯用當歸，治婦人少腹寒，久不受胎，兼取崩中去血，或月水來過多。

《備急千金要方》馬通湯，治漏下血，積月不止；蒲黃散，治漏下不止；治漏下方的慎火草散，均用當歸。

◆絕子

《備急千金要方·卷第二婦人方上·求子第一》朴硝蕩胞湯、紫石門冬丸、白薇丸、秦椒丸，均用當歸。

《辨證錄·婦人科受妊門》養陰種玉湯及開郁種子湯，均用當歸。

◆諸惡創瘍

馬繼興主編《神農本草經輯注》作『諸惡瘡瘍』。考雄黃條、雌黃條、礬石條、漏蘆條、萆薢條之例，均言『惡瘡』。

《本草綱目》云當歸『治癰疽，排膿止痛』。《辨證錄·頑瘡門》云：『人有久生惡瘡，或在手足，或在胸背，或在頭面，終年經歲而不愈，臭腐不堪，百藥罔效，外藥敷之不應，內藥敷之無功，世人故謂之頑瘡。』王雨亭等著《中醫疾病證候辭典》言：惡瘡，病名，出《劉涓子鬼遺方》。凡瘡瘍表現爲焮腫痛癢，潰爛後浸淫不休，經久不愈者，統稱惡瘡。

諸惡創瘍，或釋爲惡瘡及惡瘍之合稱，恐亦通。概言之，大抵瘡瘍之久治不愈者皆可謂之。

推而廣之，以當歸治瘡瘍釋之。

《備急千金要方·卷第二十二癰腫毒方·癰疽第二》排膿內塞散，治大瘡熱退，膿血不止，瘡中肉虛疼痛，其方用十四味藥，內有當歸。治癰疽發十指，或起膀胱，及發背後生惡肉者方，亦用當歸。生肉膏，治癰疽發背壞後，其方亦用當歸。

治癰疽痔漏惡瘡、婦人妒乳漆瘡方，用野葛、芍藥、薤白、當歸、通草、附子。

《辨證錄·頑瘡門》救頑湯第一味藥即是當歸。

又如後世方之仙方活命飲、四妙勇安湯、透膿散、內補黃芪湯等癰瘍方，亦用當歸。

◆**金創**

金創，參續斷條。

《千金翼方·卷第二十雜病下·金瘡第五》止血散方、弩金散、續斷散、澤蘭散、內補散，均用當歸。

◇《本草綱目》云當歸『治心腹諸痛』。當歸治腹痛，《神農本草經》未載。

如《金匱要略·腹滿寒疝宿食病脈証並治第十》當歸生薑羊肉湯，治寒疝腹中痛及脅痛裏急者，方用當歸三兩、生薑五兩、羊肉一斤。

《備急千金要方·卷第六七竅病》高良姜湯，治卒心腹絞痛如刺，兩脅肱滿，煩悶不可忍，用高良薑五兩、厚朴二兩，當歸、桂心各三兩。治寒冷腹中痛的當歸湯方，用當歸二兩、吴茱萸二升，甘草、人參、桂心各一兩，生薑五兩，半夏、小麥各一升，以水一斗五升，分三服，日三。溫脾湯，治腹痛，臍下絞結繞臍不止，用當歸、乾薑各三兩，附子、人參、芒硝各二兩，大黃五兩、甘草三兩，以水八升，煮取二升半，分三服，日三。

《備急千金要方·卷第十七肺臟方·肺癆第三》半夏湯，方後云『腹痛加當歸二兩』。

《古今録驗方》療赤白痢方，治下腹中絞痛，重下，下赤白。當歸散方，用當歸二兩、黄連二兩、黄柏二兩、乾薑一兩，凡四物，合下篩，以烏梅汁服方寸匕，日三；並云，若腹中絞痛，加當歸。

麻黄：味苦，溫。主中風、傷寒、頭痛、溫瘧。發表出汗，去邪熱氣，止欬逆、上氣，除寒熱，破癥堅、積聚。一名龍沙。（生晉地及河東。立秋采莖）

經文校義

一名龍沙：《御覽》亦引有。《廣雅》云：『龍沙，麻黄也。』《唐本》有墨書『一名卑相』居此前，『一名卑鹽』居此後。依體例，朱書應在前。

生晉地：〇依例當有『生山谷川澤』文，《御覽》引云『生川谷』。今《本草》無之。

釋經義例

◆麻黄條之經文内容較多。概言之，所述之義爲五：一言治中風。此處之中風恐非外感熱病，以外感熱病之中風罕有用麻黄者。《神農本草經》所言之傷寒當爲廣義之傷寒，即一切外感病之總稱。據此，若言爲外感熱病之中風，則不應與廣義之傷寒並列。《備急千金要方·卷第八治諸風方·諸風論雜風狀第一》云：『岐伯曰：中風大法有四，一曰偏枯，二曰風痱，三曰風懿，四曰風痹。』麻黄所治之中風當指此。二言治傷寒頭痛。三言治溫瘧。四言止咳逆、上氣。五言破癥堅、積聚。至於發表出汗，去邪熱氣，除寒熱，則可併入治傷寒頭痛及治溫瘧之中。

◆主中風

《金匱要略》引《古今録驗方》續命湯，治中風痱，身體不能自收，口不能言，冒昧不知痛處，或拘急不得轉側；引

《千金》三黃湯，治中風，手足拘急，百節疼痛，煩熱心亂，惡寒，經日不欲飲食。二方均用麻黄。

《備急千金要方·卷第八治諸風方·諸風第二》所收二十九首方，有十五首方用麻黃，如小續命湯、大續命湯、西州續命湯、大續命散、排風湯等。

《備急千金要方·卷第八治諸風方·賊風第三》乾薑附子湯，治心虛寒風，半身不遂，骨節離解，緩弱不收，便利無度，口面喎斜。方用乾薑、附子各八兩，桂心、麻黃各四兩，芎藭三兩，以水九升，煮取三升，分三服，三日後服一劑。羌活湯，治中風，身體疼痛，四肢緩弱不遂及產後中風。方用羌活、桂心、芍藥、葛根、麻黃、乾地黃各三兩，甘草二兩、生薑五兩，以清酒三升、水五升，煮取三升，溫服五合，日三服。

◆傷寒頭痛

《傷寒論》麻黃湯，治太陽病，頭痛發熱，身疼腰痛……

《金匱要略》文蛤湯用麻黃，其方治吐後大渴及脈緊頭痛。

《外台秘要方·卷第三》引《延年秘錄》水解散，療天行，頭痛壯熱一二日，方用麻黃四兩、大黃三兩、黄芩三兩、桂心二兩、甘草二兩、芍藥二兩。

◆溫瘧

《金匱要略·瘧病脈証並治第四》附《外台秘要》方牡蠣湯，用麻黃四兩，治牡瘧，然非溫瘧。

《備急千金要方·溫瘧第六》云『對曰：先傷於風，而後傷於寒，故先熱而後寒也。亦對時作，名曰溫瘧。』該篇治瘧須發汗方的麻黃湯，用麻黃四兩；治痎瘧的恒山丸，亦用麻黃。

◆止咳逆上氣

經方中射干麻黃湯、厚朴麻黃湯、小青龍湯、小青龍加石膏湯，均用麻黃，所治爲咳、咳逆上氣或咳而上氣。

◆破癥堅積聚

《外台祕要方·卷第二十》積聚心腹痛方三首引《范汪》通命丸，療心腹積聚，寒中疞痛，又心迫滿，脅下急，繞臍痛方，大黃、遠志、黃芪、麻黃、甘遂、鹿茸、杏仁、豉、巴豆、芒硝。

◇後世之用麻黃，《神農本草經》所未言及者頗多。

經方常用麻黃治喘，如麻黃湯治無汗而喘；麻黃杏仁甘草石膏湯，治汗出而喘；越婢加半夏湯，治其人喘，目如脫狀，脈浮大者；小青龍加石膏湯，治肺脹咳而上氣，煩躁而喘，脈浮者；防己黃芪湯，方後云『喘著，加麻黃半兩』。《攝生衆妙方》的定喘湯，亦用麻黃。麻黃治喘，多配杏仁。

經方還用麻黃治腫，如《金匱要略》甘草麻黃湯，治一身面目黃腫，小便不利；越婢湯，治風水惡風，一身悉腫；桂枝芍藥知母湯，亦用麻黃，所治有腳腫如脫；苓甘五味加姜辛半夏杏仁湯，治水去嘔止，其人形腫者，加杏仁主之，又云『其證應內麻黃，以其人遂痹，故不內之』。可知麻黃治腫。

再者，經方中半夏麻黃丸，治心下悸；麻黃醇酒湯，治黃疸；還魂湯救卒死，客忤死。此等之用，遠超出《神農本草經》所載。

通草：味辛，平。主去惡蟲，除脾胃寒熱，通利九竅、血脈、關節。令人不忘。一名附支。（生石城山谷及山陽。正月采枝）

經文校義

通草：《御覽》作蓪草。《圖經》云『古方所用通草，皆今之木通。』

釋經義例

◆**通利九竅**

通草即後世之木通。

《備急千金要方·卷第六七竅病·鼻病第二》有多方用通草。

《備急千金要方·卷第六七竅病·耳疾第八》治耳聾水入方，亦用通草。

《外台祕要方·卷第二十二》引《廣濟》療耳鳴或聾漬酒方，用菖蒲、通草、磁石各一斤。此可視爲通鼻竅及通耳竅。

後世導赤散和龍膽瀉肝湯用木通，當爲通利小便。此皆爲通利九竅之具體應用。

◆**通利血脈**

《傷寒論》當歸四逆湯及當歸四逆加吳茱萸生薑湯用通草，從手足厥寒、脈細欲絶來看，通草之用當爲通血脈。

◇《本草備要》云通草「行經下乳」，通草下乳《神農本草經》未有明示。

《備急千金要方》卷第二婦人方上·下乳第九》所收二十一方，其中用通草者十方，且多與石鐘乳合用。

芍藥：味苦，平。主邪氣、腹痛。除血痺，破堅積、寒熱、疝瘕，止痛，利小便。益氣。（生中岳川谷及北陵。二月、八月采根）

經文校義

芍：古通「勺」。

疝瘕：《御覽》引作「癥瘕」。

《藝文類聚》引云「一名白朮」，《唐本》墨書。是。

釋經義例

◆**腹痛**

《神農本草經輯注》斷爲『治邪氣腹痛』，《本草經考注》斷爲『治邪氣、腹痛』。芍藥治腹痛絕不限於邪氣所致者，故此處從後者。

芍藥治腹痛見方極廣。如《傷寒論》桂枝加芍藥湯，治腹滿時痛；桂枝加大黃湯，治大實痛；真武湯所治有腹痛；四逆散或然證中有或腹中痛；小柴胡湯，方後云『若腹中痛者，去黄芩加芍藥三兩』；通脈四逆湯，方後云『腹中痛，去蔥加芍藥二兩』；白散，方後云『假令汗出已，腹中痛，與芍藥三兩如上法』。

《金匱要略》枳實芍藥散，治產後腹痛，煩滿不得臥；小建中湯，治虚勞裏急、悸、衄、腹中痛……以及婦人腹中痛；《千金》內補當歸建中湯，治腹中刺痛不止；大柴胡湯，治按之心下滿痛者；當歸芍藥散，治婦人懷妊，腹中疞痛以及婦人腹中諸疾痛；奔豚湯，用芍藥治奔豚氣上衝胸，腹痛，往來寒熱。總之，芍藥治腹痛在經方中得以充分體現。芍藥甘草湯，治腳攣急，以此可知，芍藥所治腹痛乃痙攣性腹痛，非主一切腹痛也。

◆**除血痹**

《金匱要略》黃芪桂枝五物湯用芍藥，所治爲血痹病。

◆**破堅積**

癥病與堅積同類。《金匱要略》桂枝茯苓丸，主婦人癥病，方用芍藥。鱉甲煎丸，所主之瘧母亦癥瘕類，其方亦用芍藥。

《備急千金要方・卷第十一肝臟・堅瘕積聚第五》神明度命丸用芍藥，其治久患腹內積聚，大、小便不通，氣上搶心等。

◇芍藥有通便之功，此用《神農本草經》未載。

《傷寒論》云：『太陽爲病，脈弱，其人續自便利，設當行大黄芍藥者，宜減之。』可知芍藥對大便有影響。該條後小字云：『下利者，先煮芍藥三沸。』似是旁證。麻子仁丸，治脾約之小便數，大便硬，亦用芍藥。

甘肅楊作楳《臨證録》用生白芍、生甘草治療便秘。

蠡實：味甘，平。主皮膚寒熱，胃中熱氣，風寒濕痹。堅筋骨，令人嗜食。久服輕身。花、葉：去白蟲。一名豕首。（生河東川谷。五月采實）

經文校義

一名豕首：《唐本》又有『一名劇草、一名三堅』朱書，居此前。《唐本草》注云：『此即馬藺子也。』

瞿麥：味苦，寒。主關格、諸癃結、小便不通。出刺，決癰腫，明目，去瞖，破胎，墮子，下閉血。（生太山川谷。立秋采實）

經文校義

瞿麥：《説文》：『蘧，蘧麥也。』瞿、蘧通假字。

下閉血：顧刊遺『下』字。

《唐本》有『一名巨句麥』五字朱書。巨句與瞿，音之緩急尔。

釋經義例

◆主關格、諸癃結、小便不通

《藥性賦》云瞿麥『治熱淋之有血』。

《本草備要》云瞿麥『逐膀胱邪熱，爲治淋要藥』。

《本草求真》云『妊娠產後小便不利及脾虛水腫均並禁焉』。

《金匱要略》栝樓瞿麥丸，治小便不利，與小便不通義近。

《古今錄驗方》療淋、胞痛、不得小便方瞿麥散，用瞿麥、石韋、滑石、車前子、葵子各四兩，擣篩，冷水服方寸匕，日三。

《外台祕要方·卷第二》傷寒小便不利方九首之瞿麥湯，方用瞿麥三兩、甘草三兩、滑石四兩、葵子二合半、石葦三兩。

《太平惠民和劑局方》八正散又治小便赤澀，或癃閉不通，及熱淋、血淋並宜服之，其方用瞿麥。

◆出刺

《備急千金要方·卷第二十五備急方·諸般傷損第三》治刺在人肉中不出方，煮山瞿麥汁飲之，日三，瘥止。

◆決癰腫

《千金翼方·卷第二十三瘡癰上》瞿麥散，主諸癰潰及未潰，瘡中疼痛，膿血不絕，不可忍之，方用瞿麥、白芷、黃芪、當歸、細辛、芍藥、芎藭、薏苡仁、赤小豆。

◆破胎墮子

《備急千金要方·卷第二婦人方上·子死腹中第六》治產難，子死腹中方，瞿麥一斤，以水八升，煮取一升，服一升，不出再服。

《備急千金要方・卷第二婦人方上・胞胎不出第八》牛膝湯，治產兒胞衣不出，令胞爛，方用牛膝、瞿麥、滑石、當歸、通草、葵子。

◆下閉血

《備急千金要方・卷第四婦人方下・月水不通第十九》牡丹丸及黃芩牡丹湯，均用瞿麥。

玄參：味苦，微寒。主腹中寒熱，積聚，女子產乳餘疾。補腎氣，令人目明。（生河間川谷及宛句。三月、四月采根）

經文校義

玄：清時避康熙諱，書作「元」或缺筆作「玄」。

《唐本》有「一名重臺」朱書，《御覽》亦引有。

秦艽：味苦，平。主寒熱，邪氣，寒濕風痺，支節痛。下水，利小便。（生飛鳥山谷。二月、八月采根）

經文校義

秦艽：《說文》云：「茾，艸之相丩者。从茻、丩，丩亦聲。」徐鍇曰：「藥有秦葯，今古本作葯，本當作此茾字。」《玉篇》作「艽」，云：「秦艽，藥。艽同。」《唐本草》注云：「本作糺，或作糾、作膠。正作艽也。」蕭炳《四聲本草》云：「《本經》名秦瓜。」《日華子本草》亦云：「又名秦瓜。」由此知《本經》之傳鈔多變。案：茾正字，省作艽，變作艽；通假作糾，變體作糺，又演作葯，音傳作膠；艽又譌成芃與瓜尓。

飛鳥：○《唐本》作「飛烏」。陶云：「飛烏或是地名。」案：飛鳥，山名，在今四川中江縣。漢屬益州廣漢郪縣地，隋時始置飛烏縣。蓋因山而名也。

釋經義例

◆寒濕風痹，支節痛

《別錄》云秦艽『療風無問久新，通身攣急』。

《本草備要》治療『風寒濕痹』。

《備急千金要方·卷第七風毒腳氣·酒醴第四》秦艽酒，治四肢風，手臂不收，髀腳疼弱，或有拘急，攣縮屈指等。方用秦艽、牛膝、附子、桂心、五加皮、天門冬、巴戟天、杜仲、石南、細辛、獨活、薏苡仁。

《備急千金要方·卷第八治諸風方·風痹第八》治風痹方，方用防風、甘草、黄芩、桂心、當歸、茯苓、秦艽、葛根、生薑、大棗、杏仁。

◆下水，利小便

《備急千金要方·卷第二十一消渴淋閉方·水腫第四》有人患水腫，腹大，四肢細，腹堅如石，小勞苦足脛腫，小飲食便氣急，此終身疾，不可強治，徒服利下藥，極而不瘥。宜服此藥，將以微除風濕，利小便，消水穀，歲久服之乃可得力耳。瘥後可長服之方，丹參、鬼箭羽、白朮、獨活各五兩，秦艽、豬苓各三兩，知母、海藻、茯苓、桂心各二兩；以酒三斗，浸五日，服五合，日三，任性量力漸加之。徐王煮散，治水腫，亦用秦艽。

《外台祕要方·卷第二十》引《古今錄驗》澤漆湯，療寒熱當風，飲多暴腫，身如吹，脈浮數者，方用澤漆、知母、海藻、茯苓、丹參、秦艽、木防己、豬苓、大黄、通草、青木香。

◇《本草求真》云：『然久痛虛羸，血氣失養，下體虛寒，酸疼枯瘦，小便利者，鹹非所宜。』

百合：味甘，平。主邪氣腹脹、心痛。利大、小便。補中，益氣。（生荊州川谷。二月、八月采根）

經文校義

邪氣

釋經義例

◆**主邪氣腹脹、心痛**

《別錄》云百合『主治痞滿』。

◆**利大、小便**

《時方歌括》及《時方妙用》載百合湯治心口痛屬氣痛及火痛者，方用百合、烏藥。

《金匱要略》百合病用百合，其意不詳。然從百合病小便赤來看，用百合似爲利小便。《金匱要略心典》說百合是治邪氣，補虛清熱，也可參考。

知母：味苦，寒。主消渴、熱中。除邪氣，支體浮腫，下水。補不足，益氣。一名沈燔。（生河内川谷。二月、八月采根）

經文校義

一名沈燔：《唐本》屬墨書；別有『一名蚳母、一名連母、一名野蓼、一名地參、一名水參、一名水浚、一名貨母、一名蝭母』朱書，居此前。

案：《說文》曰：『芪，芪母也。』知、芪、莐、蚳、蝭音多相近，故異寫。又云：『蕁，芜藩也。』或从爻作薚。《爾雅》云：『薚，莐藩。』此省作沈燔。或含有清熱之義。

釋經義例

◆**主消渴**

《傷寒論》白虎加人參湯用知母，其方治大煩渴。

《備急千金要方·卷第二十一消渴淋閉方·消渴第一》茯神湯方、豬肚丸、茯神丸方、茯神煮散方，都用知母。

◆**下水**

《備急千金要方·卷第二十一消渴淋閉方·淋閉第二》地膚子湯，治小腹堅，胞脹如斗，其方用知母。

《蘭室秘藏》滋腎通關丸，治癃閉，方用黄柏、知母、肉桂。

◇《別錄》云知母『主治傷寒久瘧煩熱』。

《續藥征》云知母『主治煩熱』。

《金匱要略》百合知母湯、酸棗仁湯其證亦當有煩熱。或云桂枝芍藥知母湯所治有腳腫如脫，知母所治有肢體浮腫，而將二者合斷，恐非也。此方之用知母，恐亦有煩熱。

《備急千金要方·卷第十傷寒方下·溫瘧第六》有數方用知母，所主均有熱證。

《溫病條辨》青蒿鱉甲湯，亦用知母除熱。

經文校義

貝母：味辛，平。主傷寒、煩熱、淋瀝、邪氣、疝瘕、喉痺、乳難、金創、風痙。一名空草。（生晉地。十月采根）

一名空草：《綱目》錄歸《名醫》。《名醫》又有『一名商草』。案：《說文》云：『茵，貝母。』疑此空字、商字，俱係茵字誤書。

釋經義例

◆主傷寒、煩熱

《小品方·卷第六·治冬月傷寒諸方》詔書發汗白薇散，治傷寒二日不解，方用白薇二兩、麻黃七分、杏仁、貝母各三分，搗散，酒服方寸匕，自覆臥，汗出則愈。

◆淋瀝

《金匱要略·婦人妊娠病脈証並治第二十》當歸貝母苦參丸，治妊娠小便難，飲食如故，此處小便難恐爲小便淋瀝。

◇《別錄》云貝母『治咳嗽上氣』，此用《神農本草經》未載。如《小品方·卷第一·治咳嗽上氣諸方》的貝母湯，治咳逆，喉中如水雞聲，方用貝母、甘草、麻黃、桂心、半夏、乾薑、杏仁。治咳嗽上氣，呼吸攀繩，肩息欲死之覆杯湯，用麻黃四兩、甘草二兩、乾薑二兩、桂肉二兩、貝母二兩。

《古今錄驗方》療暴咳失聲語不出方之杏仁煎，療忽暴咳，失聲語不出，方用杏仁、通草、紫菀、五味子、貝母、桑白皮等。療肺感寒邪咳嗽方之百部湯，療咳，晝夜不得眠，兩眼突出，其方亦用貝母三兩。

《外台祕要方·卷第九》療咳方的《延年》紫菀飲，用紫菀一兩半、貝母二兩、杏仁一兩半、人參一兩、橘皮半兩、生薑一兩。《延年》貝母煎，主暴熱咳方，用貝母、紫菀、五味子、百部根、杏仁、甘草。

◇《本草正義》云《本經》之貝母當爲浙貝母。

白芷：味辛，溫。主女人漏下赤白、血閉、陰腫，寒熱，風頭侵目淚出。長肌膚，潤澤。可作面脂。一名芳香。（生河東川谷下澤。二月、八月采根）

經文校義

白芷：孫氏依古改作『白茝』。案：《名醫》已有『一名白茝』。

風頭：《綱目》改作『頭風』非古。

潤澤：《綱目》以《別錄》『顏色』二字羼合此下。非古。

釋經義例

◆**主女人漏下赤白**

《備急千金要方·卷第四婦人方下·赤白帶下崩中漏下第二十》白石脂丸，治婦人三十六疾、胞中痛、漏下赤白方，用白芷。治婦人白崩及痔病方，治女人崩中、去赤白方，治崩中血盛之牡丹皮湯，以及治女人三十六疾、胞中病、漏下不絕之白堊丸，均用白芷。

◆**血閉**

《備急千金要方·卷第四婦人方下·月水不通第十九》乾地黃當歸丸，治月水不通或一月再來，或隔月不至……其方用白芷。

◆**風頭侵目淚出**

《本草備要》云白芷『治陽明頭目昏痛』。

《本草求真》言其爲足陽明經祛風散濕主藥，故能治陽明一切頭面諸疾。又云『血熱有虛火者禁用』。

《太平惠民和劑局方·卷之二》川芎茶調散，治丈夫婦人諸風上攻頭目昏重，偏正頭痛等，其方亦用白芷。

◆**長肌膚，潤澤**

《備急千金要方·卷第四婦人方下·補益第一》柏子仁丸，治婦人五勞七傷，羸冷瘦削，面無顏色，飲食減少，貌失光澤，及産後斷緒無子，能久服，令人肥白，其方有白芷；白芷丸，所主有面目脫色，鐘乳澤蘭丸所治有面目瘀黑。此二方均用白芷。

◆可作面脂

《千金翼方·卷第五婦人一·婦人面藥第五》面脂方、面膏方、鹿角塗面方、令人面水白淨之澡豆方等，均用白芷。

淫羊藿：味辛，寒。主陰痿、絕陽、莖中痛。利小便。益氣力，強志。（生上郡陽山山谷）

經文校義

絕陽：《唐本》作『絕傷』。是。絕陽，篇中不再見。

《唐本》有『一名剛前』朱書。

《御覽》引文參錯，錄如下：『淫羊藿，一名剛前。味辛，寒。治陰痿，傷中，益氣，強志，除莖痛，利小便。生上郡陽山。』

黃芩：味苦，平。主諸熱、黃疸、腸澼、洩利。逐水，下血閉，惡創，疽蝕，火瘍。一名腐腸。（生秭歸川谷及宛句。三月三日采根）

經文校義

黃芩：《說文》作『黃莶』。

苦平：下，《唐本》有墨書『大寒』。

釋經義例

◆**主諸熱**

經方用黃芩除熱，多與柴胡合用。《傷寒論》小柴胡湯，治往來寒熱，陽明病、發潮熱，傷寒差以後、更發熱；柴胡桂枝湯，治傷寒六七日，發熱微惡寒；大柴胡湯，治傷寒十餘日，熱結在裏，復往來寒熱者；柴胡桂枝乾薑湯，所治也有往來寒熱，以及治瘧寒多微有熱。以上諸方都用黃芩。

《金匱要略》附方三物黃芩湯，治四肢苦煩熱。

《傷寒論・辨厥陰病脈証並治第十二》有『脈遲，而反與黃芩湯徹其熱；脈遲爲寒，今與黃芩湯復除其熱』之語，亦可爲一證。

《備急千金要方・卷第三婦人方中》治產後虛熱頭痛的芍藥湯，方後云：『若通身發熱，加黃芩二兩。』

《備急千金要方・卷第十傷寒方下・傷寒雜治第一》治熱病五六日以上苦參湯，方用苦參三兩、黃芩二兩、生地黃八兩，以水八升，煎取二升，適寒溫服一升，日再。

《備急千金要方・卷第九傷寒方上・發汗散第四》赤散，治傷寒，頭痛項強，身熱，腰脊痛，往來有時，其方亦用黃芩。

《備急千金要方・卷第九傷寒方上・發汗散第五》陰旦湯，治傷寒，肢節疼痛，內寒外熱，虛煩，方用芍藥、甘草、乾薑、黃芩、桂心、大棗。

◆**黃疸**

《千金翼方・卷第十八雜病上・黃疸第三》載治黃疸的苦參散用黃芩，參閱苦參條。茵陳湯和大茵陳湯，都用黃芩，參茵陳條。

◆腸澼、泄利

《傷寒論》葛根黄芩黄連湯，治利遂不止。黄芩湯，治太陽與少陽合病，自下利者。

《金匱要略》引《外台》黄芩湯，治乾嘔下利。

《千金翼方·卷第七婦人三》治産後下痢黄散，方用黄芩。

《保命集》之芍藥湯，亦用黄芩。

◆下血閉

血閉，義參芎藭條。

《千金翼方·卷第八婦人四·月水不通第二》載桃仁湯、乾漆湯、前胡牡丹湯、乾地黄當歸丸、黄芩牡丹湯、乾漆丸、大虻蟲丸等方，都治月水不通，均用黄芩。

◆火瘍

《備急千金要方·第二十五備急方·火瘡第四》有梔子、白蘞、黄芩水油合煮外用，治火瘡敗壞方，亦用黄芩。

◇《本草綱目》云黄芩『治諸失血』。黄芩止血，此用《神農本草經》未載。

如《金匱要略》瀉心湯，治心氣不足，吐血、衄血；黄土湯，治下血，先便後血，亦主吐血、衄血。二方均用黄芩。

《備急千金要方·卷第四婦人方下》治崩中去血虚羸方的當歸湯、治漏下去黄血方和治漏下去青血方，均用黄芩。

《備急千金要方·卷第十二膽腑方》治五臟熱結、吐血、衄血方，治衄血、吐血的當歸湯方，治吐血、汗血、大小便下血的竹茹湯方，都用黄芩。

《千金翼方·卷第十九雜病中·淋病第二》治淋方又方，黄芩四兩以水五升，煮取二升，分三服，方後云『亦主下血』。此是一味黄芩主下血。

狗脊：味苦，平。主腰背強、關機緩急、周痺、寒濕膝痛。頗利老人。一名百枝。（生常山川谷。二月、八月采根）

經文校義

關機：顧同盧，改作『機關』。非古。

周痺：《御覽》作『風痺』。

頗利老人：頗，語詞，漢以來乃見用。《御覽》引此無之。

釋經義例

◆**狗脊所治爲全身多處關節疾病。**

《千金翼方·卷第十六中風上·諸散第二》吳茱萸散，主風跛蹇偏枯，半身不遂，晝夜呻吟，醫所不能治方；山茱萸散，主風跛痹。此二方均用狗脊。

石龍芮：味苦，平。主風寒濕痺、心腹邪氣。利關節，止煩滿。久服輕身，明目，不老。一名魯果能。（生太山川澤石邊。五月五日采子，二月、八月采皮）

經文校義

一名魯果能：魯，《御覽》作『食』。《綱目》錄此歸《別錄》。《唐本》又有『一名地椹』朱書。

茅根：味甘，寒。主勞傷、虛羸。補中，益氣。除瘀血、血閉、寒熱，利小便。一名地菅。（生楚地山谷田野。六月采根）

經文校義

利小便：後，《唐本》有『其苗主下水』五字朱書。《綱目》歸《別錄》。

一名地營：四字，《唐本》屬墨書；別有『一名蘭根、一名茹根』八字朱書，居此前。案：菅、茅，《說文》互訓，古蓋渾言之。《綱目》乃析爲白茅、菅茅、黄茅、香茅、芭茅等數種。

釋經義例

◆利小便

《別錄》云茅根『下五淋』。

《本草綱目》云『治水腫』。

《備急千金要方·卷第三婦人方中·淋渴第七》茅根湯治產後淋。

《備急千金要方·卷第二十一消渴淋閉方·淋閉第二》治諸種淋方，用葵根、大麻根、甘草、石首魚頭石、通草、茅根、貝子。治熱淋方又方，白茅根切四斤，以水一斗五升，煮取五升，服一升，日三夜二。

◇《別錄》云茅根『治婦人崩中』。《本草綱目》云『止吐衄諸血』。茅根止血，此用《神農本草經》未載。如《備急千金要方·卷第四婦人方下·赤白帶下崩中漏下第二十》治崩中方，用白茅根三斤、小薊根五斤，以水五斗，煎取四斗，稍稍服之。

《外台祕要方》卷第二十七引《延年》茅根飲子，療胞絡中虛熱，時小便如血色。方用茅根一升、茯苓三兩，人參、乾地黄各二兩。

紫菀：味苦，溫。主欬逆、上氣，胷中寒熱，結氣。去蠱毒，痿蹷。安五藏。（生房陵山谷及眞定、邯鄲。二月、三月采根）

經文校義

紫菀：《說文》作『茈菀』。

釋經義例

◆**主咳逆上氣**

《別錄》云紫菀『主治咳唾膿血，止喘悸』。

《金匱要略》射干麻黃湯，用紫菀，其方治咳而上氣，喉中水雞聲。

《備急千金要方·卷十八大腸腑·咳嗽第五》所收六十首方中，用紫菀達二十二首，如白前湯，用紫菀，其方治水，咳逆上氣，身體腫，短氣脹滿，晝夜倚壁不得臥，咽中作水雞鳴。杏仁煎，用紫菀，其方治冷嗽上氣，鼻中不利。款冬煎，治新久嗽，方用款冬花、乾薑、紫菀、五味子、芫花。治三十年嗽方，用紫菀、款冬花二味。

紫草：味苦，寒。主心腹邪氣、五疸。補中，益氣。利九竅，通水道。（生碭山山谷及楚地。三月采根）

經文校義

紫草：《說文》作『茈艸』。

五疸：《綱目》譌作『五痻』。

通水道：《綱目》誤入《別錄》。

《唐本》有『一名紫丹一名紫芺』八字朱書。

敗醬：味苦，平。主暴熱、火創、赤氣、疥瘙、疽痔、馬鞍熱氣。一名鹿腸。（生江夏川谷。八月采根）

經文校義

醬：《說文》：『醬，醢也。从肉、从酉，酒以和醬也。爿聲。』今从酉，將聲。

釋經義例

◇《別錄》云敗醬『除癰腫』。《日華子本草》云『排膿』。《本草從新》云『解毒排膿，治癰腫』。敗醬治癰，此用《神農本草經》未載。

如《金匱要略》薏苡附子敗醬散，治腸癰。

《備急千金要方·卷第二十二癰腫毒方·癰疽第二》內補散，治癰疽發背，婦人乳癰，諸癤，未潰者便消，不消者令速潰、疾愈。此方用敗醬、人參、桂心、厚朴、桔梗、栝樓根等，且方後云『瘡未壞者去敗醬，已發膿者內敗醬』。可知敗醬治癰之成膿者。

白鮮：味苦，寒。主頭風、黃疸、欬逆、淋瀝、女子陰中腫痛，濕痺死肌不可屈伸、起止行步。（生上谷川谷及寃句。四月、五月采根）

經文校義

主頭風：《御覽》引作『治酒風』。

酸醬：味酸，平。主熱、煩滿。定志，益氣。利水道。（生荆楚川澤及人家田園中。五月采）

經文校義

酸醬：孫刊同此。《唐本》作『酸漿』。

利水道：下，《唐本》有『産難呑其實立産』七字朱書；《綱目》歸《别録》。

《唐本》有『一名醋漿』朱書。

紫參：味苦，寒。主心腹積聚、寒熱、邪氣。通九竅，利大、小便。一名牡蒙。（生河西及寃句山谷。三月采根）

經文校義

苦寒：《御覽》同此。《唐本》『苦辛寒』，『辛』字混作朱書。

藁本：味辛，溫。主婦人疝瘕，陰中寒、腫痛，腹中急。除風頭痛。長肌膚，悦顔色。一名鬼卿。（生崇山山谷。正月、二月采根）

經文校義

藁：孫改作『槀』。

《唐本》又有『一名地新』朱書。

石韋：味苦，平。主勞熱、邪氣、五癃閉不通。利小便、水道。一名石韀。（生華陰山谷石上。二月采葉）

經文校義

無

釋經義例

◆**主勞熱邪氣**

《本經逢原》云石韋『其性寒利』，故《本經》治『勞熱邪氣』，指勞力傷津、癃閉不通之邪熱而言，非虛勞之謂。《本草求真》云：『是以勞熱傷津，伏有邪熱而見小便不通，及患背發等症，治當用此調治。』

◆**五癃閉不通，利小便、水道**

《古今錄驗方》療淋、胞痛、不得小便方，瞿麥散，用瞿麥、石韋、滑石、車前子、葵子各四兩，擣篩，冷水服方寸匕，日三。又療淋，滑石湯，方用滑石二兩、榆白皮二兩、石韋一兩、地麥草二兩、葵子二兩。療石淋的石韋散，方用石韋、滑石各三分，擣篩爲散，用米汁若蜜服一刀圭，日二服。

《外台祕要方·卷第二十七》諸淋方三十五首引《廣濟》方又療淋，小便不通六七日方，用滑石五兩、通草三兩、瞿麥二兩、冬葵子一兩、茅根一升、石葦三兩、芒硝二兩，水煎服。

萆薢：味苦，平。主腰背痛。強骨節，風寒濕周痺、惡創不瘳、熱氣。（生眞定山谷。二月、八月采根）

經文校義

無

釋經義例

◆**主腰背痛，強骨節，風寒濕周痺**

《小品方·卷第三·治虛勞諸方》腎虛腰痛治之方，用牡丹二分、萆薢三分、白朮三分、桂心三分，擣篩，以酒服方寸匕，日三。

《備急千金要方·卷第七風毒腳氣·諸散第三》之八風散、大八風散、淮南八公石斛萬病散，均用萆薢。

《備急千金要方·卷第八治諸風方·諸風賊風第三》松節酒，主歷節風，四肢疼痛猶如解落，方用萆薢。

《備急千金要方·卷第八治諸風方·偏風第四》菊花酒，主男女風虛寒冷腰背痛，食少羸瘦無色，嘘吸少氣，方用萆薢。

《備急千金要方·卷第八治諸風方·風痹第八》治風痹遊走無定處，名曰血痹，大易方，亦用萆薢。

◇《本草綱目》云：「萆薢之功，長於祛風濕，所以能治緩弱頑痹，遺濁，惡瘡諸病之屬風濕者。」

白薇：味鹹，平。主暴中風、身熱、腹滿、忽忽不知人、狂惑、邪氣、寒熱、酸疼，溫瘧洗洗、發作有時。（生平原川谷。三月三日采根）

經文校義

鹹平：《唐本》「苦鹹平」，鹹字係墨書。

腹滿：《唐本》作「肢滿」，《千金》肢作支。

疼：孫改作「痋」。

釋經義例

◆**身熱**

《小品方·卷第六》詔書發汗白薇散，治傷寒二日不解，方用白薇、麻黃、杏人、貝母。此方所主當有身熱。

《金匱要略》桂枝加龍骨牡蠣湯，方後有《小品》云：虛羸浮熱汗出，除桂，加白薇、附子各三分。故曰二加龍骨湯。

《金匱要略·婦人產後病脈証並治第二十一》竹皮大丸，亦用白薇，方後云：『有熱者，倍白薇。』

◆**腹滿**

《外台祕要方·卷第七》引《廣濟》又療鼓脹氣急，通草湯方，通草、茯苓、玄參、桑白皮、白薇、澤瀉、人參、郁李人、澤瀉葉。

◇白薇治婦人遺尿，此用《神農本草經》未載。

如《備急千金要方·卷第二婦人方上·妊娠諸病第四》治婦人遺尿，不知出時方，用白薇、芍藥各一兩，治下篩，酒服方寸匕，日三。

《重慶堂隨筆》云：『白薇性涼，清血熱，爲婦科要藥，溫熱證邪入血分者亦宜用之。』

草部下　一十六種

經文校義

案：《唐本》別羈在退中，衹十四種；此載之亦衹十五種。六字誤。

水萍：味辛，寒。主暴熱，身蛘。下水腫，勝酒，長須髮，注消渴。（生雷澤池澤。三月采）

經文校義

萍：《說文》：『萍，苹也，水艸也。从水、苹，苹亦聲。』蓱，音同。苹，《說文》訓作萍，《爾雅》釋『藾蕭』。蕢，大萍；蘋，同。數字音近易混。案：《廣韻》：萍、蓱屬青，苹屬庚，蘋、蕢屬真。

蛘：《唐本》作『痒』。《御覽》《藝文類聚》《初學記》引作『癢』。

下水腫：《唐本》作『下水氣』。是。

長須髮：《藝文類聚》引作『烏鬢髮』。《初學記》作『烏鬚髮』。《御覽》同《唐本》作『長鬚髮』。

王瓜：味苦，寒。主消渴、內痺、瘀血、月閉、寒熱、酸疼。益氣，愈聾。（生魯地平澤、田野及人家垣墻間。三月采根）

經文校義

愈：《說文》：『瘉，病瘳也。』或繁作『癒』。《說文》無『愈』字。孫氏刊此作『俞』。

《唐本》有『一名土瓜』朱書。

釋經義例

◆**消渴**

《備急千金要方・卷第三婦人方中・淋渴第七》栝樓湯，治產後渴不止，方用栝樓根、人參、甘草、麥門冬、大棗、土瓜根、乾地黃。

《千金翼方・卷第十九雜病中・消渴第一》大黃丸，主消渴，小便多，大便秘，方用大黃、栝樓、土瓜根、杏仁。

◆**月閉**

《備急千金要方・卷第四婦人方下・月水不通第十九》桃仁湯、芒硝湯、乾漆丸、當歸丸及硝石湯，均用土瓜根。

◆**愈聾**

《備急千金要方・卷第六七竅病・耳疾第八》治耳聾方，有二方用土瓜根。

地榆：味苦，微寒。主婦人乳痓痛、七傷、帶下病。止痛、除惡肉，止痛、療金創。（生桐柏及寃句山谷。二月、八月采根）

經文校義

乳痓痛：《綱目》增作『乳產痓痛』四字。

止痛除惡肉止痛療金創：『止痛』文凡兩見，舊于前『止痛』二字外加墨匡子存疑。當削去。下『止痛』字，《唐本》作『止汗』。《綱目》竄易作『止痛止汗除惡肉療金瘡』。『療金創』三字，案：《別錄》體式，每以『療』字引端。疑此三字，或係墨書。

釋經義例

◆治金瘡

《別錄》云『作金瘡膏』。

《備急千金要方·卷第二十五備急方·火瘡第四》續斷散，治金瘡中筋骨，其方用地榆。《辨證錄》金瘡門完膚續命湯，亦用地榆。

◇《別錄》云地榆『止膿血』。《日華子本草》云『止吐血，鼻洪，月經不止，血崩，產前後諸血疾』。《本草綱目》云地榆『除下焦熱，治大、小便血證』。《本草備要》云『治吐衄崩中，腸風血痢』。地榆止血，此用《神農本草經》未載。

如《備急千金要方·卷第四婦人方下·赤白帶下崩中漏下第二十》治婦人忽暴崩中，去血不斷，或如鵝鴨肝者方，用小薊根、當歸、阿膠、青竹茹、芎藭、生地黃、地榆、釜月下土、馬通。丹參酒治崩中去血及產余疾，方用丹參、艾葉、地黃、忍冬、地榆。牡丹皮湯，治崩中血盛，並服三劑即瘥，亦用地榆。

《外台祕要方·卷第二十五》文仲治熱毒痢、痢血，犀角散方，用生犀三兩、石榴皮三兩、黃連三兩、乾藍二兩、地榆三兩。崔氏治卒下血不止方，用灶突中塵一升、黃連五兩、地榆三兩，右三味，擣篩爲散，粥飲服方寸匕，日再服，重者夜一。所引《古今錄驗方》又療下血痢，地膚散方，用地膚五兩、地榆根、黃芩各二兩。

海藻：味苦，寒。主癭瘤氣、頸下核。破散結氣、癰腫、癥瘕、堅氣。腹中上下鳴，下十二水腫。（生東海池澤。七月七日采）

經文校義

藻：《說文》：『藻，水艸也。从艸、水，巢聲。』或作藻。

苦寒：《唐本》『苦鹹寒』，『鹹』字墨書。

癭瘤氣頸下核破散結氣：《綱目》竄易作『癭瘤結氣散頸下硬核痛』。非古。《釋名》云：『癭，嬰（纓）也，在頸嬰喉也。瘤，流也，血流聚所生瘤腫也。』

鳴：《綱目》增作『雷鳴』二字。

十二水腫：海藻、昆布、海帶俱同類。《別錄》：昆布，味鹹寒，主十二種水腫，癭瘤聚結氣，瘻瘡。

《唐本》有『一名落首』朱書。

微溫：下，《御覽》引有『無毒』二字，《唐本》屬墨書。

釋經義例

◆主癭瘤氣

《說文解字》云：『癭，頸瘤也。』『瘤，腫也。』是書言及頸瘤與頸腫之別曰：頸瘤則如囊者也，頸腫則謂暫時腫脹之疾。癭瘤，實乃頸部之如囊狀腫物，是一病而非言癭與瘤二病。癭瘤氣，此氣字恐言腫物質地鬆軟，與頸下核之所別。《呂氏春秋》云：『輕水所，多秃與癭人。』嵇康《養生論》云：『頸處險而癭，齒居晉而黃。』《諸病源候論》云：『諸山水黑土中，出泉流者，不可久居，常食令人作癭病。』《聖濟總錄·癭瘤門》云：『山居多癭頸，處險而癭也。』險，阻難也，即要隘，不易通過之處，當指偏遠山區。據此，癭瘤氣恐爲後世所云之『氣癭』，爲今之所言地方性甲狀腺腫。或釋爲甲狀腺腫大性疾病之總稱者，恐有不當。以甲狀腺之病類型繁多，海藻焉能盡主之？地方性甲狀腺腫與碘鹽缺乏有關，海藻治此恐賴所含之碘鹽。若甲狀腺機能亢進症，則雖頸大如囊亦不可用之。海藻治癭瘤氣，《備急千金要方》《外台祕要方》皆有所載，讀者可參閱，不再舉例。

澤蘭：味苦，微溫。主乳婦内衄、中風餘疾、大腹水腫，身面、四支浮腫，骨節中水、金創、癰腫、倉膿。一名龍棗。

（生汝南諸大澤傍。三月三日采）

經文校義

乳婦内衄、中風餘疾、大腹水腫、身面四支浮腫、骨節中水：《綱目》逸。内衄，《御覽》引作『衄血』。衄，从血，丑聲；俗書作『衂』，又誤作『衂』，非。

一名龍棗：《唐本》猶有『一名虎蘭』朱書，居此前。

釋經義例

◆**主乳婦内衄**

乳婦，乃産婦。内衄，即内出血。乳婦内衄當爲産婦子宫或陰道之出血。可知澤蘭能緩解分娩出血，然古方所用不多。産後虚損頗常用，如《外台祕要方·卷第三十四》産後虚勞方四首，均用澤蘭。《太平惠民和劑局方·卷之九》澤蘭圓，治産後勞傷。《備急千金要方·卷第四婦人方下·補益第十八》所收十四首方中，用澤蘭者達十首，可知澤蘭非純化瘀瀉水藥，實有補益之功。

防已：味辛，平。主風寒、溫瘧、熱氣、諸癇。除邪，利大、小便。一名解離。（生漢中川谷。二月、八月采根）

經文校義

一名解離：《御覽》引作『一名石解』。或係傳譌。

釋經義例

◆**利大、小便**

《别録》云防己『主治水腫、風腫，去膀胱熱』。

《金匱要略》防己茯苓湯，治皮水爲病，四肢腫，水氣在皮膚中，四肢聶聶動者。防己黄芪湯，治風濕與風水，脈浮身重，汗出惡風者。

《備急千金要方·卷第二十一消渴淋閉方·水腫第四》治膀胱石水，四肢瘦，腹腫方；治胃（腎）水，四肢腫，腹滿方；治面腫，小便澀，心腹脹滿方，均用防己利小便消腫。

防己有漢防己與木防己之分，前者屬防己科，後者屬馬兜鈴科。《神農本草經》所載應爲漢防己。古方所言防己者，似指漢防己爲多。然就利水而言，二者古方均用之。

款冬花：味辛，溫。主欬逆、上氣，善喘，喉痺，諸驚，癇，寒熱，邪氣。一名菟奚。（生常山山谷及上黨水傍。十一月采花）

經文校義

款：《說文》款从祟，或从柰。

一名菟奚：《唐本》猶有『一名橐吾、一名顆涷、一名虎鬚』朱書，居此前。《爾雅》云：顆涷，菟奚。顆涷、款冬音近；虎須，乃以形言；橐吾，或係款冬之譌文隱名，《御覽》吾又作石。

釋經義例

◆主咳逆上氣、善喘

《本草備要》云款冬花『治咳逆上氣、喘渴、喉痹、肺痿肺癰、咳吐膿血，爲治嗽要藥，寒熱虛實，皆可施用』。

《金匱要略》射干麻黃湯，用款冬花，其方治咳而上氣，喉中水雞聲。

《備急千金要方·卷十八大腸腑·咳嗽第五》所收六十首方中，用款冬花者十六方，如射干煎、杏仁煎、款冬煎、款冬丸、七星散等。其中，款冬花與紫菀並用之方達十四首。此二味治咳逆上氣，並不拘於寒熱補瀉，如《備急千金要方·卷第十七肺臟方·肺虛實第二》治肺實熱的瀉肺散，用款冬花、紫菀；治肺虛冷的補肺湯，亦用此二味。

◇《本經疏證》云：『《千金》《外台》凡治咳逆久咳，並用紫菀、款冬者十方而九。然其異在《千金》《外台》亦約略可見。蓋凡唾膿血失音者，及風寒水氣盛者，多不甚用款冬，但用紫菀。款冬則每同溫劑、補劑用者爲多。』

牡丹：味辛，寒。主寒熱，中風，瘈瘲，痙，驚癇，邪氣。除癥堅，瘀血留舍腸胃。安五藏，療癰創。一名鹿韭。（生巴郡山谷及漢中。二月、八月采根。）［《唐本》注：夏生白花，秋實圓緑，冬實赤色］

經文校義

痙驚癇：《綱目》無『痙』字。

療癰倉：案：《別錄》體式，每以『療』字引端，疑此三字，或係墨書。《御覽》引闕。

一名鹿韭：下，《唐本》又有『一名鼠姑』朱書，《御覽》引同有。

《唐本注》夏生白花秋實圓緑冬實赤色：○案：是《唐本草》注文。

釋經義例

◆除癥堅

《金匱要略·瘧病脈証並治第四》鱉甲煎丸，治癥瘕，其方用牡丹。

《金匱要略·婦人妊娠病脈証並治第二十》桂枝茯苓丸用牡丹，治婦人宿有癥病，經斷未及三月，而得漏下不止。

《備急千金要方·卷第四婦人方下·月水不通第十九》當歸丸，治女人臍下癥結，刺痛，如蟲所齧；鱉甲丸，治女人小腹中積聚；牡蒙丸，治婦人產後十二癥病；桂心酒，治月經不通，結成癥瘕。以上諸方均用牡丹。

◆瘀血留舍腸胃

《珍珠囊》云牡丹『治腸胃積血』。

《金匱要略·婦人雜病脈證並治第二十二》溫經湯，亦用牡丹，治曾經半產，瘀血在少腹不去。

《備急千金要方·卷第二十五備急方·諸般傷損第三》治腕折瘀血方，用虻蟲二十枚、牡丹一兩，治下篩，酒服方寸匕，血化爲水。以上所治雖爲瘀血，卻不在腸胃，牡丹逐瘀亦當不限於此。

◆療癰瘡

《金匱要略》大黄牡丹皮湯治腸癰。

《備急千金要方·卷第二十三痔漏方·腸癰第二》治腸癰湯，方用牡丹；又方，薏苡仁一升、牡丹皮、桃仁各三兩、瓜瓣二升，以水六升，煮取二升，分再服。

馬先蒿：味苦，平。主寒熱、鬼疰、中風、濕痺，女子帶下病、無子。（生南陽川澤）

經文校義

苦平：顧、盧本同此。《唐本》『苦』字誤作墨書。

《唐本》有『一名馬屎蒿』五字朱書。屎，古通作矢。《外臺祕要》云：馬先蒿一名馬矢蒿。李時珍云：蒿氣如馬矢，故名；馬先乃馬矢之譌，馬新又馬先之譌也。案：其言近是。

積雪草：味苦，寒。主大熱、惡創、癰疽、浸淫、赤熛、皮膚赤、身熱。（生荆州川谷）

經文校義

浸淫：《說文》：『淫，㑄淫，隨理也。』徐鍇曰：『隨其脈理而浸漬也。』

女菀：味辛，溫。主風寒洗洗、霍亂、洩利、腸鳴上下無常處、驚癇、寒熱百病。（生漢中川谷或山陽。正月、二月采）

經文校義

百病：《唐本》作『百疾』。

王孫：味苦，平。主五藏邪氣、寒濕痺、四支疼酸、膝冷痛。一名牡蒙。（生海西川谷及汝南城郭垣下）

經文校義

一名牡蒙：《唐本》無此四字。惟陶弘景注云：『今方家皆呼黃昏，又云牡蒙，市人亦少識者。』《唐本草》蘇敬注云：『陳延之《小品方》述《本草》牡蒙，一名王孫；《藥對》有牡蒙無王孫，此則一物明矣。』案：《本經》前紫參條已云『一名牡蒙』，《唐本》同載陶注云：『今方家皆呼爲牡蒙。』《唐本草》注云：『紫參所在有之。牡蒙葉似及己而大，根長尺餘，皮肉亦紫色，根苗並不相似；雖名牡蒙，乃王孫也。』李時珍云：『古方所用牡蒙，多是紫參；後人所用牡蒙，乃王孫非紫參也。』

蜀羊泉：味苦，微寒。主頭禿、惡倉、熱氣，疥、瘙、痂、癬蟲。（生蜀郡川谷）

經文校義

頭禿：《綱目》改作『禿瘡』。

癖蟲：下，孫刊多『療齲齒』三字，大觀《唐本》屬墨書，是。政和《唐本》『療齲』二字朱書，『齒』字提行墨書，有誤。

爵牀：味鹹，寒。主腰脊痛不得著牀、俛仰艱難。除熱。可作浴湯。（生漢中川谷及田野）

經文校義

爵牀：《御覽》引作『爵麻』。

脊：顧刊作『背』。

俛仰：《說文》『頫』或作『俛』，今从府，音作俯。

別羇：味苦，微溫。主風寒濕痹、身重、四支疼酸寒、歷節痛。（生藍田川谷。二月、八月采）

經文校義

別羇：羇，《綱目》、孫氏正作『羈』；《千金》作『羇』；大觀《唐本》及顧氏譌作『羇』。

寒歷節痛：孫氏同大觀《唐本》作『寒邪歷節痛』五字。

此條蘇敬《唐本草》退在有名未用中。

木部　一十七種

經文校義

案：《唐本》淮木在退中；此載之則有一十八種。七當改八。

淮木：味苦，平。主久欬、上氣、傷中、虛羸，女子陰蝕、漏下、赤白沃。一名百歲城中木。（生晉陽平澤）

經文校義

此條蘇敬《唐本草》退在有名未用中。

桑根白皮：味甘，寒。主傷中、五勞六極、羸瘦、崩中、脈絕。補益虛氣。葉：主除寒熱，出汗。桑耳，黑者：主女子漏下、赤白汁、血病、癥瘕、積聚、陰痛、陰陽寒熱、無子。五木耳，名檽：益氣，不飢，輕身，強志。（生犍爲山谷。采無時）

經文校義

補益虛氣：《唐本》作「補虛益氣」是。

五木耳名檽：《說文》：「萮，木耳也。」即此「檽」字。或从木作「楆」，又省假作「栭」。作「檽」非正字。

采無時：〇三字，《唐本》在桑根白皮節下；木耳節後別有「六月多雨時採」文。

釋經義例

◆古方桑根白皮補益之功頗強

《備急千金要方·卷第十七肺臟方·肺虛實第二》治肺氣不足之四首補肺湯及麻子湯，均用桑白皮。

《千金翼方·卷第十五補益·補五臟第四》補肺湯、肺傷湯、傷中湯、補肺散、補肺丸、補脾湯，均用桑白皮。

◇後世以之瀉肺平喘，利尿消腫，與《神農本草經》所載有別。

如《藥性論》云『治肺氣喘滿，水氣浮腫』。

《本草備要》云『肺氣虛及風寒作嗽者慎用』。

竹葉：味苦，平。主欬逆、上氣溢、筋急、惡瘍。殺小蟲。根作湯：益氣，止渴，補虛，下氣。汁：主風痓。實：通神明，輕氣，益氣。（生益州）

經文校義

汁主風痓：《綱目》混歸《別錄》。

輕氣益氣：《唐本》作『輕身益氣』，是。

吳茱萸：味辛，溫。主溫中、下氣、止痛，欬逆、寒熱。除濕、血痺，逐風邪，開腠理。根，殺三蟲。一名藙。（生上谷川及寃句。九月九日采）

經文校義

吴茱萸：吴，指產地。《御覽》引無之。

欬逆寒熱：《綱目》移次『開腠理』下。非古。

腠理：腠，古作『湊』、『奏』。

一名藙，生上谷川：〇大觀《唐本》、《圖經》、《千金》、《御覽》並作『生上谷川谷』五字。是。藙，音毅，《說文》云：『藙，煎茱萸。』

根殺三蟲：下，《御覽》有『久服輕身』四字；《唐本》無。

釋經義例

◆**主溫中**

《傷寒論》當歸四逆加吴茱萸生薑湯，治其人內有久寒者；《金匱要略》溫經湯，亦用吴茱萸，又治婦人少腹寒，久不受胎。此二方之用吴茱萸，當爲溫中。

《備急千金要方・卷第十六胃腑方・痼冷積熱第八》茱萸硝石湯，主久寒，不欲飲食，數十年澼飲。

《證治準繩》四神丸用吴茱萸，亦當溫中。

◆**止痛**

吴茱萸止頭痛，如《傷寒論・辨厥陰病脈証並治第十二》吴茱萸湯，治乾嘔，吐涎沫，頭痛者。

止心痛，如《金匱要略》九痛丸，治九種心痛。

《別錄》云『治腹內絞痛，中惡心腹痛』。《備急千金要方・卷第十三心臟方・心腹痛第六》之五辛湯、羊肉當歸湯、當歸湯，均用吳茱萸。

《備急千金要方·卷第三婦人方中·虛損第十》治產後虛羸，盜汗，濇濇惡寒，方用一味吳茱萸三兩。方後云：『亦治產後腹中疾痛。』

◆**咳逆**

《備急千金要方·卷第十八大腸腑方》蜀椒丸，治上氣咳嗽；又云『治咳嗽，兩脅支滿』，多唾上氣方；以及治三十年上氣咳嗽唾膿血、喘息不得臥的款冬丸，都用吳茱萸。

◆**除濕**

《古今錄驗方》療陰下濕癢生瘡方，用吳茱萸一升，水三升，煮取三五沸，去滓，以洗瘡。

◆**逐風邪、開腠理**

《備急千金要方·卷第二十二癰腫毒方·治隱疹第五》治風瘙隱疹、心悶亂方又方，吳茱萸一升，酒五升，煮取一升半，帛染拭病上。隱疹，爲風邪客於腠理之病。

◆**根殺三蟲**

《備急千金要方·卷第十八大腸腑方·九蟲第七》治脾勞熱，有白蟲在皮中，爲病令人好嘔，茱萸根下蟲湯，方用東引吳茱萸根大者一尺、大麻子八升、橘皮三兩。治肝勞，生長蟲在肝爲病，恐畏不安，眼中赤方，用雞子五枚、乾漆四兩，蠟、吳茱萸東行根皮各二兩，粳米粉半斤。治肺勞熱，生蟲在肺爲病方，用狼牙三兩、東行桑根白皮一升、東行吳茱萸根白皮五合，以酒七升，煮取一升，平旦頓服之。

◇吳茱萸還治吐酸吞酸，此用《神農本草經》未載。

如《千金翼方·卷第十九雜病中·痰飲第四》半夏湯，主痰飲澼氣吞酸方，用半夏、生薑、附子、吳茱萸。

《丹溪心法》左金丸，亦治吞酸。

◇後世還用吳茱萸醋調貼敷腳心，治舌咽生瘡及高血壓病等，皆超出《神農本草經》所載。

梔子：味苦，寒。主五内邪氣、胃中熱氣、面赤、酒炮、皶鼻、白癩、赤癩、創瘍。一名木丹。（生南陽川谷。九月采實）

經文校義

皶：同『皻』。

梔：《藝文類聚》及《御覽》引作『支』，是。古亦作『巵』。梔，後起字，《說文》徐鉉新附入。

酒炮：大觀《唐本》、《千金》、《綱目》、顧刊俱作『酒皰』。

釋經義例

◆**面赤**

《萬病回春·卷之五·面病》清上防風湯，治頭面生瘡癤、風熱之毒；清肺散，治面上生穀嘴瘡，俗名粉刺。此二方均用梔子。

◆**酒炮皶鼻**

《備急千金要方·卷第六七竅病·面藥第九》梔子丸，治酒皶鼻皰方，用梔子仁、芎藭、大黃、豉、木蘭皮、甘草。敷鼻皰方，蒺藜子、梔子仁、豉、木蘭皮。

◆**主瘡瘍**

《備急千金要方·卷第二十二癰腫毒方》梔子湯，主表裹俱熱，三焦不實，身體生瘡及發癰癤，大、小便不利。五利湯，主年四十已還強壯，常大患熱，發癰疽無定處，大、小便不通，此方用梔子仁五兩。

◇梔子治黄疸，《神農本草經》未記載。

如《傷寒論》《金匱要略》茵陳蒿湯，用梔子。

《千金翼方·卷第十八雜病上·黄疸第三》黄疸，身目皆黄，皮内曲塵出者方，用梔子仁。大黄硝石湯，治黄疸腹滿，小便不利而赤，自汗出，此方亦用梔子。大茵陳湯，主内實熱盛發黄，黄如金色，脈浮大滑實緊數者，亦用梔子仁。梔子大黄湯，治酒黄疸，心中懊憹或痛。梔子柏皮湯，治傷寒身黄發熱。

◇《本草綱目》云梔子『治吐血、衄血、血痢、下血、血淋、損傷瘀血』。梔子止血，《神農本草經》未載。

如《備急千金要方·卷第六七竅病》治鼻出血不止方，用乾地黄、梔子、甘草等分。

◇《别録》云梔子『主治目熱赤痛』，此用《神農本草經》未載。

《備急千金要方·卷第六七竅病·目病第一》梔子仁煎、瀉肝湯、洗肝乾藍煎方、洗眼湯，均用梔子清瀉肝火。

蕪荑：味辛，平。主五内邪氣。散皮膚、骨節中淫淫溫行毒。去三蟲，化食。一名無姑。（生晉山川谷。三月采實）

經文校義

辛平：顧、盧刊同此。《御覽》無『平』字，《唐本》『平』字作墨書。應非是。

去三蟲化食：下，《御覽》連引『逐寸白散腹中嗢嗢息』；今《唐本》係墨書，腹作腸，息上有喘字。

一名無姑：《唐本》又有『一名蔱瑭』朱書。《唐本草》注云：《爾雅》『莁荑』一名『蔱蘠』，今名『蔱瑭』，字之誤也。

枳實：味苦，寒。主大風在皮膚中如麻豆苦蛘。除寒熱結，止利。長肌肉，利五藏，益氣，輕身。（生河内川澤。九月、十月采）

經文校義

枳實：沈括《夢溪補筆談》云：『六朝以前醫方，唯有枳實無枳殼。後人用枳之小嫩者爲枳實，大者爲枳殼。』枳，俗省作只。

釋經義例

◆主大風在皮膚中如麻豆苦癢

《備急千金要方·卷第五少小嬰孺方·癰疽瘰癧第八》五香枳實湯及枳實丸所主，均有皮疹如麻豆粒且癢。治小兒風瘙隱疹方，亦用枳實。

◇《别錄》云枳實『破結實，消脹滿，心下急痞痛』。經方用枳實一治胸腹脹，二止痛，此用《神農本草經》未載。治胸腹脹，如大承氣湯，治少陰病六七日，腹脹不大便者；以及腹滿不減，減不足言。厚朴七物湯，治病腹滿，發熱十日，脈浮而數，飲食如故。厚朴大黄湯，治支飲胸滿。枳實薤白桂枝湯，治胸痹心中痞，留氣結在胸，胸滿，脅下逆搶心。橘枳姜湯，治胸痹，胸中氣塞短氣。止痛，如四逆散或然證有腹痛。枳實芍藥散，主婦人產後腹痛，煩滿不得臥。大柴胡湯，治按之心下滿痛者。厚朴三物湯，治痛而閉者。

概觀之，枳實治滿常與厚朴合用，止痛常與芍藥合用。

◇經文曰枳實『九月十月采』。《詩經》有云『十月蟋蟀入我床下……八月剝棗，十月獲稻……九月築場圃，十月納禾稼』

諸語，可知枳實當爲秋日采摘，其果當接近成熟。《備急千金要方·卷第一序例·合和第七》有云枳實『去瓤』，今之枳實乃幼果，恐無瓤可去；故《神農本草經》所載枳實，恐爲今之枳殼。《傷寒論》之大承氣湯用枳實四枚，若爲今之枳實，其量恐不足與厚朴、大黃匹配；若爲鵝眼小枳實則尤不可信。《黃帝內經素問·五臟生成篇第十》有云『黃如枳實者死』，既云色黃，則當爲成熟期或近於成熟乃是，幼果其色乃青。《夢溪筆談》云：『古人言枳實者，便是枳殼。』此言可信。

◇近賢葉橘泉認爲張仲景所用枳實爲今之枸橘。枸橘即臭橘，又叫枳。

厚朴：味苦，溫。主中風、傷寒、頭痛、寒熱、驚、悸氣、血痺、死肌。去三蟲。（生交阯、寃句。三、九、十月采皮）

經文校義

朴：《說文》：『朴，木皮也。』與『樸』字異。

生交阯寃句。三九十月采皮：○《御覽》引有『生山谷』文，今《本草》逸。交阯寃句，《御覽》引作『太山』，引《吳氏》云：『生交阯。』案：厚朴出自西南，言出太山者非尔。三九十月采皮，大觀《唐本》作『三月九月采皮』，孫刊作『九月十月采皮』，《千金》《綱目》作『三月九月十月採皮』。

釋經義例

◆**死肌**

《中醫雜誌》一九八五年第六期載錢可久厚朴治療肌強直的經驗。取厚朴 9~15 克加適量水，分煎二次，頓服。一般服後一小時即可使肌強直的症狀得到明顯改善，療效可維持 5~6 小時。以後改用厚朴粉口服，每次 1.5~3 克，一日三次，每次服後可維持 4~5 小時。本藥無副作用。此『肌強直』與『死肌』類似。

◇《別錄》云厚朴『消痰下氣，療霍亂及腹痛滿』。《藥性論》云『主心腹滿』。經方用厚朴治胸腹脹滿，此《神農本草經》未載。

如《傷寒論》厚朴生薑半夏甘草人參湯，治發汗後，腹脹滿者。《金匱要略》半夏厚朴湯條引《千金》作胸滿，心下堅，咽中貼貼，如有炙肉，吐之不出，吞之不下。

《備急千金要方·卷第十八大腸腑方·咳嗽第五》麻黃石膏湯，治上氣胸滿者，方用麻黃四兩、石膏一枚如雞子大、小麥一升、杏仁半升、厚朴五兩。

厚朴治胸腹滿多與枳實同用，如梔子厚朴湯，治傷寒下後，心煩腹滿，臥起不安者。其它與枳實同用者可參閱枳實條。

◇經方還用厚朴治咳喘，《神農本草經》亦未載。

如厚朴麻黃湯，治咳而脈浮者。桂枝加厚朴杏子湯，治太陽病，下之微喘者，表未解也。喘家，作桂枝湯加厚朴杏子佳。

秦皮：味苦，微寒。主風寒濕痺、洗洗寒氣。除熱，目中青瞖、白膜。久服頭不白，輕身。一名石檀。（生廬江川谷及宛句。二月、八月采皮）

經文校義

秦皮：《名醫》『一名岑皮』，《御覽》引《吳氏本草》以『岑皮』作正名。《說文》云：『梣，青皮木。』即此『岑』字。作秦皮者，盖以其產地稱之。

青瞖：《御覽》引作『青翳』，俗演作『瞖』。《淮南子》云：『梣木色青，治目翳之藥也。』高誘注云：『剝取其皮以水浸之，正青。用洗眼，愈人目中膚翳。』

一名石檀：《唐本》墨書。

釋經義例

◆除熱

白頭翁湯主熱利下重者，又云：『下利欲飲水者，以有熱故也，白頭翁湯主之。』方中用秦皮，恐非治利，或爲除熱而設。

◆目中青翳白膜

《外台祕要方·卷第二十一》載凡是黑睛及瞳人瑩薄有瘡翳，皆不可用辛辣及溫藥洗之，並是害眼之兆，宜用秦皮湯洗之，方用秦皮、梔子仁、淡竹葉。

《小品方·卷第十·治耳眼鼻口齒諸方》黃連洗湯，治眼漠漠方，用黃連二兩、秦皮二兩、蕤人半兩，水煮洗目。漠漠，迷蒙貌。眼漠漠，爲視物不清，雖非青翳白膜，亦眼病也。

秦椒：味辛，溫。主風邪氣。溫中，除寒痹，堅齒髮，明目。久服輕身，好顏色，耐老，增年，通神。（生太山川谷及秦嶺上或琅邪。八月、九月采實）

經文校義

椒：孫依《說文》，改作『茮』。亦作『梂』。

山茱萸：味酸，平。主心下邪氣、寒熱。溫中，逐寒濕痹，去三蟲。久服輕身。一名蜀棗。（生漢中山谷及琅邪、宛句、東海承縣。九月、十月采實）

經文校義　無

釋經義例

◆逐寒濕痹

《古今錄驗方·療風濕痹痛方》之桃花散，治風，頭眩倒，及身體風痹走在皮膚中，方用石南五兩、薯蕷四兩、黄芪三兩、山茱萸三兩、桃花半升、菊花半升、真珠半兩、天雄一兩。

《千金翼方·卷第十五補益·補虚丸散第六》淮南八公石斛散，主風濕痹疼，腰腳不遂。《千金翼方·卷第十六中風上·諸散第二》之山茱萸散，主風跛痹；八風十二痹散、又方八風十二痹散、秦王續命大八風散，均用山茱萸。

◆去三蟲

《備急千金要方·卷第十八大腸腑方·九蟲第七》蘼蕪丸，治少小有蛔蟲，結在腹中，數發腹痛，微下白汁，吐悶，寒熱，飲食不生肌，皮肉痿黄，四肢不相勝舉方，用蘼蕪、貫眾、雷丸、山茱萸、天門冬、狼牙、藋蘆、甘菊花。

◇山茱萸乃強壯藥，《神農本草經》但言『溫中』未有他示。

如《備急千金要方·卷第十九腎臟方·腎臟補腎第八》內補散，治男子五老六絶諸疾；腎瀝散，治虚勞百病；薯蕷散，補丈夫一切病不能俱述；無比薯蕷丸，治諸虚勞百損；以及神化丸、腎氣丸、鹿角丸諸方，均用山茱萸。

《金匱要略》腎氣丸條文共五處，其中，《血痹虚勞病脈証並治第六》所主有小便不利，《消渴小便利淋病脈証並治第十三》所主有小便反多，《婦人雜病脈證並治第二十二》所主爲轉胞不得溺。此方用山茱萸。

《千金翼方·卷第一藥錄纂要·用藥處方第四》利小便第二十二條下有山茱萸。

《千金翼方·卷第一藥錄纂要·用藥處方第四》止小便第二十三條下亦有山茱萸。

《别錄》云『止小便利』。

《藥性論》云『止老人尿不節』。

《本草備要》云『縮小便』。

此物既能利小便，又能止小便，此非矛盾乎？倘從人體機能衰減觀之，與乎小便不外過利及不利之兩端。以山茱萸振奮衰減之機能，則兩極俱復其常。可知，山茱萸治小便之療效，非針對小便而設，乃強壯機能，不治小便而小便自治。

紫葳：味酸，微寒。主婦人產乳餘疾、崩中、癥瘕、血閉、寒熱、羸瘦。養胎。一名陵苕。（生西海川谷及山陽）

經文校義

酸：《御覽》作『鹹』，又引《吳氏》曰：『《神農》酸，《扁鵲》苦咸。』則此應是『酸』字。鄒潤菴《本經疏證》云：『今嘗此物味實鹹，故从《御覽》改。』

一名陵苕：《唐本》又有『一名茇華』並墨書，《御覽》引有，《綱目》亦稱《本經》。

猪苓：味甘，平。主痎瘧。解毒、蠱疰不祥，利水道。久服輕身，耐老。（生衡山山谷及濟陰宛句。二月、八月采）

經文校義

猪：俗省从犬，本當从豕作『豬』。

《唐本》有『一名猳猪屎』朱書。猳，當作『豭』，牡豕也。屎，《御覽》作『矢』。

釋經義例

◆利水道

《備急千金要方·卷第二十一消渴淋閉方·水腫第四》治腎水、四肢腫、腹滿方，用豬苓；徐王煮散治水腫、服輒利小便方，亦用豬苓；豬苓散，主虛滿，通身腫，利三焦，通水道。麻黃煎，主風水，通身腫欲裂，利小便；大豆湯，治風水，通身大腫，眼合不得開，短氣欲絕。後二方均用豬苓。

《本草綱目》云：『豬苓淡滲，利小便與茯苓同功；但入補藥，不如茯苓也。』

白棘：味辛，寒。主心腹痛、癰腫。潰膿，止痛。（生雍州川谷）

經文校義

止痛：下，《綱目》連錄『決刺結』三字入《本經》，以朱墨書體例審之，頗合。《唐本》『決刺結療丈夫虛損』云云，並作墨書，當有誤。

《唐本》有『一名棘鍼』朱書，《綱目》稱《別錄》。

龍眼：味甘，平。主五藏邪氣。安志，厭食。久服強魂，聰明，輕身，不老，通神明。一名益智。（生南海山谷）

經文校義

《綱目》混屬《別錄》。

衛矛：味苦，寒。主女子崩中、下血，腹滿、汗出。除邪，殺鬼毒、蠱疰。一名鬼箭。（生霍山山谷。八月采）

經文校義

《唐本》松羅列此前。

合歡：味甘，平。主安五藏，利心志，令人歡樂無憂。久服輕身，明目，得所欲。（生益州山谷）

經文校義

利心志：《藝文類聚》《綱目》作『和心志』。《御覽》作『和心氣』，『氣』字當誤。

松蘿：味苦，平。主瞋怒、邪氣。止虛汗，頭風，女子陰寒、腫痛。一名女蘿。（生熊耳山川谷松樹上。五月采）

經文校義

松羅：謂羅絡松上，又从艸，作蘿。《唐本》列在衞矛前。

獸部　七種

白馬莖：味鹹，平。主傷中、脈絕、陰不起。強志，益氣，長肌肉，肥健，生子。眼：主驚癇、腹滿、瘧疾。當殺用之。縣蹄：主驚邪、瘈瘲、乳難。辟惡氣、鬼毒、蠱疰不祥。（生雲中平澤）

經文校義

脈絕：《綱目》改作『絕脈』。非古。

陰不起：顧刊作『陰不足』。非尔，《本經》衹白石英稱『陰痿不足』。

眼主驚癇腹滿瘧疾：《綱目》屬《別錄》。

當殺用之：大觀《唐本》墨書。

縣蹄：《唐本》作『懸蹄』。懸，古只作縣；蹄，作蹏。

蟲蛀：《唐本》作『蟲疰』。

不祥：政和《唐本》作『不詳』。

鹿茸：味甘，溫。主漏下惡血、寒熱、驚癇。益氣，強志，生齒，不老。角：主惡創、癰腫。逐邪、惡氣，留血在陰中。

經文校義

《唐本》有『四月五月解角時取』，角『七月採』墨書文。此略。

此條政和《唐本》誤成墨書。

角：主治云云，《綱目》混屬《別錄》。誤。

釋經義例

◆主漏下

《備急千金要方·卷第四婦人方下·赤白帶下崩中漏下第二十》慎火草散，治漏下方，用慎火草、當歸、鹿茸、阿膠、龍骨。蒲黄散，治漏下不止方，用蒲黄、鹿茸、當歸。治漏下，去白方，用鹿茸、白蘞、狗脊爲散。治婦人漏下不止散，方用鹿茸、阿膠、烏賊骨、當歸、蒲黄。

◆角主惡瘡癰腫

《備急千金要方·卷第二十二癰腫毒方·疔腫癰疽發背第三》又方，燒鹿角灰，醋和敷之，日三易。

《備急千金要方·卷第二十三痔漏方·腸癰第二》鹿角三方，治婦人乳生瘡，頭汗出，疼痛欲死不可忍。方用鹿角三分、甘草一分，上二味，治下篩，和雞子黄於銅器中，置於溫處，炙上敷之，日再即愈，神驗不傳。

後世治陰疽之陽和湯即用鹿角膠。

牛角䚡：下閉血、瘀血疼痛，女人帶下血。髓：補中，填骨髓。久服增年。膽：可丸藥。

經文校義

䚡：角中骨也。

掌禹錫等案：《蜀本草》云：『沙牛角䚡，味苦溫。』《綱目》據之增入。

羖羊角：味鹹，溫。主青盲，明目。殺疥蟲，止寒洩，辟惡鬼、虎狼，止驚悸。久服安心，益氣，輕身。（生河西川谷。取無時）

經文校義

羖：牡羊也。音古。

《綱目》錄此，竄改不當。

狗莖：味鹹，平。主傷中。陰痿不起，令強、熱大，生子。除女子帶下十二疾。膽：主明目。（六月上伏取）

經文校義

狗莖：《唐本》作『牡狗陰莖』，字義累贅。此略。

《唐本》有『一名狗精』朱書。

膽主明目：大觀《唐本》墨書。誤。

羚羊角：味鹹，寒。主明目，益氣，起陰。去惡血、注下，辟蠱毒、惡鬼不祥。安心氣，常不魘寐。（生石城山川谷及華陰山。采無時）

經文校義

羚：孫依《爾雅》釋文引《本草》作『麢』。《說文》：『麢，大羊而細角。从鹿，霝聲。』今省从羊，令聲。《御覽》引此作『靈』，同音相假。

安心氣：《綱目》逸，《御覽》引有。

常不魘寐：魘，孫同《御覽》作『厭』。句後，大觀《唐本》獨以『久服強筋骨輕身』七字作朱書。

犀角：味苦，寒。主百毒、蠱疰、邪鬼、瘴氣。殺鉤吻、鴆羽、蛇毒。除邪，不迷惑、魘寐。久服輕身。（生永昌山谷及益州）

經文校義

犀：《說文》：『犀，南徼外牛，一角在鼻，一角在頂，似豕。从牛，尾聲。』

瘴氣：孫氏改作『障氣』，謂山障間邪氣也。後演作『瘴』。

苦：《御覽》作『鹹』。《唐本》屬墨書。

禽部　三種

鷰矢：味辛，平。主蠱毒、鬼疰。逐不祥、邪氣。破五癃，利小便。（生高山平谷）

經文校義

鷰矢：鷰，俗字，孫、顧正作『燕』。《唐本》『矢』作『屎』。

此條《綱目》誤稱《別錄》。

伏翼：味鹹，平。主目瞑。明目，夜視有精光。久服令人喜樂，媚好，無憂。（生太山川谷。立夏後采）

經文校義

目瞑：下，《綱目》以『痒痛』二字連入《本經》；《唐本》『痒痛療淋利水道』墨書。

喜樂：《唐本》作『憙樂』。依字義當从心，作憙。

《唐本》有『一名蝙蝠』朱書。

生太山川谷：○《唐本》作正文朱書，又有『及人家屋間』五字墨書。

宋《開寶重定》注：自蟲魚部今移。

天鼠矢：味辛，寒。主面癰腫、皮膚洗洗時痛、腹中血氣。破寒熱、積聚，除驚悸。一名石肝。（生合浦山谷。十月、十二月取）

經文校義

矢：《唐本》作『屎』。

腹中：孫刊作『腸中』。

一名石肝：四字，大觀《唐本》刊作墨書。《唐本》猶有『一名鼠法』朱書居此前。

《開寶重定》未注明移易。案：今《千金翼方》本，與伏翼條文同載在蟲魚部。

蟲魚部　一十六種

蝟皮：味苦，平。主五痔、陰蝕，下血赤白、五色，血、汗不止，陰腫、痛引腰背。酒煮，殺之。（生楚山川谷田野。取無時）

經文校義

蝟：《說文》：『彙，瑑彔蟲，似豪豬者。从彖，胃省聲。蝟，或从虫。』或作蝟。《爾雅》云：『彙，毛刺。』其字俗作蝟、作猬。』

血汗：《唐本》作『血汁』。當是。《日華子本草》云：『止血汗。』

釋經義例

◆**五痔**

《備急千金要方·卷第二十三痔漏方·五痔第三》治痔蝟皮丸方、蝟皮丸，均用之。

《外台祕要方·卷第二十六》引《廣濟》蝟皮散方、黃芪丸方，均用蝟皮。此等方均爲內服。

《外台祕要方》還引《肘後》以蜎皮燒灰，敷之外用者。

◆下血赤白

《備急千金要方·卷第四婦人方下·赤白帶下崩中漏下第二十》雲母芎藭散，治婦人血崩及痔病方，均用蜎皮。

露蜂房：味苦，平。主驚癇、瘈瘲、寒熱、邪氣、癲疾、鬼精、蠱毒、腸痔。火熬之，良。（生牂牱山谷。七月七日采）

經文校義

蜂：『蜂』字之譌。

苦：《綱目》誤作『甘』。

《唐本》有『一名蜂腸』朱書。

牂牱：○當書作『牂牁』；牁，通作『柯』。

釋經義例

◆腸痔

《外台祕要方·卷第二十六》引《廣濟》又療五痔，蜎皮散方，用露蜂房；引《刪繁》又療腎勞虛，或酒醉當風所損，腎臟病所爲酒痔，肛門腫、生瘡，因酒勞傷發，瀉清血，肛門疼痛，蜂房膏方，蜂房、生槐白皮、楝實、桃人、白芷、赤小豆、豬膏。

鼈甲：味鹹，平。主心腹癥瘕、堅積、寒熱。去否、息肉、陰蝕、痔、惡肉。（生丹陽池澤。取無時）

經文校義

否：《唐本》作『痞』。此省。劉熙《釋名》云：『脴，否也，氣否結也。』《綱目》痞下增『疾』字。非古。

息肉：息，《綱目》作『瘜』。此省。《説文》云：『瘜，寄肉也。』徐鍇曰：『息者，身外生之也。故古謂賒賃生舉錢爲息錢，旋生土爲息壤也。』

痔：下，《綱目》增『核』字。非古。

釋經義例

◆主心腹癥瘕堅積

《別錄》云『治小兒脅下堅』。

《金匱要略》鱉甲煎丸，治瘧母。瘧母實質是癥瘕。

《備急千金要方·卷第五少小嬰孺方·癖結脹滿第七》鱉甲丸，治少小腹中結堅，脅下有疹，手足煩熱方，用鱉甲。

《備急千金要方·卷第十一肝臟·堅癥積聚第五》恒山丸，治脅下邪氣積聚，往來寒熱如溫瘧。方中用鱉甲，當爲治積聚寒熱。

《備急千金要方·卷第十七肺臟方·積氣第五》治氣實若積聚，不得食息的檳榔湯，方後云：『若有癥結堅實如石，加鱉甲二兩、防葵二兩。』

《外台祕要方·卷第十二》療癖、癖結之方，亦有用鱉甲者。此等亦癥瘕之疾。

◆寒熱

《藥性論》云鱉甲『除骨熱，骨節間勞熱』。

《本草匯言》云『解勞熱骨蒸之藥也』。

《備急千金要方·卷第十傷寒方下》蜀漆丸，治勞瘧，並治積勞寒熱，發有時，似瘧者；烏梅丸，治寒熱勞瘧久不瘥諸證；鮫鯉湯，治乍寒乍熱，乍有乍無，山瘴瘧。以上諸方，均用鱉甲。

《溫病條辨》青蒿鱉甲湯，治夜熱早涼。

◇鱉甲消瘡腫，《神農本草經》未載。

如《金匱要略》治療陽毒的升麻鱉甲湯和治療陰毒的升麻鱉甲湯去雄黃、蜀椒，都用鱉甲。所主都有咽喉痛，恐爲咽喉有瘡腫。

蠏：味鹹，寒。主胷中邪氣、熱結痛、喎僻、面腫。敗漆燒之，致鼠。（生伊、洛池澤諸水中。取無時）

經文校義

蠏：書作『蟹』，同。

鹹寒：大觀《唐本》『寒』字誤墨書。

喎：古只作『咼』。《說文》：『喎，口戾不正也。从口，咼聲。』咼音寡。今又作剮。

敗漆：上，《綱目》增『能』字。

蚱蟬：味鹹，寒。主小兒驚癇、夜啼、癲病、寒熱。（生楊柳上。五月采）

經文校義

蚱：孫改作『柞』。

鹹寒：大觀《唐本》『鹹甘寒』三字，『甘』字亦作朱書。誤。

生楊柳上：○《唐本》作正文朱書。

釋經義例

◆主小兒驚癇、夜啼

《古今錄驗方·療小兒癇證方》鉤藤湯，療未滿月及出月兒壯熱發癇，方用蚱蟬一枚。麻黃五癇湯療百日及過百日兒發癇，連發不醒，及胎中帶風，體冷面清，反張，方用蚱蟬二枚。

《備急千金要方·卷第五少小嬰孺方·驚癇第三》白羊鮮湯，治小兒風癇，胸中有疾，方用蚱蟬二枚。

《外台祕要方·卷第三十五》引《廣濟》療小兒五驚夜啼，龍角丸方，龍角、黃芩、大黃、牡丹皮、蚱蟬、牛黃。

蠐螬：味鹹，微溫。主惡血、血瘀、痺氣，破折血在脅下、堅滿痛，月閉，目中淫膚、青翳、白膜。（生河內平澤。取無時）

經文校義

血瘀痺氣：『瘀』字下，孫刊本注云：『《御覽》作血瘴。』案：《御覽》引云：『治血痺。』乃是省文，孫氏誤解尔。

《唐本》有『一名蟦蠐』朱書，『一名蜰齊、一名毂齊』墨書。原刊『蜰』譌作『聖』，『毂』譌作『教』。案：《說文》無『蟦』字，有『蜰』字，二字音同。《方言》云：『蠙螬謂之蟦……或謂之蝖毂。』蟦字同蠐。《綱目》以爲『教齊』乃『乳齊』之誤。非是。《說文》蠐螬書作『𪓰𧓕』，今省。

釋經義例

◆**主惡血、血瘀**

《金匱要略》大黄䗪蟲丸，所主爲內有乾血，方用蠐螬。

◆**月閉**

《備急千金要方·卷第四婦人方下·月水不通第十九》乾薑丸、牡丹丸、黄芩牡丹湯、乾漆丸、鱉甲丸、桂心酒、硝石湯，均用蠐螬。

烏賊魚骨：味鹹，微溫。主女子漏下赤白、經枯、血閉、陰蝕腫痛、寒熱、癥瘕、無子。（生東海池澤。取無時）

經文校義

烏賊：《說文》作『烏鰂』。

漏下赤白：《綱目》顛作『赤白漏下』。

經枯：《唐本》作『經汁』。

釋經義例

◆**主女子漏下赤白**

《日華子本草》云烏賊魚『骨療血崩』。

《備急千金要方·卷第四婦人方下·赤白帶下崩中漏下第二十》龍骨散，方後云：『白多者，加烏賊骨、僵蠶各二兩。』雲母芎藭散，亦用烏賊骨，所治有『漏下赤白青黄黑汁』之語。禹餘糧丸，治崩中赤白不絕、困篤方，用禹餘糧、白馬蹄、龍骨、鹿茸、烏賊魚骨。馬蹄屑湯及馬蹄丸，均治白漏不絕，均用烏賊骨。治女人漏下，或瘥或劇，常漏不止，身體羸瘦，飲食減少，或赤、或白、或黃，使人無子者方，牡蠣、伏龍肝、赤石脂、白龍骨、桂心、烏賊骨、禹餘糧各等分，治下篩，空心酒服方寸匕，日二。白多者，加牡蠣、龍骨、烏賊骨；赤多者，加赤石脂、禹餘糧；黃多者，加伏龍肝、桂心。隨病加之。

◆無子

《別錄》云烏賊魚『骨令人有子』。

《備急千金要方·卷第二婦人方上》紫石門冬丸，治全不產及斷緒，其方用烏賊骨。

白殭蠶：味鹹，平。主小兒驚癇、夜啼。去三蟲。滅黑皯，令人面色好。（生穎川平澤。四月取自死者）

經文校義

殭蠶：殭，孫改从『僵』。蠶，俗省作『蚕』，變作『蚕』。

鹹平：顧、盧刊本同此。《唐本》『鹹辛平』，只以『鹹』字作朱書，『辛平』二字連作墨書。有誤。

面色好：下，《唐本》有『男子陰瘍（音亦）病』五字朱書，又『女子崩中赤白』云云墨書。案：男子、女子對舉，自當同屬《別錄》。《本經》文無『陰瘍』語例。

釋經義例

◆主小兒驚癇

《太平惠民和劑局方·卷之十》治小兒諸疾反魂丹，治小兒諸風癲癇，方用白僵蠶。

《太平惠民和劑局方·卷之一》驚氣圓，治驚憂積氣，心受風邪，發作牙關緊急，涎潮昏塞，醒則精神若癡，其方亦用白僵蠶。可知後世以之止驚，不限於小兒。

《普濟方·卷九十六》龍膽湯，治五臟生風發痓，日夜數十發者。方爲防風、黄連、草龍膽、白僵蠶（炒）各半兩，上爲粗末，每服五錢，水二盞，煎一盞，去滓溫服。

◆**去三蟲**

《備急千金要方·卷第十八大腸腑方·九蟲第七》治心勞熱傷心，有長蟲，名曰蠱，長一尺，貫心爲病方，用僵蠶三七枚。

《外台祕要方·卷第二十六》引《集驗》貫眾丸，主療九蟲動作諸病方，亦用僵蠶。

◆**滅黑皯，令人面色好**

此言白僵蠶美容之功。《古今錄驗方》療面上瘢，滅之方，白僵蠶一兩、珊瑚一兩、白芷一兩、雞矢白一兩、朱砂一兩，擣，蜜和，敷之。

《備急千金要方·卷第六七竅病·面藥第九》五香散、玉屑面膏方、面脂、玉屑面脂方，諸方均用白僵蠶，多爲外用。

鮀魚甲：味辛，微溫。主心腹癥瘕、伏堅、積聚、寒熱，女子崩中、下血五色，小腹、陰中相引痛，創疥、死肌。（生南海池澤。取無時）

經文校義

鮀：陶云：『即今鼉甲也。』《說文》：『鼉，水蟲，似蜥易，長大。从黽，單聲。』

崩中下血五色：《綱目》移次『痛』字後，『色』下又增『及』字。非古。

楞雞：味苦，平。主心腹邪氣、陰痿。益精，强志，生子好色。補中，輕身。（生河内川谷樗樹上。七月采）

經文校義 無

蛞蝓：味鹹，寒。主賊風、喎僻、軼筋及脫肛、驚癇、攣縮。一名陵蠡。（生太山池澤及陰地沙石下。八月取）

經文校義

蛞蝓：孫改作『活蝓』。

石龍子：味鹹，寒。主五癃、邪結氣。破石淋，下血，利小便、水道。一名蜥蜴。（生平陽川谷及荆山石間。五月取）

經文校義

破石淋下血：《綱目》移次在後。非古。

蜥蜴：孫氏刊作『蜥易』。《說文》云：『易，蜥易，蝘蜓，守宫也。象形。』

木䖟：味苦，平。主目赤痛、眥傷、淚出，淋血、血閉，寒熱、酸㾏，無子。一名魂常。（生漢中川澤。五月取）

經文校義

䖟：《唐本》作『虻』，省文。《說文》：『䖟，齧人飛蟲。』

淋血：《唐本》作『瘀血』。是。

蜚䖟：味苦，微寒。主逐瘀血，破下血積、堅否、癥瘕，寒熱。通利血脈及九竅。（生江夏川谷。五月取）

經文校義

破下血積：《綱目》刪去『下』字。

蜚蠊：味鹹，寒。主血瘀、癥堅、寒熱。破積聚，喉咽痺，內寒無子。（生晉陽川澤及人家屋間。立秋采）

經文校義

蜚蠊：《說文》：『蠹，臭蟹也。』或作蜚。蠊，孫氏據《爾雅》邢昺疏引此作『廉』；《御覽》亦作『廉』。

血瘀：《綱目》改作『瘀血』。孫刊本注：《御覽》引云『逐下血』。案：《唐本》無文，袛《別錄》云：『通利血脈。』《御覽》引此條，體例不合。

喉咽痺：《唐本》作『喉咽閉』，顧刊依元大德本同此。《御覽》亦稱引『喉痺』。

䗪蟲：味鹹，寒。主心腹寒熱洗洗、血積、癥瘕。破堅，下血閉。生子大良。一名地鱉。（生河東川澤及沙中。十月取）

經文校義

䗪：同『蟅』。

十月取：○《唐本》墨書『人家牆壁下土中溼處十月暴乾』。此略。

釋經義例

◆**癥瘕**

《金匱要略》鱉甲煎丸，用䗪蟲，所治爲癥瘕。

◆**下血閉**

血閉，森立之認爲『血閉』又謂之『月閉』，下血閉則爲治經水不通。《藥性論》云『治月水不調，破留血積聚』。《金匱要略·婦人産後病脈証並治第二十一》下瘀血湯，亦主經水不利；《金匱要略·婦人雜病脈證並治第二十二》土瓜根散，治經水不利。此二方均用䗪蟲。

《備急千金要方·卷第四婦人方下·月水不通第十九》乾薑丸、乾漆丸、乾地黄當歸丸、鱉甲丸、桂心酒，均治月水不通，亦均用䗪蟲。

◆**生子大良**

有醫家釋之爲能令婦人生子，或有生子之功。竊以爲不當，其意當釋爲䗪蟲活物效佳。森立之云：『生子大良者，謂非暴乾而生地者尤良也，與乾地黄、乾薑條下云「生者尤良」文例相同。』觀《神農本草經》之體例，每云『主無子』，少言『生子』之語，此亦爲一證。

果部　一種

梅實：味酸，平。主下氣，除熱煩滿，安心，支體痛，偏枯，不仁，死肌，去青黑誌，惡疾。（生漢中川谷。五月采）

經文校義

支體痛：上，《綱目》增『止』字。

青黑誌惡疾：誌，孫氏刊作『志』，古通；《綱目》改作『痣』，後演。惡疾，顧依盧刊作『惡肉』；《綱目》增改作『蝕惡肉』三字，非舊，三字見陶隱居注文。

釋經義例

◆**除熱煩滿**

《傷寒論》烏梅丸，主蛔厥，其證有煩。查《外台祕要方》治蟲諸方，罕有用烏梅者，烏梅丸用烏梅，恐非殺蟲，當爲治煩滿。《本經逢原》云『安蛔』，安蛔絕非殺蛔蟲。

◇烏梅治下利，《神農本草經》未載。

如《備急千金要方·卷第十五脾臟方·熱痢第七》下痢熱，諸治不瘥方，用烏梅一升、黃連一斤末之，蜜和爲丸，服如梧子二十丸，日三夜二，神妙。治熱痢水谷方，用黃連、阿膠各二兩，烏梅四十枚、黃柏一兩、梔子三十枚，以水五升，煮取二升半，分三服。

米穀部　二種

赤小豆：味甘，平。主下水，排癰腫、膿血。

經文校義

孫、顧刊本附在大豆黃卷條。是。陶隱居注云：『大、小豆共條，猶如蔥、薤義也。以大豆爲糵牙，生便乾之，名爲黃卷。』

味甘平：與大豆黃卷條所載重複。《唐本》無。

下水：下，《綱目》增『腫』字。

釋經義例

◆主下水

《別録》云赤小豆『利小便』。

《備急千金要方・卷第二婦人方上・妊娠諸病第四》治妊娠手腳皆腫，攣急方，用赤小豆五升、商陸根一斤，水三斗，煮取一斗，稍稍飲之。

《備急千金要方・卷第二十一消渴淋閉方・水腫第四》甄權爲安康公所處茯苓丸，治水腫，方用赤小豆。治水氣、通身洪腫、四肢無力的澤漆湯，以及主虚滿、通身腫、利三焦、通水道的豬苓散，都用赤小豆下水消腫。

《傷寒論》麻黄連翹赤小豆湯，治傷寒瘀熱在裏，身必黄。方用赤小豆，當是下水利小便，使瘀熱從小便而去。

◆排癰腫膿血

《藥性論》云赤小豆『消熱毒癰腫』。

《本草綱目》云『此藥治一切癰疽瘡疥及赤腫，不拘善惡，但水調敷之，無不愈者』。

《本草備要》云『消腫排膿』，並云『敷一切瘡疽』。

《金匱要略》治狐惑病條文云：『若能食者，膿已成也，赤豆當歸散主之。』方用赤小豆，當爲排膿腫。

《金匱要略・嘔吐噦下利病脈証並治第十七》云：『下血，先血後便，此近血也，赤小豆當歸散主之。』此用赤小豆，當爲排膿血。

《備急千金要方・卷第二十二癰腫毒方・癰疽第二》治大瘡熱退，膿血不止，瘡中肉虚疼痛的排膿内塞散，用赤小豆當爲排膿血。

《太平聖惠方·卷六十一》防風散用赤小豆，其方治大瘡熱已退，膿血不止，瘡中肉虛疼痛。《醫學心悟·卷六》芙蓉膏，治發背，腫勢蔓延。方用赤小豆四兩、芙蓉葉四兩、香附四兩、菊花葉四兩、白及四兩。爲細末，每末一兩，加麝香一分，米醋調，塗住根腳。雞子清調亦可。

大豆黄卷：味甘，平。主濕痹、筋攣、膝痛。塗癰腫。煮汁飲，殺鬼毒，止痛。（生太山平澤。九月采）

經文校義

塗癰腫煮汁飲殺鬼毒止痛：上，孫、顧刊本有『生大豆』三字，大觀《唐本》朱書。目下，《開寶重定》注云：『元附大豆黄卷條下，今分條。』案：《唐本》所載，生大豆居赤小豆、大豆黄卷之前，割裂經文，分一爲三。今惟《千金翼方》所列次敘：大豆黄卷、生大豆、赤小豆，爲近古。政和《唐本》『生大豆』三字墨書屬《名醫》，與此本合。

菜部　五種

蓼實：味辛，溫。主明目，溫中、耐風寒，下水氣、面目浮腫，癰瘍。馬蓼：去腸中蛭蟲。輕身。（生雷澤川澤）

經文校義

面目浮腫：《綱目》逸『目』字。
馬蓼：《綱目》分條，誤注屬《別錄》。

葱實：味辛，溫。主明目，補中不足。其莖可作湯：主傷寒、寒熱、出汗、中風、面目腫。

經文校義

不足：上，《綱目》增『氣』字。不當。

出汗：上，《綱目》增『能』字，移于條文末。

腫：《綱目》增作『浮腫』。

釋經義例

◆其莖可作湯，主傷寒、寒熱、出汗

《傷寒論》白通湯、白通加豬膽汁湯，均用蔥白四莖，治少陰病下利。

《備急千金要方·卷二婦人方上·妊娠諸病第四》治妊娠傷寒方，用蔥白十莖、生薑三兩，水三升，煮取一升半，頓服取汗。

薤：味辛，溫。主金創、創敗。輕身，不飢，耐老。（生魯山平澤）

經文校義

薤：孫氏正作『䪥』。《說文》云：『䪥，菜也，其葉似韭。从韭，㲋聲。』今書从艸，省去貝，俗作薤。孫刊蔥、䪥同條。陶注云：『蔥䪥異物，而今共條。《本經》既無韭，以其同類故也。』

釋經義例

◆主金創創敗

《備急千金要方·卷第二十二癰腫毒方·疔腫癰疽癰疽第二》生肉膏方，治癰疽發背壞後，其方用薤白五兩。另一方生肉膏及蛇銜生肉膏，亦用薤白。漆瘡方，治癰疽痔漏惡瘡，婦人妒乳，其方亦含薤白。以上諸方，皆是外用。

◇《本草備要》云薤白『治泄痢下重』，此用《神農本草經》未載。

《傷寒論》四逆散，方後云：『泄利下重者，先用水五升煮薤白三升，煮取三升，去滓。以散三方寸匕內湯中，煮取一升半，分溫再服。』

◇薤白治胸痹，此用《神農本草經》未載。

《金匱要略》栝樓薤白白酒湯，治胸痹之病，喘息咳唾，胸背痛，短氣，寸口脈沉而遲，關上小緊數。栝樓薤白半夏湯，治胸痹不得臥，心痛徹背者。枳實薤白桂枝湯，治胸痹心中痞，留氣結在胸，胸滿，脅下逆搶心。

假蘇：味辛，溫。主寒熱、鼠瘻、瘰癧、生倉。破結聚氣，下瘀血。一名薑芥。（生漢中川澤）

經文校義

下瘀血：下，《唐本》有『除溼痺』三字朱書。

一名薑芥：《唐本》墨書；別有『一名鼠蓂』四字朱書，居此前。案：《唐本草》注：『此即菜中荊芥，薑、荊聲譌耳。先居草部中，今人食之，錄在菜部也。』孫刊因移，載入草部。

水蘇：味辛，微溫。主下氣，殺穀，除飲食，辟口臭，去毒。久服通神明，輕身，耐老。（生九真池澤。七月采）

經文校義

殺穀除飲食：《唐本》墨書。

去毒：下，政和《唐本》有『辟惡』二字朱書，『氣』字墨書；今大觀《唐本》三字俱朱書。《綱目》載此條，盡屬《本經》，無屬《別錄》者；『毒』上又增『邪』字。

右神農本草中品一卷终

神農本草三卷第三卷

下品　九部　一百六種

下品　九部　一百六種［比舊少十四種］

經文校義

比舊少十四種：○案：此是舊刻注文，因強合《本說》所載而言。

玉石部　一十二種［今併二種］

經文校義

今併二種：○案：是舊刻注語。二種指粉錫與錫鏡鼻，戎鹽與大鹽。

石灰：味辛，溫。主疽瘍、疥瘙、熱氣、惡創、癩疾、死肌、墮眉。殺痔蟲，去黑子、息肉。一名堊灰。（生中山川谷）

經文校義

辛溫：《日華子》云：『甘無毒』。

堊灰：《綱目》同此；《唐本》作『惡灰』。堊、惡音同。

礜石：味辛，大熱。主寒熱、鼠瘻、蝕倉、死肌、風痺、腸中堅。一名青分石。（生漢中山谷及少室。采無時）

經文校義

礜：《唐本》作『磐』，是。《說文》云：『礜，毒石也，出漢中。』礜、磐音同。

蝕倉死肌：《綱目》去「倉」字。不當。

腸中堅：《唐本》作「腹中堅」，是。下，大觀《唐本》有「癖」字墨書，「邪氣除熱」四字朱書。《綱目》以「癖邪氣」三字連入《本經》。《御覽》引云：「除熱殺百獸。」「殺百獸」乃是《別錄》文。政和《唐本》所載朱墨書與此本合。

一名青分石：下，《唐本》又有「一名立制石、一名固羊石」朱書。《御覽》及《綱目》「分」字作「介」。

《山海經·西山經》云：「皋塗之山，有白石焉，其名曰「礜」，可以毒鼠。」案：古時以礜爲服食者，如五石散、露宿丸，用治積冷。至宋《開寶本草》，始載有砒石以治痰瘧痼疾，其初係出自煉丹家。兩物相類，古人蓋渾言之。

味辛大熱：《本經》言「大熱」者，止此一品。

鉛丹：味辛，微寒。主吐逆、胃反、驚癎、癲疾。除熱，下氣。煉化還成九光。久服通神明。（生蜀郡平澤）

經文校義

鉛：當作「鉛」。从㕣聲。

辛微寒：《日華子》云「無毒」，丹溪闢之。

吐逆：孫刊誤作「土逆」，並注：「《御覽》引作「吐下」，云『久服成仙』；今本《御覽》作「吐逆」，「久」字作「人」。」案：「人服成仙」，即係「久服通神明」語省易。

陶云：「即今熬鉛所作黃丹也。」

粉錫：味辛，寒。主伏尸、毒螫。殺三蟲。一名解錫。錫鏡鼻：主女子血閉、癥瘕、伏腸。絕孕。（生桂陽山谷）

經文校義

粉錫：陶云『即今化鉛所作胡粉也。』

錫鏡鼻：錫下，《唐本》有墨書『銅』字。陶云：『此物與胡粉異類，而今共條，當以其非止成一藥，故以附見錫品中也。古無純銅作鏡者，皆用錫雜之。《別録》用銅鏡鼻，即是今破古銅鏡鼻尔。』案：《唐本》粉錫、錫鏡鼻分條。

戎鹽：味鹹，寒。主明目，目痛。益氣，堅肌骨，去毒蠱。大鹽：令人吐。（生胡鹽山及西羌北地、酒泉、福祿城東南角。北海青，南海赤。十月采。大鹽：生邯鄲及河東池澤）

經文校義

味鹹寒：三字，《唐本》墨書。

大鹽令人吐：『令人吐』上，《唐本》有『主腸胃結熱喘逆胸中病』文，墨書；《綱目》都入《本經》。《御覽》引：『大鹽，一名胡鹽。令人吐，主腸胃結熱。』案：『一名胡鹽』，當依《唐本》屬戎鹽下，墨書。戎塩、大塩，《唐本》分條。

釋經義例

◆**主明目、目痛**

《備急千金要方·卷第六七竅病·目病第一》治目風淚出、浮翳、多膿爛眥方，用乾薑、礬石、細辛、黃連、戎鹽、決明子等。

◆**堅肌骨**

《古今錄驗方·療產後陰下脫方》用蜀椒一升、吳茱萸三升、戎鹽半雞子大，右三味，擣，以綿裹如半雞子大，納陰中，日一易，二十日愈。陰下脱，肌肉鬆弛使然。戎鹽治此，當爲促進陰部肌肉收縮，可視爲堅肌。

◇《金匱要略》茯苓戎鹽湯，治小便不利。戎鹽之用，恐爲改變尿液成分，協助茯苓白朮利尿；或爲防止利尿過甚而傷津。若爲後者，則當釋爲益氣。

代赭：味苦，寒。主鬼疰、風・、蠱毒。殺精物、惡鬼，腹中邪氣，女子赤沃、漏下。一名須丸。（生齊國山谷。采無時）

經文校義

此條，《唐本》在戎塩條前。是。

鬼疰風・：《唐本》作『鬼疰賊風』四字。

腹中邪氣：《唐本》作『腹中毒邪氣』五字。

一名須丸：《唐本》舊注云：『出姑幕者名須丸，出代郡者名代赭。』

代赭：顧刊作『代赭石』。《説文》：『赭，赤土也。』《綱目》別出赤土條。赭石乃是輝銻鑛。

釋經義例

◆**腹中邪氣**

《傷寒論》旋覆代赭湯，治傷寒發汗，若吐若下，解後心下痞硬，噫氣不除者。此用可視爲治腹中邪氣。

◆**女子赤沃漏下**

《備急千金要方・卷第二婦人方上・妊娠諸病第四》治妊娠墮胎，下血不止方，用地黄汁、代赭石末，服方寸匕。

《備急千金要方・卷第四婦人方下・赤白帶下崩中漏下第二十》龍骨散，方後云：『赤多者，加代赭五兩。』

《普濟本事方·卷十》引龐老方地黄丸，熟乾地黄一兩一分，山茱萸（連核用）、白蕪荑、白芍藥（銼，微炒）、代赭石（醋淬，煅五六次）各一兩，乾薑（炮）、厚朴（去粗皮，生薑汁炙）、白僵蠶（去絲嘴，炒）各三分，上爲細末，煉蜜爲丸，如梧桐子大。每服四五十丸，空心酒送下，日三服。治婦人月經不調，每行數日不止，兼有白帶，漸漸瘦悴，飲食少味，累年無子。

◇《醫學衷中參西錄》云：「代赭能生血，兼能涼血。其質重墜，又善鎮逆氣，降痰涎，止嘔吐，通燥結。用之得當，能建奇效。」

鹵鹹：味苦，寒。主大熱、消渴、狂煩。除邪及下蠱毒。柔肌膚。（生河東鹽池）

經文校義

鹵鹹：孫刊作『鹵鹽』。《御覽》引『一名寒石』，《唐本》無文。戎塩、大塩、鹵塩，孫刊併歸一條。《御覽》亦鹵鹹、戎塩、大塩合引。《千金翼方》敘次，作鹵鹹、大塩、戎塩，近古。

白堊：味苦，溫。主女子寒熱、癥瘕、月閉、積聚。（生邯鄲山谷。采無時）

經文校義

積聚：下，大觀《唐本》以『陰腫痛漏下無子』七字接作朱書。當誤。

冬灰：味辛，微溫。主黑子，去肬、息肉，疽蝕，疥瘙。（生方谷川澤）

經文校義

《唐本》有『一名藜灰』朱書，《綱目》非議。

肬：音休。贅也，或作『疣』。

青琅玕：味辛，平。主身蝆、火創、癰傷、疥瘙、死肌。（生蜀郡平澤）

經文校義

《唐本》有『一名石珠』朱書，《綱目》屬《別錄》。

平澤：○下，《唐本》有『采無時』文，墨書。

草部上　三十種

附子：味辛，溫。主風寒、欬逆、邪氣，溫中。金創，破癥堅、積聚、血瘕。寒濕，踒躄、拘攣、膝痛、不能行步。

（生犍爲山谷及廣漢。冬月采爲附子，春采爲烏頭）

經文校義

辛溫：《唐本》，辛下，有墨書『甘』字；溫下，墨書『大熱有大毒』。

溫中：二字，《綱目》混歸《別錄》，所載全文，前後移植。

踒躄拘攣膝痛不能行步：《御覽》引作『痺癖，拘緩，不起，疼痛』。

采廣漢：○《唐本》作『及廣漢』。是。

釋經義例

◆主風寒咳逆邪氣

《小品方·卷第一·治咳嗽上氣諸方》之生薑五味子湯，用炮附子一枚。

《外台祕要方·卷第九積年久咳方》二十一首款冬花丸，療三十年上氣咳嗽，方用炮附子二兩。

《古今錄驗方·療哮喘上氣方》姜桂冬花丸，療咳逆上氣，方用乾薑、桂心、附子、五味子、巴豆。

◆溫中

《金匱要略·腹滿寒疝宿食病脈証並治第十》附子粳米湯，治腹中寒氣，雷鳴切痛，胸脅逆滿，嘔吐。大黃附子湯，治脅下偏痛，發熱，其脈緊弦，此寒也。既爲寒，或有寒氣，用附子當爲『溫中』無疑。

《金匱要略·胸痹心痛短氣病篇》九痛丸，治九種心痛，方後云：『又治連年積冷，流注心胸痛。』從連年積冷來看，方用附子亦爲溫中。

◆金瘡

《外台祕要方·卷第二十九》引《古今錄驗》療金瘡中，筋骨續斷散方，其方用附子。引《范汪》療金瘡，內塞止痛，地榆散方，地榆根、白斂、附子、當歸、芎藭、白芷、芍藥。引《范汪》又療金瘡，生肌白膏方，白芷、乾地黃、芎藭、甘草、當歸、白斂、附子、蜀椒。引《肘後》治葛蛇銜膏方，亦用附子。後二方爲外用。由此觀之，則附子當有促愈之功。

《金匱要略》治腸癰之薏苡附子敗醬散，用附子未必是散寒濕。

《備急千金要方·卷第二十二癰腫毒方》疔腫癰疽蛇銜生肉膏，主癰疽金瘡敗壞；蝟皮散，治癰疽膿血內漏等；排膿內塞散，治大瘡熱退，膿血不止，瘡中肉虛疼痛；麻子小豆湯，治腫毒無定處，或赤色惡寒，或心腹刺痛煩悶者，此是毒氣深重。此四方均用附子。

◆**破癥堅、積聚**

《金匱要略·水氣病篇》桂枝去芍藥加麻黄細辛附子湯，治氣分，心下堅大如盤，邊如旋杯，水飲所作。所言『心下堅大如盤，邊如旋杯』，亦屬於癥堅積聚之類。

《備急千金要方·卷第四婦人方下·月水不通第十九》當歸丸，治婦人臍下癥結；鱉甲丸，治婦人小腹中積聚；牡蒙丸，治婦人産後十二癥病；五京丸，治婦人腹中積聚；遼東都尉所上丸，治臍下堅癖。諸方均用附子。

《備急千金要方·卷第十一肝臟·堅癥積聚第五》三台丸、五石烏頭丸、恒山丸、太一神明陷冰丸、大五明狼毒丸、小狼毒丸、狼毒丸、野葛膏，均用附子。

◆**血瘕**

血瘕，《外台祕要方·卷第三十四》八瘕方一十二首云：『血瘕者，婦人月水新下，未滿日數而中止，因飲食過度，五穀氣盛，溢入他臟。若大饑寒，吸吸不足，呼吸未調，而自勞動，血下走腸胃之間，流落不去。内有寒熱，與月水合會，則生血瘕之聚，令人腰痛不可俯仰，横脅下積氣牢如石，少腹裏急苦痛，背膂疼，腰股下痛，陰裏若生子風冷，子門閉，月水不時，乍來乍去。有此病者，令人無子。』

《備急千金要方·卷第四婦人方下·月水不通第十九》硝石湯，治血瘕，月水留，瘀血大不通，其方用附子。

◆**寒濕踒躄，拘攣，膝痛，不能行步**

此條經文所言，乃附子緩解下肢拘急、疼痛諸疾。

『不能行步』乃言其病程度之重。《金匱要略·中風歷節病脈証並治第五》桂枝芍藥知母湯，治諸肢節疼痛，身體魁羸，腳腫如脱，頭眩短氣，溫溫欲吐。從腳腫如脱來看，其人當不能行步。方中用附子二兩，其義顯然。

附子止痛，非獨止膝痛。《金匱要略·痙濕暍病脈証並治第二》桂枝附子湯、白朮附子湯以及甘草附子湯，都主身體或骨節疼煩。可知用附子當爲止痛，不必拘於膝痛。

烏頭：味辛，溫。主中風、惡風洗洗。出汗，除寒濕痺。欬逆、上氣，破積聚，寒熱。其汁煎之名射罔，殺禽獸。一名烏喙。（生朗陵山谷。正月、二月采。長三寸以上爲天雄）

經文校義

烏頭：《綱目》云：此即烏頭之野生于他處者，俗謂之草烏頭，非川烏頭也。

辛溫：《唐本》所載同附子條。

射罔：《唐本》作『射罔』。《說文》：『网，結繩以漁。从冂，下象网交文也。』或加亡作『罔』，今又从糸作『網』。

一名烏喙：《唐本》猶有『一名奚毒、一名卽子』朱書，居此前；《御覽》引『奚』字作『菓』，『卽子』只作『莭』，居此後。《說文》：『莭，烏喙也。』《名醫》別出側子條。《蜀本草》韓保昇注云：『似烏頭爲烏頭，兩歧者爲烏喙，細長乃至三四寸者爲天雄，根傍如芋散生者名附子，傍連生者名側子。五物同出而異名。』

釋經義例

◆**主中風**

《備急千金要方·卷第八治諸風方·諸風第二》常山太守馬灌酒、蠻夷酒、魯王酒、魯公釀酒、獨活酒諸方，均用烏頭。

《千金翼方·卷第十七中風下》大續命散主八風十二痺，偏枯不仁，手足拘急疼痛，不得伸屈，頭眩不能自舉，起止顛倒，或臥忽驚如墮樹狀，盜汗……方用烏頭、防風、麻黃、人參、杏仁等。此篇大八風湯及烏頭湯，亦用烏頭。

◆**惡風洗洗**

《傷寒論》桂枝湯條有淅淅惡風，此言惡風洗洗，恐『洗洗』與『淅淅』義通，皆修飾惡風之狀態。惡風之證多見於外感傷寒，可知烏頭亦治傷寒。

《備急千金要方・卷第九傷寒方上・發汗散第四》所收十一首方中，有六首用烏頭。

◆**出汗**

此條經文不當斷爲『洗洗出汗』，烏頭能令汗出而非止汗。觀半夏及朮之條文皆言『止汗』，麻黄及乾薑條文皆言『出汗』。或云《金匱要略・腹滿寒疝宿食病脈証並治第十》烏頭煎所主寒疝條文有白汗出者，此汗實乃繼發於劇烈疼痛。烏頭止痛，痛止則白汗自止，非徑治汗。《備急千金要方・卷第九傷寒方上・發汗散第四》度瘴發汗青散、崔文行解散、六物青散、青散及烏頭赤散，還有發汗丸第六神丹丸，均用烏頭，可爲一證。

◆**除寒濕痹**

《普濟本事方・卷第三》風寒濕痹白虎歷節走注諸病川烏粥法，治風寒濕痹，麻木不仁；薏苡仁散，治風濕流注四肢筋骨。此二方均用烏頭。

《類證治裁》薏苡仁湯，亦用川烏。

◆**咳逆上氣**

《古今錄驗方・療肺感寒邪咳嗽方》之天門冬煎，用烏頭二枚。

《備急千金要方・卷第十八大腸腑方・咳嗽第五》治九種氣嗽、欲死百病方，用烏頭。太醫令王叔和所撰御服甚良蜀椒丸，治上氣咳嗽方，用烏頭。

◆**破積聚**

《備急千金要方・卷第四婦人方下・月水不通第十九》雞鳴紫丸，治婦人癥瘕積聚，其方有烏喙。

《備急千金要方·卷第十一肝臟堅癥積聚第五》烏頭丸、五石烏頭丸、太一神明陷冰丸所主，均有積聚，諸方均用烏頭。

天雄：味辛，溫。主大風、寒濕痹、麻節痛、拘攣緩急。破積聚、邪氣，金創。強筋骨，輕身，健行。一名白幕。（生少皇山谷。二月采根）

經文校義

辛溫：《唐本》載同前條，『熱』字作『溫』。

麻節：麻，通省字。《唐本》作『歷節』。孫刊誤作『瀝節』。

筋骨：大觀《唐本》誤『節骨』。

輕身健行：《御覽》引此條，朱墨混合；此下連引『長陰氣，強志，令人武勇，力作不倦』十三字，《唐本》屬墨書。

少皇山谷：○『皇』字誤。《唐本》作『少室山谷』，是。

釋經義例

◆**天雄與附子烏頭實爲一物，故所主大同小異。**古方此三物亦有合用者，如《備急千金要方·卷第七風毒腳氣·諸散第三》之八風散，乃天雄、烏頭合用；大八風散、秦艽散、內補石斛秦艽散則是天雄、附子、烏頭三者並用。經文言長三寸以上爲天雄，可知天雄之藥力當強於烏頭、附子。

《本草備要》云天雄『補下焦命門陽虛』，知其補益強壯之功尤甚。

《金匱要略》天雄散有方無證，所主恐亦爲男子失精。

《備急千金要方·卷第十九腎臟方·補腎第八》所收集的五十九首方劑中，有十五首方用天雄，大多治五老、六極、七傷虚損之疾。

半夏：味辛，平。主傷寒、寒熱、心下堅。下氣，喉咽腫痛，頭眩，胷脹，欬逆，腸鳴，止汗。（生槐里川谷。五月、八月采根）

經文校義

辛平：下，《唐本》有墨書：『生微寒，熟溫。有毒。』

《綱目》所載，文句上下移易。

大觀《唐本》有『一名地文、一名水玉』作朱書，《御覽》亦引有，孫氏錄入《本經》，注云：『以上八字原本黑。』其上，《唐本》猶有『一名守田』，下有『一名示姑』，墨書。《綱目》只以『地文』一名稱《別錄》；示姑，盖依《御覽》引《吳氏本草》改作『和姑』，亦注屬《本經》。

釋經義例

◆心下堅

《金匱要略·婦人雜病脈證並治第二十二》半夏厚朴湯條載《千金》作胸滿，心下堅，咽中貼貼，如有炙肉，吐之不出，吞之不下；《金匱要略·痰飲咳嗽病脈証並治第十三》甘遂半夏湯，治病者脈浮，其人欲自利，利反快，雖利，心下續堅滿。此二方均用半夏，所主均有心下堅。

◆下氣

《金匱要略》麥門冬湯，治大逆上氣，咽喉不利；《傷寒論》竹葉石膏湯，治傷寒解後，虛羸少氣，氣逆欲吐。此二方均用半夏，止逆下氣。

《備急千金要方·卷第三婦人方中·虚煩第二》薤白湯，治產後胸中煩熱逆氣，方用薤白、半夏、甘草、人參、知母、石膏、栝樓根、麥門冬。竹葉湯方後云：『氣逆者，加半夏二兩。』

《備急千金要方·卷第十七肺臟方·積氣第五》治氣滿腹脹下氣方，用半夏、生薑、人參、橘皮。下氣，治胸中滿悶方的枳實湯，亦用半夏。

◆**喉咽腫痛**

《傷寒論》半夏散及湯，主少陰病，咽中痛。苦酒湯，主少陰病，咽中傷，生瘡，不能語言，聲不出者。此方亦用半夏，所主當有喉咽腫痛。

◆**咳逆**

《金匱要略·痰飲咳嗽病脈証並治第十三》小青龍湯，主咳逆倚息不得臥。方中用半夏，當爲治咳逆。

《金匱要略·肺痿肺癰咳嗽上氣病脈証並治第七》射干麻黃湯、厚朴麻黃湯、澤漆湯、越婢加半夏湯、小青龍加石膏湯，均用半夏。

◆**腸鳴**

《金匱要略》半夏瀉心湯，治嘔而腸鳴，心下痞者。附子粳米湯，治腹中寒氣，雷鳴切痛，胸脅逆滿，嘔吐。

《傷寒論》生薑瀉心湯，所治有腹中雷鳴下利者；甘草瀉心湯，所治也有腹中雷鳴。腹中雷鳴即是『腸鳴』。

《備急千金要方·卷第十八大腸腑方·痰飲第六》治胸中痰飲，腸中水鳴，食不消，嘔吐水方，用檳榔十二枚、生薑、杏仁、白朮各四兩，半夏八兩、茯苓五兩、橘皮三兩，以水一斗，煮取三升，去滓，分三服。以上諸方均用半夏，可爲一證。

◇《別錄》云半夏『治時氣嘔逆』。《藥性論》云『止嘔』吐，此用《神農本草經》未載。

經方用半夏止嘔吐，如經方之小半夏湯、大半夏湯、半夏乾薑散以及乾薑人參半夏丸。《金匱要略》厚朴七物湯，方後云：『嘔者，加半夏五合。』竹葉湯，方後云：『嘔者，加半夏半升。』白朮散，方後云：『心煩吐痛，不能食飲，加細辛一兩、半夏大者二十枚。』細辛乃止痛，半夏則爲止吐。半夏止嘔吐，多與生薑或乾薑合用。

◇半夏安眠，此用《神農本草經》亦未記載。

《靈樞·邪客篇》半夏秫米湯治不眠。

《小品方·卷第三·治百病後虛煩擾不得眠諸方》之流水湯，主虛煩不得眠，方用半夏二兩、粳米一升、茯苓四兩，用東流水煎煮。

《備急千金要方·卷第十二膽腑方·膽虛實第二》溫膽湯，治大病後，虛煩不得眠，此膽寒故也，方用半夏、竹茹、枳實、橘皮、生薑、甘草。千里流水湯，治虛煩不得眠，方中亦用半夏。

吳鞠通謂半夏『一兩降逆，二兩安眠』。《吳鞠通醫案》載治秀氏，三十二歲，產後不寐，脈弦嗆咳，與《靈樞》半夏湯。先用半夏一兩不應，次服二兩得熟寐；又減至一兩仍不寐，乃加至二兩又得寐。於是竟用二兩，服七八貼後，以『外台茯苓飲』收功。

◇《本草綱目》云半夏『治腹滿』，此用《神農本草經》未有明示。

如《傷寒論》厚朴生薑半夏甘草人參湯，治發汗後，腹脹滿者。

《備急千金要方·卷第五少小嬰孺方·癖結脹滿第七》半夏丸，治小兒暴腹滿欲死，半夏隨多少，微火炮之，搗末。酒和服，如粟米粒大五丸，日三，立愈。

《金匱要略》溫經湯，亦用半夏，所主亦有腹滿證。此方所主既無嘔吐，亦無咳喘，且唇口乾燥更不當用半夏，所用恐爲針對『腹滿』而設。列此供高明者指正。

◇觀經方用半夏但言『洗』不言炮製，知其所用乃生半夏也。或以枚數言之，亦可知非碎之炮製品。古今之用，有別甚大。

虎掌：味苦，溫。主心痛、寒熱、結氣、積聚、伏梁、傷筋、痿、拘緩。利水道。（生漢中山谷及宛句。二月、八月采）

經文校義

《圖經》云：『天南星，如《本草》所說即虎掌也，小者名由跋。後人采用，乃別立一名尔。』案：《名醫》別載由跋條，《開寶本草》又出天南星條。

鳶尾：味苦，平。主蠱毒、邪氣、鬼疰、諸毒。破癥瘕、積聚。去水，下三蟲。（生九疑山谷。五月采）［陶云：是射干苗］

經文校義

鳶：上从丷，與从艸字別。《說文》：『鳶，鷙鳥也。从鳥，屰聲。』徐鉉曰：『屰非聲。一本从丫，疑从雈省。』今書作『鳶』。

陶云是射干苗：○案：是陶弘景注語。

大黃：味苦，寒。主下瘀血、血閉，寒熱。破癥瘕、積聚，留飲，宿食。蕩滌腸胃，推陳致新，通利水穀，調中化食，安和五藏。（生河西山谷及隴西。二月、八月采根）

經文校義

通利水穀：下，《御覽》有『道』字。案：《本經》中，稱『水穀』者有四：于橘柚曰『利水穀』，于大黃曰『通利水穀』，于甘遂、巴豆曰『利水穀道』。所言效用，各有等差。

釋經義例

◆**主下瘀血**

《金匱要略·婦人產後病脈証並治第二十一》下瘀血湯，主腹中有乾血著臍下。抵當湯，治婦人經水不利下，亦治男子膀胱滿急，有瘀血者；《金匱要略·血痹虛勞病脈証並治第六》大黃䗪蟲丸，治內有乾血，肌膚甲錯，兩目黯黑。此乾血當屬瘀血範疇。以上三方均用大黃，其用當爲下瘀血。

《備急千金要方·卷第三婦人方中·惡露第五》蒲黃湯，治產後有積血不去；生地黃湯，治產後三日至七日，腹中餘血未盡，絞痛強滿，氣息不通；大黃湯，治產後惡露不盡。此三方均用大黃，所治惡露亦爲瘀血。

◆**血閉**

大黃主血閉，則能通經水。《備急千金要方·卷第四婦人方下·月水不通第十九》所收三十一首方中，有十九首用大黃，如桃仁湯、乾漆湯、芒硝湯、前胡牡丹湯、黃芩牡丹湯、桂心酒、牡蠣丸等。其中，有八首方與土瓜根合用，十一首與桃仁合用，有六首與牛膝合用，有十首與桂心合用。

◆**破癥瘕積聚**

《金匱要略·瘧病脈証並治第四》鱉甲煎丸治瘧母。瘧母亦屬於癥瘕範疇。此方用大黃。

《備急千金要方·卷第十一肝臟·堅癥積聚第五》三台丸，治五臟寒熱積聚，其方亦用大黃。

◆蕩滌腸胃

蕩滌腸胃包括清除腸胃中積氣、燥屎、宿食及水飲。如經方中大承氣湯、小承氣湯、調胃承氣湯、厚朴三物湯、防己椒目葶藶大黄丸。

◇大黄止血，《神農本草經》未有明示。

如《金匱要略·驚悸吐衄下血胸滿瘀血病脈証並治第十二》瀉心湯，治心氣不足，吐血，衄血。方用大黄二兩、黄連、黄芩各一兩，以水三升，煮取一升，頓服之。

《千金翼方·卷第八婦人四·崩中第一》治婦人漏血不止方，用乾地黄、大黄各六兩，芎藭四兩、阿膠五兩，人參、當歸、甘草各三兩，以酒一斗、水五升，合煮，取六升，去滓，内膠烊令盡，一服一升，日三夜一服。《卷第十八雜病上·吐血第四》吐血百治不瘥，療十十瘥，神驗不傳方，用地黄汁半升、大黄末一方寸匕。

葶藶：味辛，寒。主癥瘕、積聚、結氣、飲食、寒熱。破堅逐邪，通利水道。一名大室。（生藁城平澤及田野。立夏後采實）

經文校義

葶藶：孫依《御覽》作『亭歷』。

逐邪通利水道：孫刊無此六字。非是。

一名大室：下，《唐本》又有『一名大適』，朱書；其上有『一名丁歷，一名蕇蒿』，墨書。

釋經義例

◆主癥瘕、積聚

《備急千金要方·卷第十一肝臟·堅癥積聚第五》三台丸，治五臟寒熱積聚，其方用葶藶。治癥堅，心下有物大如杯，不得食，食則腹滿，心腹絞痛方，葶藶子、大黄各二兩，澤漆四兩，上三味，末之，別研葶藶爲膏，下二味，擣五百杵，入蜜更擣千杵；服如梧子五丸，不知，加之，日三服。治腹中積聚方，葶藶子一升，熬，酒五升，浸七日，服三合，日三。

◆通利水道

《別錄》云治『面目浮腫』。

《傷寒論》牡蠣澤瀉散治大病差後，從腰以下有水氣者。此方用葶藶通利水道。

《金匱要略·肺痿肺癰咳嗽上氣病脈証並治第七》附方葶藶大棗瀉肺湯，治肺癰胸滿脹，一身面目浮腫，鼻塞清涕出，不聞香臭酸辛，咳逆上氣，喘鳴迫塞。

《小品方·卷第一·治虛滿水腫諸方》之葶藶子回神酒，治風水，通身洪腫，肉如裂者，服之小便利，自隨消。

《備急千金要方·卷第二十一消渴淋閉方》治水腫利小便方又方，葶藶四兩、桂心一兩，末之蜜丸，飲下梧子大七丸，日二，以知爲度。治水通身腫方，用葶藶、桃仁各等分，皆熬，合擣爲丸；服之，利小便。又方，葶藶子生擣，酢和，服之，以小便數爲度。

桔梗：味辛，微溫。主胷脅痛如刀刺，腹滿，腸鳴幽幽，驚恐，悸氣。（生嵩高山谷及寃句。二月、八月采根）

經文校義

辛微溫：《唐本》『辛』下墨書『苦』，『溫』下墨書有『小毒』。《吳普》云：『《神農》《医和》苦無毒。』

二月八月采根：○《唐本》作『二八月採根』，今大觀《唐本》又逸『八』字。《御覽》引有『一名薺苨、一名利如』，《唐本》墨書，《綱目》以『薺苨』一名注屬《本經》。案：《名醫》别載薺苨條：『味甘寒，解百藥毒。』桔梗、薺苨、沙參俱一類，效用則分。薺苨俗稱甜桔梗。

釋經義例

◆**驚恐、悸氣**

《備急千金要方·卷第十四小腸腑·風虚驚悸第六》補心湯，治奄奄忽忽，朝瘥暮劇，驚悸，心中憧憧等；鎮心湯，主風虚勞冷，心氣不足，喜忘恐怖，神志不定；大鎮心散，治心虚驚悸，夢寤恐畏；鎮心丸，治男子婦人虚損，夢寤驚悸，或失精神等；小鎮心丸，治心氣少弱，驚虚振悸，胸中逆氣，魘夢參錯，謬忘恍惚。以上諸方均用桔梗。後世天王補心丹，亦用桔梗，亦當爲治恐悸，有釋爲引藥上行者，恐不妥。

◇桔梗排膿，此用《神農本草經》未載。

如《金匱要略》桔梗湯，治肺癰時出濁唾腥臭，久久吐膿如米粥者。排膿散和排膿湯，均用桔梗，所用排膿無疑。《備急千金要方·卷第二十二癰腫毒方·癰疽第二》内補散，治癰疽發背，婦人乳癰，諸癤，未潰者便消，不消者令速潰疾愈；排膿内塞散，治大瘡熱退，膿血不止，瘡中肉虚疼痛。此二方均用桔梗。

莨菪子：味苦，寒。主齒痛、出蟲，肉痺、拘急。使人健行、見鬼。多食令人狂走。久服輕身、走及奔馬，強志，益力，通神。一名横唐。（生海濱川谷及雍州。五月采子）

經文校義

莨菪：音『浪蕩』。《廣雅》作『藺蕩』，繁文。陶云：『今方家多作狼蓎。』孫刊改作『莨蕩』。莨菪麻醉藥，《綱目》蔓陀羅亦其類。

《綱目》所載，文句上下移易。

釋經義例

◆**主齒痛出蟲**

《備急千金要方·卷第六七竅病·齒病第六》治蟲齒方，即用莨菪子熏齒。

◆**使人健行，走及奔馬。**

此等描述實乃本藥之興奮作用。至於『令人狂走』，恐是中毒症狀。『見鬼』，實乃幻視。此物含莨菪鹼，西藥阿托品即是從莨菪中提取，名曰『消旋莨菪鹼』，此藥有視物模糊及幻覺等不良反應。

皁蒿：味苦，寒。主疥、瘙、痂蛘，惡創、留熱在骨節間。明目。（生華陰川澤）

經文校義

皁蒿：《唐本》作『草蒿』，『草』即『皁』本字。陶云：『即今青蒿。』

惡創：下，《唐本》有『殺蝨』二字朱書。

《唐本》有『一名青蒿、一名方潰』朱書。

本條主治，無《別錄》文。

旋復花：味鹹，溫。主結氣、脅下滿、驚悸。除水，去五藏間寒熱。補中，下氣。（生平澤川谷。五月采花）

經文校義

旋復：復，一作『覆』，以音傳。《說文》稱『葍』，从艸。

《唐本》有『一名金沸草、一名盛椹』朱書，又有『一名戴椹』墨書列前。

釋經義例

◆主結氣

《傷寒論》旋覆代赭湯，主傷寒發汗，若吐若下，解後心下痞硬，噫氣不除者。此噫氣當屬結氣之表現。

《金匱要略·五臟風寒積聚病脈証並治第二十一》旋覆花湯，治肝著，其人常欲蹈其胸上。此描述當爲胸脅滿之強迫動作。此亦可視爲胸中有結氣。

◆脅下滿

《備急千金要方·卷第十八大腸腑方·痰飲第六》有五首方用旋覆花，所主多有胸脅症狀，但均爲痰飲病。此脅下滿爲痰飲充斥胃腸使然，以此觀之，旋覆花當爲逐飲也。

藜蘆：味辛，寒。主蠱毒、欬逆、洩利、腸澼、頭瘍、疥瘙、惡創。殺諸蟲毒，去死肌。（生太山山谷。三月采根）

經文校義

疥瘙：顧刊誤『疥瘡』。

《唐本》有『一名蔥苒』朱書，《御覽》引有；《綱目》注屬《別錄》。

蠱毒：孫刊誤『蠱毒』。

釋經義例

◆**咳逆**

《備急千金要方·卷第十八大腸腑方·咳嗽第五》治三十年咳嗽，或飲或咳，寒氣嗽，雖不同，悉主之，方用細辛、款冬花、防風、紫菀、藜蘆、蜀椒。

◆**泄利腸澼**

《備急千金要方·卷第十五脾臟方·小兒痢第十》藜蘆丸，治少小泄清痢，藜蘆二分、黃連二分、附子一分，末之，蜜丸如麻子大，以粥飲服二丸，立驗。

◆**頭瘍、疥瘙、惡創**

藜蘆治瘡瘍性疾病，如《備急千金要方·卷第二十二癰腫毒方·癰疽第二》藜蘆膏方，治赤色腫有尖頭者，藜蘆二分，黃連、礬石、雄黃、松脂、黃芩各八分。上六味，末之，豬脂二升二合，煎令烊，調和以敷上。瘑、癬、頭瘡極效，又治淺瘡，經年抓搔成癢孔者。

《備急千金要方·卷第二十三痔漏方·疥癬第四》治寒熱瘡及風疥方，千年韭根、好礬石、雄黃、藜蘆、瓜蒂、胡粉、水銀。

◇藜蘆催吐，此用《神農本草經》未載。

《備急千金要方·卷第九傷寒方上·宜吐第七》藜蘆丸，治傷寒不得吐，方用藜蘆、附子各一兩，末之，蜜和爲丸。

《本草綱目》云：『吐藥不一，常山吐瘧痰，瓜蒂吐熱痰，烏附尖吐濕痰，萊菔子吐氣痰，藜蘆則吐風痰也。』

鉤吻：味辛，溫。主金創、乳痓、中惡風、欬逆、上氣、水腫。殺鬼疰、蠱毒。一名野葛。（生傅高山谷及會稽東野）

經文校義　無

射干：味苦，平。主欬逆、上氣、喉痺、咽痛，不得消息。散結氣，腹中邪逆、食飲、大熱。一名烏蒲。（生南陽川谷田野。三月三日采根）

經文校義

射干：陶云：『方多作「夜干」字。今射亦作夜音。』

一名烏蒲：《唐本》尚有『一名烏扇』朱書。

釋經義例

◆主咳逆上氣

《金匱要略》射干麻黃湯，主咳而上氣，喉中水雞聲。

《備急千金要方·卷第十八大腸腑方·咳嗽第五》治積年咳嗽，喉中呀聲，一發不得坐臥方，用射干。

《外台祕要方》引《古今錄驗》療患氣嗽，並下焦冷結方，用射干。

◆喉痹、咽痛，不得消息

不得消息，乃修飾喉痹咽痛程度之甚。森立之云：『謂咽喉閉塞，不得通氣也。』馬繼興本云：『不得消息，指體內煩躁，不得安寧之義。』竊以爲『消息』二字乃偏義復詞，其中心在『消』，『息』乃陪襯無實意。不得消息，乃謂喉痹咽痛不緩解。

《本草備要》云射干『治喉痹、咽痛，爲要藥』。《備急千金要方·卷第五少小嬰孺方》升麻湯，治小兒喉痛，若毒氣盛，便咽塞，並主大人咽喉不利。升麻、生薑、射干各二兩，橘皮一兩，以水六升，煮取二升，去滓，分三服。《備急千金要方·卷第六七竅病·喉病第七》治喉腫痛，風毒沖心胸方，治風毒，咽水不下及瘰癧腫方，均用射干。《辨證錄》咽喉痛門救喉湯，治喉痹，方用射干一錢、山豆根二錢、玄參一兩、麥冬五錢、甘草一錢、天花粉三錢。

◇《本草正義》云：『射干之主治，雖似不一，實則降逆開痰、破結泄熱二語，足以概之。』

蛇合：味苦，微寒。主驚癇、寒熱、邪氣。除熱，金創、疽痔、鼠瘻、惡創、頭瘍。一名蛇銜。（生益州山谷。八月采）

經文校義

蛇合：寇宗奭《衍義》玉泉條下云：『蛇含，《本草》誤爲「蛇全」。《唐本草》注云：「全字乃是合字，陶見誤本改爲含。」』案：今惟大觀《唐本》尚作『蛇全』。政和《唐本》目錄作『全』字，經文正作『蛇合』，載《唐本草》注云：『合字乃是含字，陶見誤本，宜改爲含。含銜義同，見《古本草》也。』案：即指《本經》『一名蛇銜』而言。《千金》及《綱目》作『蛇含』。

疽痔：疽字誤，《唐本》作『疽痔』，是。

常山：味苦，寒。主傷寒、寒熱、熱發、溫瘧、鬼毒、胷中痰結、吐逆。（生益州川谷及漢中。八月采根）

經文校義

常山：孫刊同。《御覽》《千金》作「恆山」。案：《漢書·地理志》武陵郡佷山，孟康注云：「音恆，出藥草「恆山」。」又常山郡，張晏注云：「恆山在西，避文帝諱，故改曰常山。」案：宋真宗亦諱「恆」，藥名常山，乃是避宋諱時所改。

《唐本》有「一名互草」朱書，《御覽》「互」刊「玄」。

苦寒：《唐本》有墨書：「辛，微寒，有毒。」

釋經義例

◆**主傷寒、寒熱、發溫瘧**

常山治瘧，非局限于溫瘧。《藥性論》云「治諸瘧」。《本草求真》云其「爲除瘧疾、老痰、積飲要藥」。

《小品方·卷第六》治秋月中冷（瘧病）諸方常山湯，治痎瘧先寒戰動地，寒解壯熱，日日發及間日發並斷方，用鱉甲一兩、淡竹葉三升、常山三兩、甘草三兩、久酒三升。竹葉常山湯治溫瘧，方用常山三兩、淡竹葉一握、小麥一升。

《古今錄驗方·療瘧方》之恒山湯，治瘧十歲、二十歲，方用恒山二兩、甘草一兩、大黃二分、桂心六銖。方中恒山，即是常山。療瘧，豉心丸方，用香豉五合、常山三兩、大黃三分、附子二分。

《備急千金要方·卷第十傷寒方下·溫瘧第六》恒山丸、治老瘧久不斷者方、蜀漆丸、烏梅丸、鯪鯉湯、藜蘆丸等方，均用常山。

蜀漆：味辛，平。主瘧及欬逆、寒熱，腹中癥堅、否結、積聚，邪氣、蠱毒、鬼疰。（生江林山川谷及蜀、漢中。常山苗也。五月采葉）

經文校義

否：《唐本》作『痞』。

釋經義例

◆**主瘧**

蜀漆主瘧，此用與常山同。《金匱要略·瘧病脈証並治第四》蜀漆散，治牡瘧，所附《外台秘要》方牡蠣散，治牡瘧，亦用蜀漆。

◆**寒熱**

《備急千金要方·卷第十傷寒方下·溫瘧第六》蜀漆丸、兩首烏梅丸，均用蜀漆。

《備急千金要方·卷第三婦人方中》蜀漆散，治産後虛熱往來，心胸煩滿，骨節疼痛，及頭痛壯熱，晡時輒甚，又如微瘧。方後云：『治寒熱，不傷人。』

◆**腹中癥堅否結積聚**

否，同痞。此條云蜀漆治腹中包快性疾病。《備急千金要方·卷第十一肝臟·堅癥積聚第五》恒山丸，治脅下邪氣積聚，寒熱往來如溫瘧，其方常山與蜀漆並用。

◇《傷寒論》桂枝去芍藥加蜀漆牡蠣龍骨救逆湯，主傷寒脈浮，醫以火迫劫之，亡陽必驚狂，臥起不安者。此方用蜀漆，似爲安神。

甘遂：味苦，寒。主大腹疝瘕、腹痛、面目浮腫、留飲、宿食。破堅癥、積聚，利水穀道。一名主田。（生中山川谷。二月采根）

經文校義

大腹：《御覽》誤『大腸』。

腹痛：《唐本》作『腹滿』，是。《御覽》作『脹滿』。

留飲：上，《御覽》有『除』字。

堅癥：《唐本》作『癥堅』，是。

一名主田：《唐本》次諸別名之後；《綱目》注屬《別錄》。

釋經義例

◆面目浮腫

甘遂治浮腫，不拘於面目。《珍珠囊》云甘遂『直達水氣所結之處，乃泄水之聖藥』。《備急千金要方·卷第二十一消渴淋閉方·水腫第四》茯苓丸，治水腫用甘遂；治水腫，利小便，酒客虛熱，當風飲冷水，腹腫，陰脹滿方，用當歸、甘遂、芒硝、吳茱萸、芫花。麝香散，治婦人短氣虛羸，遍身浮腫，皮膚急，人所稀見，用麝香、雄黄、芫花、甘遂。

《外台祕要方·卷第二十》引《古今錄驗》甘遂丸，療人風水黄疸，體大如囊，面目皆合，陰腫如斗，正如霜瓜，方用甘遂、葶藶子、杏仁、巴豆。

◆留飲

《金匱要略·痰飲咳嗽病脈証並治第十三》甘遂半夏湯，主病者脈浮，其人欲自利，利反快；雖利，心下續堅滿，此爲留飲欲去故也。方用甘遂大者三枚、半夏十二枚、芍藥五枚、甘草如指大一枚。

《金匱要略·痰飲咳嗽病脈証並治第十三》十棗湯，主懸飲，亦爲留飲之類；《金匱要略·婦人雜病脈證並治第二十二》大黄甘遂湯，治婦人水與血並結血室，少腹滿，如敦狀。此二方用甘遂，當爲逐留飲。

《備急千金要方·卷第十八大腸腑方·痰飲第六》乾棗湯主腫及支滿澼飲，方用芫花、甘草、甘遂、大黄、黄芩、大棗等。

《外台祕要方·卷第八》引《范汪》海藻丸，療腹中留飲，方用海藻、木防己、甘遂、蓯蓉、椒、芫花、葶藶子。

◆宿食

《古今錄驗方》消化丸，療人腹脹心滿，腸胃結食不消化，嘔逆頭痛，手足煩疼，方用芫花一兩，大黄、葶藶子、甘遂、黄芩各二兩，巴豆四十枚、消石一兩，搗和，蜜和丸如梧子，先食服三丸，日再服。匈奴露宿丸，療心腹積聚，膈上下有宿食，留飲，亦用甘遂。

《千金翼方·卷第十九雜病中·癖積第五》陷胸湯，主胸中、心下結堅，食飲不消方，用大黄一兩、栝樓二兩、甘草二兩、甘遂一兩、黄連六兩，以水五升，煮取二升五合，分三服。此方用甘遂，當爲除宿食。

◆利水穀道

利水穀道，乃通利胃腸之義。《傷寒論》大陷胸湯及大陷胸丸，均以取下爲效，用甘遂，當爲利水穀道。

白斂：味苦，平。主癰腫、疽創。散結氣、止痛、除熱，目中赤、小兒驚癇、溫瘧、女子陰中腫痛。（生衡山山谷。二月、八月采根）

經文校義

白斂：《說文》『白蘞』或作『白薟』。

腫痛：下，《綱目》多『帶下赤白』四字；《唐本》『下赤白殺火毒』六字係墨書。

《唐本》有『一名菟核、一名白草』朱書；《綱目》以『兔核』一名注《別錄》。《爾雅·釋艸》云：『萰，菟荄。』顧野王《玉篇》云：『蘞，白蘞也。』案：蘞、斂，荄、核聲相近。

釋經義例

◆**主癰腫、疽、瘡**

《本草備要》云『治癰疽瘡腫、面上皰瘡、金瘡撲損，斂瘡方多用之』。

《本草求真》云『敷腫瘡瘍，清熱解毒，散結止痛，久爲外科所用要藥』。

《備急千金要方·卷第二十二癰腫毒方·癰疽第二》薏苡仁散，治癰腫，令自潰長肉方，用薏苡仁、桂心、白蘞、當歸、蓯蓉、乾薑，治下篩，先食，溫酒服方寸匕，日三夜再。內消散，亦用白蘞，治凡是癰疽，皆宜服此方。

《外台祕要方·卷第二十四》引劉涓子療癰腫方，白斂、烏頭、黃芩各等分，擣下篩，和雞子白，傅上即愈。療癰腫有熱，黃耆貼方，數用神驗，甘草、大黃、白斂、黃耆、芎藭各等分，擣篩，以雞子黃和如濁泥，塗布上，隨赤熱有堅處大小貼之，燥易，甚效。

青葙子：味苦，微寒。主邪氣、皮膚中熱、風瘙、身蛘。殺三蟲。（生平谷道傍。三月采莖、葉，五月、六月采子）

經文校義

青葙：《唐本》『葙』字从艸作『葙』，後演字。青葙屬莧科，後人並以治目。

殺三蟲：後，《唐本》有『子名草決明，療脣口青』、『一名草蒿、一名萋蒿』文朱書。

三月采莖葉五月六月采子：○孫刊作『三月三日采莖葉，五月六日采子』。當非尔。

釋經義例

◆**殺三蟲**

《備急千金要方·卷第十八大腸腑方·九蟲第七》青葙散及雄黄兑散，均用青箱子。

◇《藥性論》云青箱子『治肝臓熱毒沖眼，赤障、青盲、翳腫』。青箱子治目疾，此用《神農本草經》未載。

《備急千金要方·卷第六七竅病·目病第一》瓜子散及補肝丸，均用青箱子。

《太平惠民和劑局方·卷之七》治眼目疾鎮肝圓，亦用青箱子。

雚菌：味鹹，平。主心痛。溫中，去長蟲、白瘲、蟯蟲、蛇螫毒、癥瘕、諸蟲。（生東海池澤及勃海章武。八月采）

經文校義

雚菌：《唐本》原注『音完郡』。案：雚音灌，乃鸛之正字，从萑，吅（讀若歡）聲；萑音完，从隹（音追）、从丫（讀若乖）。《說文·艸部》有萑字（音完），乃葦屬，从艸，雈聲，後人省作『萑』；與从艸、隹聲之萑（音追）字混。陶氏以爲鸛屎所化生，蘇敬闢之。《綱目》李氏云：『雚當作萑，乃蘆葦之屬。此菌生於其下，故名也。』其說近是。又《爾雅·釋艸》：『滇灌茵芝。』《文選》注：『引茵作菌。』（《說文》無茵字）孫氏云：『疑即此雚菌，或一名滇，一名芝。未敢定之。』

長蟲：孫刊作『長患』，誤。《唐本》有『一名雚蘆』朱書，顧刊亦不載。

白瘲：『瘲』同『癬』，乾瘍也。《釋名》云：『癬，徙也，浸淫移徙處日廣也。故青徐謂癬爲徙也。』

蟯蟲：《說文》云：『蟯，腹中短蟲也。』

白及：味苦，平。主癰腫、惡創、敗疽、傷陰、死肌、胃中邪氣、賊風、鬼擊、痱緩不收。一名甘根。（生北山川谷又宛句及越山）

經文校義

白及：及字後人演从艸，作『白芨』。

痱：風病。

一名甘根：《唐本》又有『一名連及草』朱書，《御覽》引有。

釋經義例

◆主癰腫、惡瘡、敗疽

《本草綱目》云白及『能入肺止血，生肌治瘡』。

《備急千金要方·卷第二十二癰腫毒方·癰疽第二》蛇銜生肉膏，主癰疽金瘡敗壞，其方用白及。漏蘆湯及丹參膏，亦用白及。

《太平惠民和劑局方·卷之八》雲母膏，治一切瘡腫傷折等病；玉龍膏，摩風止痛，消腫化毒，治一切傷折瘡腫；萬金膏，治癰疽發背，諸般瘡癧等。此三方均用白及。

大戟：味苦，寒。主蠱毒、十二水、腹滿、急痛、積聚、中風、皮膚疼痛、吐逆。一名邛鉅。（生常山。十二月采根）

經文校義

戟：『戟』字之譌。

苦寒：《唐本》有墨書：『甘，大寒，有小毒。』

腹滿：孫刊同大觀《唐本》作『腫滿』。誤。

孫氏云：此無『生川澤』三字者，古或與澤漆爲一條。

一名邛鉅：邛，當書作『卬』。

釋經義例

◆十二水

古之或有將水病分爲十二類者。十二水，乃言甘遂治水病之廣。

《傷寒論》十棗湯，用大戟乃逐水。

《備急千金要方·卷第二十一消渴淋閉方·水腫第四》豬苓散，主虛滿，通身腫，利三焦，通水道，其方用大戟。

《外台祕要方·卷第二十》引《古今錄驗》又療十水、大黄丸方，大黄、消石、大戟、甘遂、芫花、椒目、葶藶。引《深師》海藻丸及《范汪》水癥丸，二方均用大戟。

澤漆：味苦，微寒。主皮膚熱、大腹水氣，四支、面目浮腫，丈夫陰氣不足。（生太山川澤。三月三日、七月七日采莖、葉）

經文校義

苦微寒：《唐本》有墨書：『辛，無毒。』

生太山：○上，《唐本》有『大戟苗也』墨書。此略。

釋經義例

◆大腹水氣、四支面目浮腫

《備急千金要方·卷第二十一消渴淋閉方·水腫第四》褚澄漢防己煮散，治水腫上氣；澤漆湯，治水氣，通身洪腫，四肢無力等；麻黄煎，主風水，通身腫欲裂。此三方均用澤漆。

《金匱要略·肺痿肺癰咳嗽上氣病脈証並治第七》澤漆湯證，條文甚簡，但言咳而脈沉者，《金匱要略·水氣病脈証並治第十四》云：『脈得諸沉，當責有水，身體腫重。』此方澤漆用三斤，其量獨大，恐當有水氣浮腫諸證。

茵芋：味苦，溫。主五藏邪氣、心腹寒熱、羸瘦，如瘧狀、發作有時，諸關節風濕痹痛。（生太山川谷。三月三日采葉）

經文校義

如瘧狀：『如』字《唐本》係墨書。

茵芋：或作『因預』。

貫衆：味苦，微寒。主腹中邪、熱氣，諸毒。殺三蟲。一名扁府。（生玄山山谷及寃句、少室山。二月、八月采根）

經文校義

衆：當作『眾』，从三人，从横目。

一名扁府：『府』字誤。《唐本》作『扁苻』，尚有『一名貫節、一名貫渠、一名百頭、一名虎卷』朱書；《御覽》引有，祗闕『貫節』一名。

蕘花：味苦，寒。主傷寒、溫瘧。下十二水，破積聚、大堅、癥瘕，蕩滌腸胃中留癖、飲食、寒熱、邪氣，利水道。（生咸陽川谷及河南中牟。六月采花）

經文校義

苦寒：孫刊作『苦平寒』，誤尔。《唐本》『苦辛寒』，『辛』字墨書。

腸胃中：《綱目》作『胸中』二字。非是。蕘花、芫花屬同科，下藥。

牙子：味苦，寒。主邪氣、熱氣，疥瘙、惡瘍、創、痔。去白蟲。一名狼牙。（生淮南川谷及宛句。八月采根）

經文校義

苦寒：大觀《唐本》『苦酸寒』，『酸』字亦誤作朱書。

一名狼牙：《御覽》引此以『狼牙』爲正名，『牙子』爲別名。

羊躑躅：味辛，溫。主賊風在皮膚中淫淫痛，溫瘧、惡毒、諸痺。（生太行山川谷及淮南山。三月采花）

經文校義

羊躑躅：躑躅，音擲觸，不靜也。躑，孫改作『蹢』；躅，或繁作『躅』。

辛溫：下，《唐本》墨書云『有大毒』。

草部下　一十九種

經文校義

案：《唐本》翹根在退中，祇一十八種。

商陸：味辛，平。主水脹、疝瘕、痺熨。除癰腫，殺鬼、精物。一名募根。（生咸陽川谷）

經文校義

商陸：或名當陸（《爾雅》注），常蓼（《廣雅》），章柳（《圖經》），皆聲之轉耳。

熨：《說文》：『㷉，从上按下也。从𡰥、又，持火，所以尉繒也。』隸作『尉』，後人又于尉帖字，加火作『熨』『尉』。此言以藥物熨帖也，《史記·扁鵲傳》載之。

一名募根：募，音湯。大觀《唐本》作『蕩』字，誤。《爾雅·釋草》：『蓫薚，馬尾。』郭注云：『《本草》云別名薚。』『薚』即『募』之俗字。《唐本》又有『一名夜呼』朱書，《御覽》作『夜乎』。蘇敬《唐本草》注：『此有赤白二種：白者入藥用；赤者見鬼神，甚有毒，但貼腫外用，若服之，傷人，乃至痢血不已而死也。』《宋本草》注『一名白昌』，亦指白商陸而言，昌、募、商，聲相近。

釋經義例

◆主水脹

《本草綱目》云商陸『其性下行，專于行水，與大戟、甘遂蓋異性而同功』。

《備急千金要方·卷第二十一消渴淋閉方·水腫第四》云水脹，脹而四肢面目俱腫大。水脹之義，似當同水腫。麻子湯，治遍身流腫，方用麻子、當陸、防風、附子、赤小豆。當陸即是商陸。

《傷寒論》牡蠣澤瀉散，治大病瘥後，從腰以下有水氣者，其方用商陸。

《小品方·卷第一·治虛滿水腫諸方》商陸膏方，治水腫，方用商陸根一斤、豬膏一斤，合煎令黃，去滓，以摩腫；亦可服少許。

《外台祕要方·卷第二十》引《近效》療水氣方，即用商陸根與粟米煮粥，空腹服。

《濟生方》疏鑿飲子，亦用商陸。

羊蹄：味苦，寒。主頭禿、疥瘙。除熱，女子陰蝕。一名鬼目。（生陳留川澤）

經文校義

除熱女子陰蝕：《御覽》省作「陰熱無子」四字。

一名鬼目：《唐本》尚有「一名東方宿、一名連蟲陸」朱書，《御覽》引有。

萹蓄，味苦，平。主浸淫、疥瘙、疽痔。殺三蟲。（生東萊山谷。五月采）

經文校義

苦平：孫刊誤作「辛平」。

《御覽》引云「一名萹竹」。《唐本》無文。惟陶注云：「人亦呼爲萹竹。」《說文》作「萹茿」，竹茿同音。

釋經義例

◆**痔**

《千金翼方·卷第二十四瘡癰下·腸痔第七》又方，搗萹蓄，絞取汁，溲面作餺飥，空腹吃，日三頓；常食良。

《外台祕要方·卷第二十六》引《必效》以萹蓄根葉，搗汁，服一升，一、兩服，瘥。

◇《本草備要》云萹蓄『利小便』。

《本草求真》云『功專利水清熱，除濕殺蟲』。

《太平惠民和劑局方》八正散，治小便赤澀，或癃閉不通，及熱淋、血淋並宜服之。此方用萹蓄。

狼毒：味辛，平。主欬逆、上氣。破積聚，飲食、寒熱，水氣、惡創，鼠瘻、疽蝕、鬼精、蠱毒。殺飛鳥、走獸。一名續毒。（生秦亭山谷及奉高。二月、八月采根）

經文校義

狼毒：狼字或从艸，作『蒗』。

辛平：下，《唐本》墨書云：『有大毒。』

蠱毒：大觀《唐本》誤作『蟲毒』。

白頭翁：味苦，溫。主溫瘧、狂易、寒熱、癥瘕、積聚、癭氣。逐血、止痛，療金創。一名野丈人。（生嵩山山谷及田野。四月采）

經文校義

苦溫：下，《唐本》有『無毒』二字朱書，又『有毒』二字墨書。《御覽》引此亦有『無毒』二字。《吳氏本草》亦稱：『《神農》《扁鵲》苦無毒。』《宋本草》云：『《吳普本草》，唐《經籍志》尚存六卷；今廣内不復有，惟諸子書多見引據。其說藥性寒溫五味，最爲詳悉。』今案：其稱引《神農》，每舉有『無毒』『有毒』文。《唐本》所載，惟車前、衣魚兩條以『無毒』二字朱書，餘條多作墨書；白頭翁與乾漆兩條，則『無毒』朱書，『有毒』墨書。朱墨並存，顯非傳誤。若此，則《本草》經文，原有『無毒』『有毒』語。至《綱目》所載，於藥之性味寒溫，每混合朱墨；有毒無毒，類屬《本經》。夫藥之物恆多毒，固未能遽以有、無分之。

狂易：《唐本》『狂易』原注：音羊。《御覽》亦引有。易、陽字通；《綱目》載作㺊，大非。

止痛：《綱目》增作『止腹痛』三字。

療金創：顧刊無『療』字。『療金創』三字，疑本屬墨書。

一名野丈人：《唐本》又有『一名胡王使者』朱書，《御覽》引有。

生嵩山：○《千金》《唐本》《綱目》、孫刊，作『生高山』。《御覽》《吳普》《圖經》載同此，是。

釋經義例

◆**癭氣**

《小品方·卷第十·治癭病諸方》昆布丸方，治癭瘤諸痛，用昆布八兩、海藻七兩、小麥一升、海蛤五兩、松蘿四兩、連翹二兩、白頭翁二兩，擣下篩，和蜜丸如梧子，服十丸，日三。

《外台祕要方·卷第二十三》引《必效》主氣癭方，白頭翁、昆布、海藻、通草、玄參、連翹子、桂心、白蘞。

◇白頭翁治利，此用《神農本草經》未載。

《傷寒論》白頭翁湯，治熱利下重者。

《備急千金要方·卷第十五脾臟方·熱痢第七》白頭翁湯，治赤滯下血，連月不瘥。

鬼臼：味辛，溫。主殺蠱毒、鬼疰、精物，辟惡氣、不詳，逐邪，解百毒。一名爵犀。（生九眞山谷及寃句。二月、八月采根）

經文校義

辛溫：下，大觀《唐本》以『微溫』二字，誤成朱書。

不詳：或作『不祥』。政和《唐本》同此。

一名爵犀：《唐本》又有『一名馬目毒公、一名九臼』朱書；《吳普》無『毒』字，『爵』作『雀』，義通。

羊桃：味苦，寒。主熛熱、身暴赤色、風水、積聚、惡瘍。除小兒熱。一名羊腸。（生山林川谷及田野。二月采）

經文校義

苦寒：下，大觀《唐本》以『有毒』二字朱書。

惡瘍：大觀《唐本》作『惡瘡』。

一名羊腸：《唐本》尚有『一名鬼桃』朱書；《綱目》載此，文句移植。

連翹：味苦，平。主寒熱、鼠瘻、瘰癧、癰腫、惡創、癭瘤、結熱、蠱毒。一名異翹。（生太山山谷。八月采）

經文校義

《唐本》以女青條列此前。

一名異翹：《唐本》又有『一名蘭華、一名折根、一名軹、一名三廉』朱書；《綱目》屬《別錄》；孫刊『折根』一名屬《別錄》。《爾雅·釋草》云：『連，異翹。』郭璞注：『一名大連苕，又名連草。《本草》云。』案：苕、軺、翹，音義相近。《傷寒論》載有『連軺。』

釋經義例

◆**鼠瘺、瘰癧、癰腫**

《日華子本草》云連翹『排膿，治瘡癤』。

《本草求真》云連翹『實爲瘡家聖藥也』。

《神農本草經百種錄》云『連翹之氣芳烈，而性清涼，故凡在氣分之鬱熱皆能已之』。

《備急千金要方·卷第五少小嬰孺方·癰疽瘰癧第八》漏蘆湯、五香連翹湯、連翹湯，均用連翹。

《千金翼方·卷第二十四瘡癰下·鼠瘺第二》寒熱瘰癧方，亦用連翹。

翹根：味甘，寒。主下熱氣。益陰精，令人面悅好，明目。久服輕身，耐老。

經文校義

甘寒：《御覽》引作『苦』。《吳普》云：『《神農》《雷公》甘。』《唐本》『甘寒平』，『平』字亦朱書，有誤。盧刊作

『甘平』。

此條陶氏云『不識』。蘇敬《唐本草》退在『有名未用』中。元王好古《湯液本草》，以爲即是連翹根，《傷寒論》麻黃連軺赤小豆湯方注云：『連翹根是也。』《綱目》亦以之附於連翹後。

《唐本》有墨書『生嵩高平澤二月八月采』文。依例當錄上。

藺茹：味辛，寒。主蝕惡肉、敗創、死肌。殺疥蟲，排膿、惡血，除大風、熱氣、善忘、不樂。（生代郡川谷。五月采根）

經文校義

藺茹：孫刊誤『蘭茹』，注云：『《御覽》作「閭茹」。是。』藺，或亦作『蕳』。《別錄》又名『離婁』、『掘據』，並一聲之傳衍。

辛寒：大觀《唐本》『辛酸寒』，『酸』字誤成朱書。

善忘不樂：《綱目》『樂』作『寐』。非尔。

烏韮：味甘，寒。主皮膚往來寒熱。利小腸膀胱氣。（生山谷石上）

經文校義

韮：正作『韭』，象形，在一之上。一，地也。俗又加艸。

鹿藿：味苦，平。主蠱毒、女子腰腹痛、不樂、腸癰、瘰癧、瘍氣。（生汶山山谷）

經文校義

藿：《御覽》書作『藿』，《說文》：『藿，尗（菽豆）之少也。从艸，靃聲。』『靃（字从兩隹），飛聲也；雨而雙飛者，其聲靃然。』今省作霍。又藨，鹿藿也，讀若剽；藨，鹿藿之實名也。《爾雅·釋艸》『藨，鹿藿，其实藨。』郭璞注云：『今鹿豆。』李氏《綱目》以爲即野綠豆，又名䕲豆。䕲，音勞，亦作䝁（崔豹《古今注》載有），即鹿音之傳演。

瘰癧：同『瘰癧』。『累』乃『纍』省文，與『絫』義通。《禮記·樂記》：『纍纍乎端如貫珠。』《說文》『秝』字云：『稀疏適也。从二禾。』又从厂爲『厤』字；又从止爲『歷』字。歷，過也，傳也。『瘰癧』古通省作『累歷』。

蚤休：味苦，微寒。主驚癇、搖頭弄舌、熱氣在腹中、癲疾、癰倉、陰蝕。下三蟲，去蛇毒。（生山陽川谷及宛句）

經文校義

癲疾癰倉陰蝕下三蟲去蛇毒：《綱目》歸屬《別錄》。《唐本》朱書，此條主治無墨書文。

《唐本》有『一名蚩休』朱書，《綱目》屬《別錄》。

石長生：味鹹，微寒。主寒熱、惡創、大熱。辟鬼氣、不詳。（生咸陽山谷）

經文校義

大熱：孫刊同《御覽》作『火熱』。案：《本經》無『火熱』語例。

辟鬼氣不詳：《唐本》『詳』作『祥』。《御覽》『鬼』字作『惡』，『詳』下多出『鬼毒』二字；《唐本》無之。

《唐本》有『一名丹草』朱書，《御覽》『丹』下多『沙』字。

陸英：味苦，寒。主骨間諸痺，四支拘攣、疼酸，膝寒痛、陰痿、短氣不足、腳腫。（生熊耳川谷及寃句。立秋采）

經文校義

無

蓋草：味苦，平。主久欬、上氣、喘逆、久寒、驚悸、痂疥、白秃、瘍氣。殺皮膚小蟲。（生青衣川谷。九月、十月采）

經文校義

無

牛扁：味苦，微寒。主身皮創、熱氣。可作浴湯，殺牛蝨、小蟲。又療牛病。（生桂陽川谷）

經文校義

又療牛病：疑或屬墨書。此條主治諸本無《別録》文。

夏枯草：味苦，寒。主寒熱、瘰癧、鼠瘻、頭創。破癥，散癭、結氣，腳腫、濕痺。輕身。一名乃東。（生蜀郡川谷。四月采）

經文校義

苦寒：《唐本》『苦』下有『辛』字，亦作朱書。

一名乃東：《唐本》尚有『一名夕句』朱書。

女青：**味辛，平。主蠱毒。逐邪、惡氣，殺鬼，溫瘧，辟不詳。一名雀瓢。（生朱崖。八月采）**

經文校義

《唐本》列在連翹前。

不詳：大觀《唐本》作『不祥』。政和《唐本》同此。

雀瓢：《御覽》作『雀翾』，翾，音娟，小飛也。似是。

《御覽》引有『生山谷』文，今《本草》無。

木部　一十八種

巴豆：**味辛，溫。主傷寒、溫瘧、寒熱。破癥瘕、結聚、堅積、留飲、痰癖、大腹水脹，蕩練五藏六府，開通閉塞，利水穀道。去惡肉，除鬼毒、蠱疰、邪物，殺蟲、魚。（生巴郡川谷。八月采）**

經文校義

水脹：《綱目》逸。

《御覽》引文省略。

《唐本》有『一名巴椒』朱書。《御覽》『椒』作『菽』，是。菽，豆也。孫刊又去艸作『叔』。

痰：孫氏依古刊作『淡』字。

巴豆、甘遂、大戟、澤漆、續隨子、烏臼、蓖麻、蕳茹並同科，爲通下藥。

釋經義例

◆破癥瘕、結聚、堅積

《備急千金要方·卷第十一肝臟·堅癥積聚第五》太乙神明陷冰丸、蜥蜴丸、大五明狼毒丸、野葛膏，均用巴豆。

《外台祕要方·卷第十二》引崔氏溫白丸療癥癖塊等一切病方，其方用巴豆；引《廣濟》療腹中痃氣癖硬，兩脅臍下硬如石，按之痛，腹滿不下食，心悶咳逆，積年不瘥，鱉甲丸方，亦用巴豆；積聚心腹痛方三首所引《范汪》通命丸、四物丸、《古今錄驗》匈奴露宿丸，均用巴豆。

◆留飲

《備急千金要方·卷第十八大腸腑方·痰飲第六》大五飲丸主五種飲，一曰留飲，停水在心下……其方用巴豆。

《外台祕要方·卷第八》留飲宿食方七首引《范汪》千金丸，療心腹留飲宿食；以及桑耳丸、芫花丸、順流紫丸等，均用巴豆。

《外台祕要方·卷第十二》引《古今錄驗》曾青丸，療久寒、積聚、留飲、宿食……其方亦用巴豆。

◆蕩練五臟六府，開通閉塞，利水穀道

《金匱要略·雜療方第二十三》三物備急丸，所主有心腹脹滿，此方用大黃、乾薑、巴豆。心腹脹滿，當爲閉塞使然，巴豆之用即爲開通閉塞。

《金匱要略·胸痹心痛短氣病脈証並治第九》九痛丸，兼治卒中惡，腹脹痛，口不能言。方中用巴豆，去皮熬，研如膏。

《金匱要略》引《外台》走馬湯，治中惡，心痛腹脹，大便不通。此二症亦閉塞所致，方用巴豆、杏仁。

蜀椒：味辛，溫。主邪氣，欬逆。溫中，逐骨節皮膚死肌、寒濕痹痛，下氣。久服之，頭不白，輕身，增年。（生武都川谷及巴郡。八月采實）

經文校義

《綱目》注屬中品。

釋經義例

◆咳逆

《備急千金要方·卷第十八大腸腑方·咳嗽第五》治九種氣嗽，欲死百病方、蜀椒丸、通氣丸、治咳嗽上氣方，治咳嗽胸脅支滿、多唾上氣方，治三十年咳嗽、或飲、或咳寒氣嗽、雖不同悉主之方，款冬丸諸方，均用蜀椒。

◆溫中

《別錄》云蜀椒『除五臟六腑寒冷』。

《金匱要略·腹滿寒疝宿食病脈証並治第十》大建中湯，治心胸中大寒痛，嘔不能飲食，腹中寒，上衝皮起，出見有頭足，上下痛而不可觸近。從『腹中寒』來看，此方用蜀椒當爲溫中。

《小品方·卷第一·治心痛腹脹滿冷痛諸方》之解急蜀椒湯，主寒疝心痛如刺，繞齊絞痛，腹中盡痛，白汗自出，欲絕方，用蜀椒三百枚、附子一枚、粳米半升、乾薑半兩、半夏十二枚、大棗三十枚、甘草一兩。

《備急千金要方·卷第三婦人方中·心腹痛第四》蜀椒湯，治產後心痛，此大寒冷所爲，方用蜀椒、芍藥、當歸、半夏、甘草、桂心等。『此大寒冷所爲』，正當以蜀椒溫中。

◆下氣

《金匱要略·痰飲咳嗽病脈証並治第十三》防己椒目葶藶大黄丸，治腹滿，口舌乾燥，此腸間有水氣。《金匱要略心典》注云：『椒目治腹滿，去十二種水氣。』椒目治腹滿，可視爲下氣之用。

◇《别録》云蜀椒『殺蟲』，此用《神農本草經》未載。

經方烏梅丸，用蜀椒意在殺蟲；升麻鱉甲湯，用蜀椒亦爲殺蟲。《金匱發微》云：『以方治論，則陽毒有蟲，陰毒無蟲。譬之天時暴熱，蟄蟲咸仰；天時暴寒，則蟄蟲咸俯。蓋不獨陽毒方治有殺蟲之川椒、雄黄，而陰毒無之，爲信而有征也。』可見，曹氏認爲蜀椒之用是殺蟲。

《外台祕要方·卷第二十二》齒蟲方五首引《删繁》又療蟲齒痛，椒湯方，蜀椒一兩、礬石半兩、桂心一兩，以水三升，煮取一升，去滓，含之漱齒，勿咽汁，甚良。

皁莢：味辛，溫。主風痺、死肌、邪氣、風頭淚出。利九竅，殺精物。（生雍州川谷及魯鄒縣。九月、十月采莢）

經文校義

皁莢：皁，古正作『草』，俗又作『皂』。《説文》：『莢，草實。』

辛溫：《唐本》『辛』下有『鹹』字，亦作朱書。

《綱目》注屬中品。

釋經義例

◇《别録》云皂莢『破咳嗽囊結』。

《本草綱目》云『治痰氣喘咳』。經方用皂莢治咳吐唾濁，《神農本草經》未載。如《金匱要略·肺痿肺癰咳嗽上氣病脈証並治第七》皂莢丸，主咳逆上氣，時時吐唾濁，但坐不得眠。引《千金》桂枝去芍藥加皂莢湯，治肺痿吐涎沫。

《古今醫鑒·卷四》之千緡導痰湯，治痰喘不能臥，方用天南星、半夏、陳皮、枳殼、赤茯苓、皂莢、甘草、生薑。

◇用皂莢取嚏嚏，此用《神農本草經》未載。

如《小品方·卷第七·治妊胎諸方》治胞衣不出方，即取皂莢擣末，著鼻孔中，嚏，即出。

柳華：味苦，寒。主風水、黄疸，面熱、黑。葉：主馬疥、痂倉。實：主潰癰，逐膿血。（生琅邪川澤）

經文校義

《唐本》有『一名柳絮』朱書。

葉主馬疥痂倉實主潰癰逐膿血：政和《唐本》載同此。大觀《唐本》及孫刊、顧刊、萬刊此下並有『子汁療渴』四字屬《本經》，當非是。《綱目》連同上文盡歸《別錄》。

生琅邪川澤：○政和《唐本》作朱書。

楝實：味苦，寒。主溫疾、傷寒、大熱、煩狂。殺三蟲，疥、瘍，利小便、水道。（生荊山山谷）

經文校義

無

郁李仁：味酸，平。主大腹水腫，面目、四支浮腫。利小便、水道。根：主齒齗腫、齲齒。堅齒。（生高山川谷及北陵上。五月、六月采根）

經文校義

仁：大觀《唐本》同《千金翼》，作「人」。
根主齒齗腫齲齒堅齒：蓋或屬《別錄》。齗，齒本也，音銀。齲，齒蠹也，朽也，或作「禹」，音矩。
《唐本》有「一名爵李」朱書。《吳普》「爵」作「雀」，義通。

釋經義例

◆**郁李仁有利水消腫之功。**

《備急千金要方·卷第二十一消渴淋閉方·水腫第四》徐王煮散、褚澄漢防己煮散，均用郁李仁。治水腫、利小便方又方，郁李仁末、面各一升，和作餅子七枚，燒熟，空腹熱食四枚；不知，更加一枚；不知，加至七枚。
《外台祕要方·卷第二十》氣兼水身面腫方四首引張文仲說，周太侯正大將軍平公于禮患氣兼水，身面腫垂死，長壽公姚僧垣處二方，應手即瘥；先服湯方，桑白皮、橘皮、海藻、茯苓、郁李仁、赤小豆。水腫小便澀方三首引《廣濟》，主下水氣，若小便澀水腫，氣妨悶不能食，海蛤丸，方用郁李仁。崔氏療水腫盛滿，氣急喘咳，小便澀如血者方，亦用郁李仁。

莽草：味辛，溫。主風頭、癰腫、乳癰、疝瘕。除結氣、疥瘙，殺蟲、魚。一名葞。（生上谷山谷及宛句。五月采葉）

經文校義

風頭：《綱目》改作「風毒」。非。

乳癰：顧刊易作『乳腫』。《釋名》云：『乳癰曰妬。妬，褚也，氣積褚不通，至腫潰也。』

疥瘙：下，《御覽》多出『疽瘡』二字，《唐本》無。

一名葞：《唐本》屬墨書，又有『一名春草』。《爾雅・釋草》云：『葞（音弭），春草。』孫炎注：『俗呼爲「䒽草」』。郭璞注：『一名芒草。《本草》云。』案：其所引與今『本草』異。陶弘景云：『莽草，葉青新烈者良，字亦作䒽（音罔），俗呼爲䒽草也。范子《計然》云：「莽草出三輔，青色者善。」《山海經・中山經》：「朝歌之山，有草焉，名曰莽草，可以毒魚。」又「葌山，有木焉，其狀如棠而赤葉，名曰芒（音忘）草，可以毒魚。」』今《本經》又以莽草居木部，其物當分草、木兩種，蓋以效用相似而混稱。弭、罔、䒽、芒、莽、春，字體、音義皆相近。

雷丸：味苦，寒。主殺三蟲、逐毒氣，胃中熱。利丈夫，不利（三）女子。作摩膏，除小兒百病。（生石城山谷及漢中土中。八月采根）

經文校義

雷丸：《御覽》『雷』下多出『公』字。

苦寒：《唐本》有墨書：『鹹，微寒，有小毒。』

利丈夫女子作摩膏除小兒百病：《唐本》『女子』上有『不利』二字。《綱目》以『作摩膏』云云歸屬《別錄》。陶弘景注：『《本經》云利丈夫，《別錄》云久服陰痿。於事相反。』《開寶本草》注謂：『此物性寒。《本經》云利丈夫不利女子者，此則疎利男子元氣，不疎利女子藏氣，其義顯矣。』

（三）不利：原刻本脱文，據《校義》補。

桐葉：味苦，寒。主惡蝕創著陰。皮：主五痔。殺三蟲。花：主傅豬創。飼豬，肥大三倍。（生桐柏山谷）

經文校義 無

梓白皮：味苦，寒。主熱。去三蟲。葉：擣，傅豬創。飼豬，肥大三倍。（生河内山谷）

經文校義

熱：《綱目》增作『熱毒』二字。

葉擣傅豬創飼豬肥大三倍：《綱目》注屬《别錄》。非是。

石南：味辛，平。主養腎氣，内傷，陰衰。利筋骨、皮毛。實：殺蠱毒，破積聚，逐風痺。（生華陰山谷。二月、四月采葉，八月采實）

經文校義

辛平：顧、盧刊本同此，是。《唐本》『辛』下有『苦』字，亦作朱書。政和《唐本》則以『平』字作墨書，孫刊同之，誤尔。

蠱毒：大觀《唐本》刊作『蟲毒』。

《唐本》有『一名鬼目』朱書。

黄環：味苦，平。主蠱毒、鬼疰、鬼魅，邪氣在藏中。除欬逆、寒熱。（生蜀郡山谷。三月采根）

經文校義

《唐本》有『一名淩泉、一名大就』朱書，《御覽》亦引有。

溲疏：味辛，寒。主身、皮膚中熱。除邪氣，止遺溺。可作浴湯。（生熊耳川谷及田野、故北虛地。四月采）

經文校義

身：《綱目》略去。

止遺溺：下，《綱目》有『利水道』三字；《唐本》『利』上多一『通』字，屬墨書。

可作浴湯：《綱目》歸屬《別錄》。

生熊耳川谷：○陶注云：『掘耳，疑應作熊耳。熊耳，山名。都無掘耳之號。』案：今《本草》正作『熊耳』，當是已經改易。

北虛：○同『丘虛』，俗又書作『坵墟』。

鼠李：主寒熱、瘰癧、創。（生田野。采無時）

經文校義 無

欒實根：味辛，溫。主邪氣、諸痺、疼酸。續絕傷，補骨髓。一名連木。（生蜀郡山谷。采無時）

經文校義 無

欒華：味苦，寒。主目痛、淚出、傷眥。消目腫。（生漢中川谷。五月采）

經文校義　無

蔓椒：味苦，溫。主風寒濕痹、歷節疼。除四支厥氣、藤痛。（生雲中川谷及北冢間。采莖、根）

經文校義

藤痛：『藤』字誤，《唐本》作『膝痛』，是。《綱目》以『煎湯蒸浴取汗』語，混稱《本經》，不當。陶弘景注：『可以蒸病出汗。』

《唐本》有『一名豕椒』朱書；孫、顧刊本『豕』誤作『家』；《綱目》屬《別錄》。

芫花：味辛，溫。主欬逆、上氣、喉鳴、喘、咽腫、短氣、蠱毒、鬼瘧、疝瘕、癰腫。殺蟲、魚。（生淮源川谷。三月三日采花）

經文校義

芫花：花，《御覽》及孫刊作『華』。芫，音元，俗譌作芜，非是。《說文》云：『芫，魚毒。』字从艸。《爾雅·釋木》云：『杬，魚毒。』字乃从木。洪邁《容齋隨筆》云：『芫木，饒州處處有之，莖幹不純，是木。』《綱目》及孫、顧刊本，並以之入草部。

辛溫：《唐本》有『苦微溫有小毒』墨書。《吳普本草》云：『芫花根，《神農》《雷公》苦有毒。』

《唐本》有『一名去水』朱書，《御覽》引有。宋《開寶重定本》注：『本在草部，今移。』

釋經義例

◆**蠱毒**

《備急千金要方·卷第二十四解毒雜治方·蠱毒第四》太上五蠱丸，用芫花。

◆**癰腫**

《備急千金要方·卷第二十二癰腫毒方·癰疽第二》治癰方，芫花爲末，膠和如粥，敷之。

◇《別錄》云芫花『治水腫』。經方用芫花逐水，此用《神農本草經》未有明示。如《金匱要略·痰飲咳嗽病脈証並治第十三》十棗湯，治懸飲。

獸部　四種

豚卵：味甘，溫。主驚癇、癲疾、鬼疰、蠱毒。除寒熱、賁豚、五癃。懸蹄：主五痔、伏熱在腸、腸癰内蝕。

經文校義

甘溫：孫刊『甘』誤『苦』。

五癃：下，《唐本》有『邪氣攣縮』四字朱書。

《唐本》有『一名豚顛』朱書。

伏熱在腸：『腸』字，《綱目》改作『腹中』。非舊。

麋脂：味辛，溫。主癰腫、惡創、死肌、寒風濕痺、四支拘緩不收、風頭腫氣。通腠理。（生南山山谷及淮海邊。十月取）

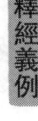

經文校義

《唐本》有『一名官脂』朱書；《千金翼方》、大觀《唐本》，『官』字作『宮』。

鼺鼠：主墮胎，令產易。（生山都平谷）

經文校義

鼺：孫刊改作『鸓』。《說文》云：『鸓，鼠形，飛走且乳之鳥也。』《爾雅》云：『鼯鼠。』

六畜毛、蹄甲：味鹹，平。主鬼疰、蠱毒、寒熱、驚癇、癲痓、狂走。駱駝毛尤良。

經文校義

痓：《唐本》作『痙』。

蟲魚部　一十七種

經文校義

案：《唐本》彼子在退中。別有蠮螉、水蛭二種，共一十八種。

蝦蟇：味辛，寒。主邪氣。破癥堅血、癰腫、陰創。服之不患熱病。（生江湖池澤。五月五日取）

經文校義

蝦蟇：同『蝦蟆』。《名醫別錄》：『一名蟾蜍（詹諸）。』

馬刀：味辛，微寒。主漏下赤白、寒熱。破石淋，殺禽、獸、賊鼠。（生江湖池澤及東海。取無時）

經文校義

漏下赤白：上，《綱目》增『婦人』二字，非舊。《御覽》有『補中』二字；《唐本》在《別錄》中，又于『赤白』下多一『留』字，盖因赤、白二字連文而誤衍。

蛇蛻：味鹹，平。主小兒百二十種驚癇，瘈瘲、癲疾、寒熱、腸痔、蟲毒、蛇癇。火熬之，良。一名龍子衣。（生荆州川谷及田野。五月五日、十五日取之）

經文校義

蛇蛻：《說文》云：『它，蟲也，从虫而長，象冤曲垂尾形。』或从虫，作蛇。『蛻，蛇蟬所解皮也。从虫，稅省。』

鹹平：《唐本》有『甘無毒』墨書。

瘈瘲癲疾寒熱腸痔蟲毒蛇癇火熬之良：蛇癇下，《唐本》有墨書『弄舌搖頭』；《綱目》以入《本經》，語次移易。蟲毒，《唐本》作『蟲毒』；惟《綱目》同此；《日華子》亦云『治蟲毒』。瘈瘲，《說文》作『瘛瘲』，小兒瘛瘲病也。又有『瘳』字云：『引縱曰瘳。从手，瘛省聲。』今作掣，又别作瘈。經傳相承多用『瘈』字。瘈瘛兩字，當同。瘲，音縱。瘛瘲，有牽掣縱放義。

一名龍子衣：《唐本》又有「一名蛇符」朱書；《綱目》屬《別錄》；《吳普》「符」字作「附」，「一名龍子皮」墨書，又「一名龍子單衣、一名弓皮」朱書。稱號復雜，當屬《名醫》。

釋經義例

◆主小兒百二十種驚癇

《外台祕要方·卷第三十五》引《備急》療少小百二十種癇病，胸中病，蛇蜕皮湯方用之。引《古今錄驗方·療小兒癇證方》鉤藤湯及麻黄五癇湯，均用蛇蜕皮。

白頸蚯蚓：味鹹，寒。主蛇瘕。去三蟲、伏尸、鬼疰、蠱毒，殺長蟲。仍自化作水。（生平土。三月取）

經文校義

白頸蚯蚓：孫刊，依《吳普本草》刪去「白頸」二字。不當。蚯，同「蚯」，孫刊改作「邱」。「邱」乃「丘」之通假字，因避孔子諱而變易。蚓，或作「螾」。

仍自化作水：《綱目》刪去「仍自」二字，以「化作水」三字連入《別錄》。非是。

此條後，《唐本》有「蠮螉」一條屬《本經》。此逸。

蜈蚣：味辛，溫。主鬼疰、蠱毒，噉諸蛇、蟲、魚毒。殺鬼物、老精、溫瘧，去三蟲。（生大吳川谷、江南）

經文校義

蜈蚣：字亦省作「吳公」。孫刊改「蜈」作「吳」。

辛溫：下，《唐本》墨書『有毒』。

此條後，《唐本》有『水蛭』一條屬《本經》。此逸。

釋經義例

◆**蠱毒**

《備急千金要方·卷第二十四解毒雜治方·蠱毒第四》太上五蠱丸、太乙追命丸、犀角丸，均用蜈蚣。治蠱注，四肢浮腫，肌膚消索，咳逆，腹大如水狀，死後轉易家人，一名蠱脹，方用雄黃、巴豆、莽草、鬼臼、蜈蚣。

◇蜈蚣治咳嗽，《神農本草經》未載。

如《古今錄驗方·療肺感寒邪咳嗽方》之天門冬煎，用蜈蚣。

《古今錄驗方·療五種咳嗽方》四滿丸及《深師》四滿丸，二方均用蜈蚣。

《備急千金要方·卷第十八大腸腑方·咳嗽第五》通氣丸，主久上氣咳嗽，咽中腥臭等，其方亦用蜈蚣。治積年咳嗽，喉中呀聲，一發不得坐臥方，亦用蜈蚣二枚。

斑猫：味辛，寒。主寒熱、鬼疰、蠱毒、鼠瘻、惡創、疽。蝕死肌，破石癃。（生河東川谷。八月取）

經文校義

斑猫：《說文》作『盤蝥』，毒蟲也。猫，當作『貓』。孫刊依《吳普》『一名斑苗』，改作『苗』。俗或書作『斑蚝』。『蚝』又是『蝵』字之異文，音刺，乃會意字。

辛寒：下，《唐本》墨書『有毒』。

惡創：《綱目》逸「惡」字。

瘻：大觀《唐本》省作「瘘」。

《唐本》有「一名龍尾」朱書；《吳普》尾作「蚝」。

釋經義例

◇馬繼興主編《神農本草經輯注》作「斑蝥」。

◆蠱毒

《備急千金要方·卷第二十四解毒雜治方·蠱毒第四》太上五蠱丸，用斑蝥；治人得藥雜蠱方，斑蝥、桂心、釜月下土、藜蘆；又方，用五月五日桃白皮、大戟、斑蝥。

◆鼠瘺惡創疽蝕死肌破石癃

馬繼興本《神農本草經輯注》斷爲「鼠瘺，惡瘡，疽蝕，死肌，破石癃」，森立之本《本草經考注》亦然。竊以爲，當斷爲「鼠瘺，惡創，疽，蝕死肌，破石癃」。「蝕死肌」與「破石癃」均爲動賓詞組，二者表述形式相同。蝕死肌，乃言其具腐蝕性。《別錄》云其「傷人肌」，可爲佐證。

◇斑蝥内服可致人尿血。

余嘗聞鄉民傳言，吾地古有一老醫擅治癰疽瘡瘍。一人患此類疾，百治不效，慕名延醫。之所，醫子言乃父作古，兒曹皆非行道之人，然嘗見父治此疾喜用斑蝥入雞子中煮食得效，所憂者乃溲赤駭人。其人聞之大喜，歸行之，果如其言，藥止，尿血漸愈。

觀《儒門事親·卷十五》世傳神效名方有治瘰癧方，用斑蝥、赤小豆、白僵蠶、苦丁香、白丁香、磨刀泥。方後云：「女人小便見赤白色三兩次，男子於大便中見赤色白色爲效。」

此言二便之異常，恐與斑蝥有關。

貝子：味鹹，平。主目瞖、鬼疰、蠱毒、腹痛、下血、五癃。利水道。燒用之，良。（生東海池澤）

經文校義

《綱目》文句移植。

蠱：孫刊誤『蟲』。

石蠶：味鹹，寒。主五癃。破石淋，墮胎。肉：解結氣，利水道。一名沙蝨。（生江漢池澤）

經文校義

肉：孫刊誤作『內』。《綱目》『肉』上增一『其』字。

利水道：下，《唐本》有『除熱』二字朱書，此條主治無墨書文。

雀甕：味甘，平。主小兒驚癇、寒熱、結氣、蠱毒、鬼疰。一名躁舍。（生樹枝間。蛅蟖房也。八月取）

經文校義

《綱目》文句移植。

生樹枝間：○《唐本》上有『生漢中采蒸之』墨書文。

蜣蜋：味鹹，寒。主小兒驚癇、瘈瘲、腹脹、寒熱，大人癲疾、狂易。火熬之，良。（生長沙池澤。五月五日取）

經文校義

狂易：《唐本》作「狂昜」，音羊。《綱目》書作「狂陽」。

《唐本》有「一名蛣蜣」朱書。《爾雅·釋蟲》：「蛣蜣，蜣蜋。」《說文》無「蜣」字，有「蜣」字云：「渠蜣，一曰天社。」《廣雅》云：「天社，蜣蜋也。」《玉篇》云：「蜣、蜋同。」孫氏以爲：渠蜣即蛣蜣，音之緩急。案：「蜣」亦省作「羌」。蜋，俗書作螂。

火熬之良：《綱目》略去。

螻蛄：味鹹，寒。主產難。出肉中刺，潰癰腫，下哽噎，解毒，除惡創。夜出者，良。（生東城平澤。夏至取）

經文校義

出肉中刺：《御覽》作「出刺在肉中」。

哽噎：《御覽》作「哽咽」。哽咽，聲塞也。此作「噎」爲正。《說文》：「噎，飯窒也。伊結反。」又「饐，飯傷溼也。乙器反。」變體作「餲」。「餩，飯傷熱也。迂廢反。」後人每混用。

除惡創：《御覽》「除」字作「愈」。

《唐本》有「一名蟪蛄、一名天螻、一名螜」朱書。蟪、螻形近。蟪蛄名見《莊子》，釋爲寒蟬，字亦作「惠」；《說文》無「蟪」字，徐鉉新附入。《御覽》引無「一名蟪蛄」，「螻蛄」書作「螻蛄」，聲之誤也。

夜出者良：《綱目》屬《別錄》。

馬陸：味辛，溫。主腹中大堅癥。破積聚、息肉、惡創、白秃。一名百足。（生玄菟川谷）

經文校義

一名百足：《吳普本草》：『馬蚿，一名馬軸。』《爾雅·釋蟲》云：『蛝（音閑），馬蠲。』郭注：『馬蠲也，俗呼馬蠋。』《說文》云：『蠲（音涓），馬蠲也。从虫、罒，益聲；勹，象形。』案：諸家所舉名稱：軸（蚰、蠋）、（蛩）、（蠸）、蠲、蚿、蚈、（蛪）、蛝、蠖，皆一聲之傳演，或出變誤。

地膽：味辛，寒。主鬼疰、寒熱、鼠瘻、惡創、死肌。破癥瘕，墮胎。一名蚖青。（生汶山川谷。八月取）

經文校義

一名蚖青：《名醫》別出芫青條。陶云：『蚖』字乃異，恐是相承誤矣。舊說斑貓、芫青、葛上亭長、地膽皆一類。《太平御覽》引《本草經》云：『芫青，春食芫草故云芫青；秋爲地膽，黑頭赤尾；秋食葛華，故名之爲葛上亭長。』

鼠婦：味酸，溫。主氣癃、不得小便、婦人月閉、血瘕、癇痓、寒熱。利水道。（生魏郡平谷及人家地上。五月五日取）

經文校義

血瘕：孫刊『瘕』誤『癥』。

利水道：下，《綱目》漏注《本經》二字，連綴《日華子本草》墮胎文。誤失。

《唐本》有『一名負蟠、一名蛜蝛』朱書；又『一名蟋蟀』墨書。《爾雅·釋蟲》云：『蟠，鼠負。』又『蛜威，委黍。』蛜字从虫，伊省聲；古只作伊，後演从虫。委黍，狀其形也。

螢火：味辛，微溫。主明目，小兒火創、傷、熱氣、蠱毒、鬼疰。通神、精。（生階地池澤。七月七日取）

經文校義

螢：孫改作熒。

小兒火創傷熱氣蠱毒鬼疰通神精：《綱目》以屬《別錄》。《唐本》此條主治無墨書文。孫刊落「精」字。

《唐本》有「一名夜光」朱書。《御覽·蟲豸門》引「一名朗照、一名熠燿」；《唐本》墨書，「朗照」作「即炤」。《爾雅·釋蟲》云：「熒火，即炤。」

衣魚：味鹹，溫。主婦人疝瘕、小便不利，小兒中風、項強。背起，摩之。（生咸陽平澤）

經文校義

鹹溫：下，《唐本》以「無毒」二字朱書，孫刊有。

不利：孫刊本注：「《御覽》作泄利。」案：今鮑刊《御覽》作「不利」。是。

中風：孫注「《御覽》作頭風」。顧刊本注「《御覽》作頭中風」，與鮑刊本合。

強：《御覽》作「彊」。字通。

背起：鮑刊《御覽》作「皆宜」。

《唐本》有「一名白魚」朱書，「一名蟫」，墨書。《爾雅·釋蟲》云：「蟫，白魚。」郭注：「衣、書中蟲。」《御覽》引作：「白魚，一名衣魚。」

彼子：味甘，溫。主腹中邪氣。去三蟲、蛇螫、蠱毒、鬼疰、伏尸。（生永昌山谷）

經文校義

彼子：此條，宋《開寶本草》退之『有名未用』中。注謂：『陶隱居不識，《唐本注》以爲榧實。今據木部下品自有榧實一條，而彼子又在蟲魚部中，雖同出永昌，而主療稍别。古今未辨，兩注不明。今移入於此卷末，以俟識者。』案：陶注云：『一名罷子，不知其形何類。』蘇敬《唐本草》注云：『此彼字當木傍作皮，柀，仍音彼，木實也。誤入蟲部。《爾雅》云：「柀，一名杉。」葉似杉，木如柏，肌軟，子名榧實。陶於木部出之，此條宜在果部中也。』《綱目》乃依蘇敬説，併入《別錄》榧實條。孫刊附在卷末。今《千金翼方》本，獨遺此條，未明所以。

果部　二種

桃核仁：味苦，平。主瘀血、血閉、瘕、邪氣。殺小蟲。桃花：殺疰、惡鬼。令人好顏色。桃梟：微溫。主殺百鬼、精物。桃毛：主下血瘕，寒熱、積聚、無子。桃蠹：殺鬼、邪惡、不祥。（生太山川谷。七月采）

經文校義

苦平：《唐本》有『甘，無毒，墨書』。

瘕：《綱目》增作『癥瘕』二字。

邪氣：孫刊逸『氣』字。

桃梟：梟字誤，大觀《唐本》、《千金翼方》及《綱目》，並作『桃梟』。是。《説文》：『梟，不孝鳥也，日至（夏至）捕（捉）梟，磔（殺）之。从鳥頭，在木上。』桃梟，即狀其形。《別錄》云：『是實著樹不落，實中者。』《齊民要術》

《太平御覽》《初學記》並引云：「梟桃，在樹不落。殺百鬼。」

積聚：孫刊作「積寒」，非是。《綱目》以《别錄》「破血（堅）閉，帶下諸疾」文，混稱《本經》，不當。

七月采：〇《唐本》在核仁條文下；花下有「三月三日采」，梟下有「正月采」墨書文。

釋經義例

◆瘀血血閉瘕邪氣

馬繼興主編《神農本草經輯注》斷爲「瘀血，血閉瘕，邪氣」。森立之《本草經考注》作「瘀血，血閉，瘕，邪氣」。《古今録驗方·療八瘕方》所載八瘕爲：一曰黄瘕，二曰青瘕，三曰燥瘕，四曰血瘕，五曰脂瘕，六曰狐瘕，七曰蛇瘕，八曰鱉瘕。無「血閉瘕」之名。單言「瘕」，恐失於寬泛。桃毛所主有「下血瘕」之語，推測此處亦當爲「血瘕」，有脱字之嫌。

比照大黄條文，可知桃仁所主之瘀血、血閉、瘕，與大黄所主類同。觀經方及《備急千金要方》中二者合用頗多，此其原因所在。後世或謂桃仁主少腹硬滿，或謂主肌膚甲錯，皆拘於現象而未及瘀血實質。因多與大黄合用，可參閲大黄條下，不作詳釋。

杏核仁：味甘，溫。主欬逆、上氣、雷鳴、喉痹。下氣，產乳、金創、寒心、賁豚。（生晉山川谷）

經文校義

杏核仁甘溫：《唐本》有「苦，冷利，有毒」墨書。

釋經義例

◆主咳逆上氣

《金匱要略》厚朴麻黄湯，主咳而脈浮者，其方用杏仁。

《備急千金要方·卷第十八大腸腑方·咳嗽第五》海藻湯，所主有咳而不利；麻黄散，主上氣、咳嗽；蜀椒丸，治上氣、咳嗽；通氣丸，主久上氣、咳嗽；杏仁煎，治冷嗽上氣，鼻中不利；蘇子煎，治上氣、咳嗽；杏仁飲子，治暴熱嗽。諸方均用杏仁。

◆喉痹

《小品方·卷第二·治喉痛（喉痹）諸方》治喉痹者，喉裏腫塞痹痛，水漿不下入，七八日即殺人。治之方，熬杏仁熟搗，蜜丸如彈子，含咽其汁；亦可搗杏仁末，帛裹含之。

《古今録驗方·卷第二十三·喉痹方》二十一首之射干湯及射干丸方，均用杏仁。

◆下氣

《金匱要略》茯苓杏仁甘草湯，治胸痹，胸中氣塞，短氣。杏仁之用，當爲下氣。

《備急千金要方·卷第十三心臟方·胸痹第七》下氣湯，治胸腹背閉滿，上氣喘息。方用大腹檳榔、杏仁、童子小便。亦是用杏仁下氣。

◇杏仁治喘，《神農本草經》未有明示。

如麻黄湯，用杏仁，所治有無汗而喘；麻黄杏仁甘草石膏湯，治汗出而喘；小青龍湯，方後云『若喘，去麻黄，加杏仁半升』；桂枝加厚朴杏子湯，所主也有喘。

◇杏仁治腫，《神農本草經》亦未載。

如《金匱要略》苓甘五味加姜辛半夏杏仁湯，治水去嘔止，其人形腫者，加杏仁主之。《備急千金要方·卷第二婦人方上·妊娠諸病第四·水腫第十》治妊娠體腫，有水氣，心腹急滿，用茯苓、白朮、黄芩、旋覆花及杏仁。

◇《本草備要》云杏仁『通大腸氣秘』。杏仁通便促下，《神農本草經》未有明示。如《傷寒論》大陷胸丸，用杏仁，從方後取下爲效來看，當爲通便之用；麻子仁丸，用杏仁，所治爲大便堅。《金匱要略·腹滿寒疝宿食病脈証並治第十》附方的《外台》走馬湯，治中惡心痛腹脹，大便不通；《禽獸蟲魚禁忌第二十四》治食犬肉不消成病方，云：『治食犬肉不消，心下堅或腹脹，口乾大渴，心急發熱，妄語如狂，或洞下方。杏仁一升，合皮熟研用，以沸湯三升和，取汁，分三服。利下肉片，大驗。』《世醫得效方》的五仁丸，亦用杏仁。《古今錄驗方·療產後大便不通方》用杏仁八分，芍藥、大黄各八分，黄芩、芒硝各六分，爲散，蜜丸，空腹煎水下，利爲度。

杏仁不惟通大便，亦通利小便，如《古今錄驗方·療妊娠卒不得小便方》，即用杏仁二十枚，去皮尖，熬令變色。右一物，搗，服如大豆大七枚，立得利。

米穀部　一種

腐婢：味辛，平。主痎瘧、寒熱、邪氣、洩利、陰不起、病酒頭痛。（生漢中。小豆花也。七月采）

經文校義

痎瘧：《綱目》誤作『痎瘧』。

陰不起：下，《唐本》有墨書云：『止消渴。』《綱目》以入《本經》。

小豆花也：○陶注云：『花用異實，故其類不得同品。但未解何故有腐婢之名。《本經》不云是小豆花，後醫顯之尒，未知審是否。』《藥性論》則云：是赤小豆花。

菜部　二種

苦瓠：味苦，寒。主大水，面目、四支浮腫。下水，令人吐。（生晉地川澤）

經文校義

瓠：音壺。从瓜，夸聲。

水蘄：味甘，平。主女子赤沃。止血，養精，保血脈，益氣。令人肥健、嗜食。（生南海池澤）

經文校義

水蘄：陶注云：『論蘄主療，合是上品，未解何意乃在下？俗中皆作「芹」字。』前于溲疏條注云：『掘耳，疑應作熊耳。熊耳，山名。都無掘耳之號。』觀此二條注語，可見陶氏態度審慎，不以意改易《本經》《別錄》原文。後人反謂陶氏竄亂舊章，未免失據。

·人部 一種·

經文校義

《唐本》人部居獸部之前，不分品類。《本經》一種，孫刊列在上品，顧刊列在中品。此乃列在後。

髮髲：味苦，溫。主五癃、關格不通。利小便、水道。療小兒癇、大人痓。仍自還神化。

經文校義

髲：《說文》：『髲（音被，去聲），鬄也。从髟，皮聲。』『鬄（音弟、替、錫），髲也。从髟，易聲。髢，鬄或从也聲。』劉熙《釋名·釋首飾》云：『髲，被也，髮少者得以被助其髮也。鬄（本作髫，當誤），剔也，剔刑人之髮爲之也。』古作『被裼』，《儀禮·少牢饋食禮》云：『主婦被裼。』注云：『被裼，讀爲髲鬄。古者或剔賤者（少者）、刑者之髮，以被婦人之紒（髻，結）爲飾，因名髲鬄焉。』案：髲鬄，即指假髮而言。取之于賤者、刑者，以其無所用也。《本經》以髮髲立藥，亦取其無用以爲用耳。實即髮也。李當之云是童男髮，失之居泥；陶、蘇並未深考明『髲』字，解說模胡。《名醫》別出亂髮及頭垢條。

釋經義例

◆**主五癃、關格不通，利小便、水道**

《金匱要略》豬膏發煎，用亂髮如雞子大三枚，治諸黃，方後云：『病從小便出。』可知亂髮當爲利小便、水道。此方又治婦人陰吹。

《古今錄驗方》療淋、胞痛、不得小便方，云其但淋者，取亂髮三兩燒灰、滑石五兩，合擣爲散，服方寸匕，日三。

◇後世亦用血餘炭止血，此用《神農本草經》未載。

如《備急千金要方·卷第二婦人方上·妊娠諸病第四》用爪甲亂髮燒末，酒服方寸匕，治婦人無故尿血。

《備急千金要方·卷第四婦人方下·赤白帶下崩中漏下第二十》以燒亂髮灰，酒和，服方寸匕，日三。治崩中、漏下赤白不止。

《幼幼新書·卷五》用亂髮燒灰，末敷舌上，治重舌，舌強不收乳。

右神農本草下品一卷终

神農本草三品逸文考異

劉復等

神農本草三品逸文考異敘目(一)

劉復

復按：右《神農古本草》三品。《本說》尊上品曰《上經》，中品曰《中經》，下品曰《下經》。核其品數，實與《本說》不同。《本說》以上藥一百二十種爲君，主養命以應天，而茲古本則一百四十四種也。《本說》以中藥一百二十種爲臣，主養性以應人，而茲古本則一百一十五種也。《本說》以下藥一百二十五種爲佐使，主治病以應地，而茲古本則一百六種也。觀《本說》言天地，言君臣，重統一之通論，不重參差之性能。於是乎而知《本說》一篇，確爲岐黄家涉獵《神農本草》時所題作者，而好事者又取之以冠茲古本之端也。六朝以後，研經之士，囿於《本說》，而皆莫能出其範圍。夫《本草》舊經，原無《目錄》。有之自孫思邈《千金翼方》始。迨宋唐慎微撰《證類本草》，其《目錄》實導源於陶弘景之朱墨雜書。明李時珍撰《本草綱目》，又於二卷之末附存神農舊經《目錄》，然並與茲古本不合，其所據者，蓋爲兩晉以來，別傳之異本也，從可知矣。今依茲古本上、中、下三品，而爲品次於後。

上品九部一百四十四種

玉石部一十八種

○丹砂（味甘微寒）　○雲母（味甘平）

（一）敘目：此篇文字自劉氏叔先生《華陽醫説》補入。

○玉泉（味甘平）
○石鐘乳（味甘温）
○礬石（味酸寒）
○消石（味苦寒）
○朴硝（味苦寒）
○滑石（味甘寒）
○石膽（味酸寒）
○空青（味甘寒）
○曾青（味酸小寒）
○禹餘糧（味甘寒）
○太一餘糧（味甘平）
○白石英（味甘微温）
○紫石英（味甘温）
○青石、赤石、黄石、白石、黑石脂等（味甘平）
○白青（味甘平）
○扁青（味甘平）

草部上三十八種（附品四種）

○菖蒲（味温辛）
○菊花（味苦平）
○人參（味甘微寒）
○天門冬（味苦平）
○甘草（味甘平）
○乾地黄（味甘寒）生者
○术（味苦温）
○菟絲子（味辛平）汁
○牛膝（味苦平。據逸文正）
○茺蔚子（味辛微温）莖
○女萎（味甘平）
○防葵（味辛寒）
○茈胡（味苦平）
○麥門冬（味甘平）
○獨活（味苦平。據逸文正）
○車前子（味甘寒）
○木香（味辛温。據逸文補）
○薯蕷（味甘温）
○薏苡仁（味甘微寒）根
○澤瀉（味甘寒）

草部下三十七種（附品四種○舊逸一種）

○五味子（味酸温）

○旋花（味甘温）　根（味辛）

○蘭草（味辛平）

○蛇牀子（味苦平）

○地膚子（味苦寒）

○景天（味苦平）　花

○茵蔯蒿（味苦平）

○杜若（味辛微温）

○沙參（味苦微寒）

○白菟藿（味苦平）

○徐長卿（味辛温）

○石下長卿（味鹹平）

○石龍芻（味苦微寒）

○薇銜（味苦平）

○雲實（味辛温）　花

○王不留行（味苦平。據逸文補）

○姑活（味甘温）

○屈草（味苦微寒。據逸文補）

木部一十九種（附品三種）

○牡桂（味辛温）

○菌桂（味辛温）

○松脂（味苦温）

○槐實（味苦寒）

○枸杞（味苦寒）

○柏實（味甘平）

○茯苓（味甘平）

○榆皮（味甘平）　實

○酸棗（味酸平）

○蘖木（味苦寒）

○乾漆（味辛温）　生漆

○五加皮（味辛温）

○蔓荆實（味苦微寒）　小荆實（據逸文補）

○辛夷（味辛温）

○桑上寄生（味苦平）　實

○杜仲（味辛平）

○女貞實（味苦平）

○木蘭（味苦寒）

米穀部三種（附品二種○舊逸一種）

○胡麻（味甘平）　青蘘（味甘寒）　○麻蕡（味辛平）　麻子（味甘平）

菜部五種

○冬葵子（味甘寒）　○莧實（味甘寒）

○瓜蔕（味苦寒）　○白瓜子（味甘平）

○苦菜（味苦寒）

右第一卷，上品九部一百四十四種。除草部下舊逸一種，米穀部舊逸一種，實存一百四十二種。又標錄附品二十六種。

中品九部一百一十五種

玉石部一十六種（附品一種○舊逸一種）

○雄黃（味苦平）　○石硫黃（味酸温）

○雌黃（味辛平）　○水銀（味辛寒）

○石膏（味辛微寒）　○磁石（味辛寒。據逸文正）

○凝水石（味辛寒）　○陽起石（味鹹微温）

○孔公孽（味辛温）　殷孽（味辛温）　○鐵精（平）

○鐵落（味辛平）　○鐵

○理石（味辛寒）　○長石（味辛寒）

○膚青（味辛平）

草部上三十二種（附品五種）

○乾薑（味甘平）　生者
○葈耳實（味苦溫）
○葛根（味甘平）　葛穀
○括樓根（味苦寒）
○苦參（味苦寒）
○當歸（味甘溫）
○麻黃（味苦溫）
○通草（味辛平）
○芍藥（味苦平）
○蠡實（味甘平）　花　葉
○瞿麥（味苦寒）
○玄參（味苦微寒）
○秦艽（味苦平）
○百合（味甘平）
○知母（味苦寒）
○貝母（味辛平）
○白芷（味辛溫）
○淫羊藿（味辛寒）
○黃芩（味苦平）
○狗脊（味苦平）
○石龍芮（味苦平）
○茅根（味甘寒）
○紫菀（味苦溫）
○敗醬（味苦平）
○紫草（味苦寒）
○酸醬（味酸平）　實（據逸文補）
○白鮮（味苦寒）
○藁本（味辛溫）
○紫參（味苦寒）
○萆薢（味苦平）
○石葦（味苦平）
○白薇（味鹹平）

草部下一十六種（舊逸一種）

○水萍（味辛寒）
○王瓜（味苦寒）

○地榆（味苦微寒）
○海藻（味苦寒）
○澤蘭（味苦微温）
○防己（味辛平）
○款冬花（味辛温）
○牡丹（味辛寒）
○馬先蒿（味苦平）
○積雪草（味苦寒）
○女菀（味辛温）
○王孫（味苦平）
○蜀羊泉（味苦微寒）
○爵牀（味鹹寒）
○别羈（味苦微温）

木部一十七種（附品七種○舊多一種）

○淮木（味苦平）
○桑根白皮（味甘寒） 葉 桑耳黑者 五木耳
○竹葉（味苦平） 根 汁 實
○吳茱萸（味辛温） 根
○梔子（味苦寒）
○蕪荑（味辛温）
○枳實（味苦寒）
○厚朴（味苦温）
○秦皮（味苦微寒）
○秦椒（味辛温）
○山茱萸（味酸平）
○紫葳（味酸微寒）
○猪苓（味甘平）
○白棘（味辛寒）
○龍眼（味甘平）
○衛矛（味苦寒）
○合歡（味甘平）
○松羅（味苦平）

獸部七種（附品六種）

○白馬莖（味鹹平） 眼 縣蹄
○牛角鰓 髓 膽
○狗莖（味鹹平） 膽
○犀角（味苦寒）
○鹿茸（味甘温） 角
○羖羊角（味鹹温）
○羚羊角（味鹹寒）

禽部三種

○鷰矢（味辛平）
○天鼠矢（味辛寒）
○伏翼（味鹹平）

蟲魚部一十六種

○蝟皮（味苦平）
○鼈甲（味鹹平）
○蚱蟬（味鹹寒）
○烏賊魚骨（味鹹微温）
○鮀魚甲（味辛微温）
○蛞蝓（味鹹寒）
○木䖟（味苦平）
○蜚蠊（味鹹寒）
○露蜂房（味苦平）
○蠮（味鹹寒）
○蠐螬（味鹹微温）
○白殭蠶（味鹹平）
○樗雞（味苦平）
○石龍子（味鹹寒）
○蜚䖟（味苦微寒）
○䗪蟲（味鹹寒）

果部一種

○梅實（味酸平）

米穀部二種（附品一種）

○赤小豆（味甘平）

○大豆黃卷（味甘平）　生大豆（據逸文補）

菜部五種（附品二種）

○蓼實（味辛温）　馬蓼　　○葱實（味辛温）　莖

○薤（味辛温）　　○假蘇（味辛温）

○水蘇（味辛微温）

右第二卷，中品九部一百一十五種。玉石部舊逸一種，草部下舊逸一種，木部舊多一種，實存一百一十四種。又標錄附品二十二種。

下品九部一百六種

玉石部一十二種（附品二種○舊逸二種）

○石灰（味辛温）　　○礜石（味辛大熱）

○鉛丹（味辛微寒）　　○粉錫（味辛寒）　錫鏡鼻

○戎鹽（味鹹寒）　大鹽　　○代赭（味苦寒）

○鹵鹹（味苦寒）　　○白堊（味苦温）

○冬灰（味辛微温）　　○青琅玕（味辛平）

草部上三十種（附品一種）

○附子（味辛温）
○天雄（味辛温）
○虎掌（味苦温）
○大黄（味苦寒）
○桔梗（味辛微温）
○皁蒿（味苦寒）
○藜蘆（味辛寒）
○射干（味苦平）
○常山（味苦寒）
○甘遂（味苦寒）
○青箱子（味苦微寒）
○白芨（味苦平）
○澤漆（味苦微寒）
○貫衆（味苦微寒）
○牙子（味苦寒）
○羊躑躅（味辛温）
○烏頭（味辛温） 射网
○半夏（味辛平）
○鳶尾（味苦平）
○葶藶（味辛寒）
○茛菪子（味苦寒）
○旋復花（味鹹温）
○鉤吻（味辛温）
○蛇合（味苦微寒）
○蜀漆（味辛平）
○白斂（味苦平）
○藋菌（味鹹平）
○大戟（味苦寒）
○茵芋（味苦温）
○蕘花（味苦寒）

草部下一十九種

○商陸（味辛平）
○羊蹄（味苦寒）

木部一十八種（附品八種）

○藥實根（味辛温）　○欒華（味苦寒）
○蔓椒（味苦温）　○芫花（味辛温）

獸部四種（附品二種）

○豚卵（味甘温）　縣蹄　○麋脂（味辛温）
○鼺鼠　○六畜毛蹄甲（味鹹平）　駱駝毛

蟲魚部一十七種

○蝦蟆（味辛寒）　○馬刀（味辛微寒）
○蛇蛻（味鹹平）　○白頸蚯蚓（味鹹寒）
○蜈蚣（味辛温）　○斑猫（味辛寒）
○貝子（味鹹平）　○石蠶（味鹹寒）
○雀甕（味甘平）　○蜣蜋（味鹹寒）
○螻蛄（味鹹寒）　○馬陸（味辛温）
○地膽（味辛寒）　○鼠婦（味酸温）
○螢火（味辛微温）　○衣魚（味鹹温）
○彼子（味甘温）

果部二種（附品四種）

○桃核仁（味苦平）　桃花　桃梟（微温）　桃毛　桃蠹
○杏核仁（味甘温）

米穀部一種

○腐婢（味辛平）

菜部二種

○苦瓠（味苦寒）　○水蘄（味甘平）

人部一種

○髮髮（味苦温）

右第三卷，下品九部一百六種。玉石部舊逸二種，實存一百四種。又標錄附品一十七種。

補附逸品

上品，草部一種

○升麻（味甘平）

中品，米穀部二種

○粟米（味鹹微寒）　○黍米（味甘温）

下品，蟲魚部二種

○蠮螉（味辛平）　○水蛭（味鹹平）

復按：《神農古本草》三品，合三百六十五種。今詳其數，僅存三百六十種而已，尚逸五種也。姑取孫本、顧本所載之升麻、粟米、黍米、蠮螉、水蛭等五種，附於本卷後《三品逸文》之末，以補茲古本闕數。此五種者，在唐本或作朱書，或作墨書，要非茲古本之所原有，故備錄可也，不備錄亦可也。今且錄之於右，以足三百六十五數而已。

正品退爲附品

○文蛤　　○鐵精（平）
○鐵　　　○牛角䚡

附品進爲正品

○蘼蕪（味辛温）　　○青蘘（味甘寒）
○麻子（味甘平）　　○殷孽（味辛温）

復按：凡正品以五味三性著録齊備者爲合格，否則，列於附品也。今詳全經附品六十五種，得性味備著者四種，蘼蕪、青蘘、麻子、殷孽是也，此當援例進爲正品。而正品中文蛤不著味性，鐵精僅著性而未著味，鐵則味性俱未著録，牛角䚡亦未著録味性，知此四種皆爲附品。文蛤附於海蛤，鐵精與鐵附於鐵落，牛角䚡則附於上品牛黄。若然，則此四種例當退爲附品矣。此一退一進，雖未必合茲古本之舊，然例證有據，非肊説也。若夫下品木部之鼠李，及獸部之鼺鼠，雖闕味性，而其條末則漢注具備。與味性具備之蔓荆實、鹿茸、赤小豆、蔥實、翹根、豚卵、六畜毛蹄甲、髮髲等並闕漢注者，同爲逸文，難於考補。然其爲三百六十五藥之正品，則一也。

神農爲内聖外王之古儒，《本草》爲格物致知之藥經。復嘗檢閲子史，采集孔門醫言，而後識茲藥經爲孔子删訂者。《禮記》云：『醫不三世，不服其藥。』知儒醫治病，以藥爲主也。《説文》云：『藥，治病艸。从艸，樂聲。』於此更可知用藥治病者，又以草爲主也。《周易》云：『勿藥有喜。』可知有病者服藥，病愈者勿藥。若鍼灸，若祝由，皆非儒醫之所重也。《周禮》云：『以五味、五穀、五藥養其病。』鄭注：『五藥，草、木、蟲、石、穀也。』夫五藥之備，草部獨多。

草《淮南子》稱：『神農嘗百草。』草而曰百，宜其冠於諸部之首焉。《漢書·藝文志》云：『經方者，本草、石之温寒。』草在石前，古義如此。所以藥治之書，專家名之曰《本草》，而不稱之爲《本石》也。然則核兹古本三品，乃以石部居前，草部居後，豈理也哉？推原亂始，厥爲道家玄流。《素問》爲道醫淵藪，其《藏氣法時論》云：『毒藥攻邪。』王注：『藥謂金玉土石、草木菜菓、蟲魚鳥獸之屬。』考王氏名冰，號啟玄子，宜其以金玉土石作草木菜菓等之嚮導，步葛仙翁、陶隱居、孫真人諸氏之後塵，原不與儒同法。夫如是，則兹古本三品，亦皆以玉石部冠首者，蓋早爲道家玄流所移易，固可必其然矣。由是推之，則上品草部，又當列甘草於第一，乃兹古本首列菖蒲何也？按《呂氏春秋·孝行覽》云：『文王嗜昌蒲葅，孔子聞而服之，縮頞而食之，三年然後勝之。』據此，則兹草部猶存文王、孔子品次之舊。而菊花、人參、天門冬並前於甘草者，其又夏、商二代一移再移也歟？迨《名醫別錄》朱墨雜書而後，則兹三品品次，又足古也巳。

神農本草三品逸文考異（略）

劉復

按：《本草》例，《神農》舊經以朱書，《名醫別録》以墨書。魏晉名醫，因《神農》舊條而有增補者，以墨字嵌於朱字之間，王壬秋先生所謂《陶序》已云：『朱墨雜書，則其傳久矣。』固知朱書、墨書，不自陶氏始也。復意仲景以前爲朱書，仲景以後爲墨書。朱書爲經，經無不正，以古聖人不苟著録也。墨書則不可靠者甚多。茲舉經中之具有墮胎明文者以爲例，按：牛膝主『逐血氣、墮胎』也，瞿麥主『破胎、墮子』也，石蠶主『破石淋、墮胎』也，地膽主『破癥瘕、墮胎』也，鼺鼠主『墮胎、令人産易』也，又《逸文》水銀主『殺皮膚中蝨墮胎除熱』也。是六品者，爲墮胎正藥。計此之外，皆爲誤墮。如：溫病服溫藥，寒病服寒藥，形氣偏勝，胎難長養。若藥能對證，卽無此弊矣。乃墨書於桂、附子、半夏、桃仁，並以墮胎著録。後世本之，懸爲禁忌。不知《金匱要略》婦人妊娠脈証並治第二十，固已列爲常用之藥矣。其首條桂枝湯，用桂枝主補中，所以益六十日之妊娠也。第三條附子湯，用附子主溫中，所以治少腹如扇之胎脹也。第六條乾薑人參半夏丸，用半夏主下氣，所以治胎前惡阻之嘔吐也。第二條桂枝茯苓丸，用桃仁主淤血，所以治胎漏不止之癥痼害也。據此足徵伊尹撰用《神農本草》，仲景論廣《伊尹湯液》，弟子杜度所述《胎臚藥録》，衛汎所撰《四逆三部厥經》《婦人胎藏經》《小兒顱囟方》，并聞風私淑託名撰著之《平脈辨證》，以及王叔和撰次仲景之《傷寒雜病論》《金匱要略方論》，皆以子義重修、樓護誦傳、張伯祖集注之《神農》朱書爲本。但朱書亦不盡爲神農手訂，三代秦漢，皆有附益。經傳同歸，並作朱字。然繹其文辭，固判然若黑白之不同。迨墨書出，朱書多被移奪。且墨書亦有僭稱經文者，後世校刊《古本》，不識此義，徒據朱墨雜書，以定其進退。如：唐愼微引《陶本》，升麻主文作墨書，目錄亦作墨書，而校者遂退之。《太平御覽·九百九十》引作朱書，而校者因進之。進退由己，《古本》爲之亂焉。又，芎藭味辛溫，其葉蘼蕪亦味辛溫，原爲兩條，今併爲一。證以附子味辛溫，其母烏頭亦味辛溫，品名獨立，各自爲條。則可悟芎藭、蘼蕪，同類併一之非也。鐵落味辛平，而鐵精則僅言平，與鐵之不著性味者，原爲一條，今分爲三。證以龍骨味甘平，與其齒之不著味性者，品名相附，併爲一條。則可悟鐵、鐵落、鐵精，異用分三之非也。揆諸校者，臆度分併，無非欲強合三百六十五數而已。至於去古浸遠，文字脫誤，所在皆是。復生也晚，不能贊一辭，爰取《太平御覽》《證類大觀》，並孫、顧兩氏輯本，以鈎考之。核其朱墨，證其同異，以爲來學治經者之一助。然《開寶》序云：『朱字墨字，無本得同。舊注新注，其文互闕。』是則本卷所考之《三品逸文》，固不敢自許爲翔實也。凡所徵引，於孫星衍本，曰《孫本》；於顧觀光本，曰《顧本》；於唐愼微本，曰《唐本》。依此爲例，餘如李時珍、盧不遠、張石頑、徐靈胎，以及日本森立之采輯諸本，皆不可靠，概不徵引。若近人所編纂之大小辭典，不但數典忘祖，抑且違反經方，難於撰用，所謂等而下之，不足觀也已。

神農本草三品上品逸文考異（略）

神農本草三品中品逸文考異（略）

神農本草三品下品逸文考異（略）

復按：右《逸文》一卷，據孫本、顧本，尚有升麻、粟米、黍米、水蛭、蠮螉等五藥。查《唐本》或作朱書，或作墨書，要非茲《古本》之所原有，故不備録。惟升麻《御覽·九百九十》引，有『《本草經》曰』四字，則《神農》舊經，固有此也。孫本又據《吳普》有『《神農》甘』三字，增入上品，云：『升麻：味甘辛（《唐本》作「味甘苦平」）。主解百毒（《御覽》作「辟百毒」）。殺百精老物殃鬼，辟溫疫（《御覽》作「辟溫疾」）、障邪（《御覽》作「瘴邪」，《唐本》作「瘴氣邪氣」）、毒蠱（《唐本》作「蠱毒」）。久服不夭。』謹綜《神農》三品衆藥，重實用不尚玄理，重效能不務廣博。用無不宏，效無不特。不比附陰陽八卦，不糾纏六氣五行。無一溢言，無一冗字。爲湯液學派格物致知之藥經。醫之始，始於藥。大哉神農！醫門元聖。復嘗議以元旦爲元聖神農之祀日者，以此。凡我湯液學子，共當禮拜。井研廖師季平曰：『陰陽五行，古爲專家，乃治平學說。自《難經》糾纏五行，以政治法移之醫學，此爲大誤。』按：《難經》爲鍼灸家書，其尚五行，猶可說也。若湯液家，則斷斷乎不可撰用。茲讀《神農古本草經》，固無五行學說；即伊尹《湯液》，仲景《傷寒》，杜度《藥録》，亦並無隻字涉及。是可證古醫兩大學派，未能苟同焉。

神農本草三品逸文考異附識

孟金嵩等

吾師民叔先生，講學行道，一以古醫爲本。有朋自遠方來習者，日益衆。始知後世醫家，不分學派，用黄帝《軒轅論》，注炎帝《神農經》，方圓特異，不能苟同。此所以每況愈下，日趨末途，而有道之士，所由致力古醫也。今時醫家，知陋説之難通，乃舍己耘人，效顰西法，亦步亦趨，反詆我《神農本草》爲幼稚、爲迷信、爲無特效藥。嗚呼！《本草》三品，果無特效乎哉？試觀經中具有治瘧明文者，凡二十餘品，而尤以習用之麻黄、當歸、常山、豬苓、鼈甲、巴豆爲最著。按：麻黄味苦溫，主瘧之當發表出汗者。當歸味甘溫，主瘧之當行血逐痹者。常山味苦寒，主瘧之當吐痰結者。豬苓味甘平，主瘧之當利水道者。鼈甲味鹹平，主瘧之當堅筋骨者。巴豆味辛溫，主瘧之當破堅積者。藥不固執，但求其宜；合宜而用，卽有特效。此之謂湯液法也。今醫追求西法，公認金雞納霜爲治瘧疾定而不一之特效藥。服而愈則已，服而不愈，則束手技窮。吾師嘗斥其治百病而法無別，用一藥而賅諸治。斯爲單方流亞，徒自暴其粗拙。至哉言也！苟欲觀摩經方治病之法，請從茲《神農本草》始。

上海真茹弟子孟金嵩友松校竟附識

夫子仍尊經書院光緒乙酉刊王壬秋先生校《神農本草》，並增輯《附餘》《逸文》，合刊上、中、下三卷，銜曰《神農古本草經》。稿成，余承命覆校。輒撷金山顧觀光輯本、陽湖孫星衍輯本、武昌柯逢時刊唐慎微纂《經史證類大觀本草》，旁參歙鮑崇城校《太平御覽》，黽勉攷覈。揆王本加圈別者，凡一百一十二種，其間上下文字，非關衍漏，即涉舛誤，似嘉祐本識，俟決疑焉。而四家品數，猶多互殊。若升麻、粟米，《唐本》墨書；王本、顧本無；獨孫本據《吳普》增升麻入上品，粟米、黍米入中品。《唐本》退彼子，又據唐蘇恭退姑活、別羇、石下長卿、翹根、屈草、淮木；王本、顧本存此七種；孫本存六種，少石下長卿。王本無蠮螉、水蛭；而孫本、顧本、《唐本》並有之。顧本據李時珍《本經・目錄》，以胡麻併青蘘，赤小豆併大豆；移王本上品入中品者，有石胆、白青、扁青、茈胡、芎藭、茜根、白菟藿、薇銜、蘗木、五加皮、木蘭、牛黃、丹雄雞、海蛤、文蛤、蠡魚、營實、雁肪、鯉魚膽等十九種；入下品者，有石下長卿、姑活、屈草、瓜蔕等四種；移中品入下品者，有孔公孽、殷孽、鐵精、鐵落、鐵、別羇、淮木、松蘿、鸛矢、伏翼、天鼠矢、蝟皮、蠏、蠐螬、樗雞、蛞蝓、木蝱、蜚蝱、蜚蠊、䗪蟲、大豆黃卷等二十一種；移下品入中品者，有翹根、豚卵、麋脂、彼子、桃核仁、杏核仁、水靳、髮髲等八種。三品之數，合乎《本說》。孫本得上品一四一種，中品一一三種，下品一零二種，未詳一種。蓋以王本以六芝、粉錫、錫鏡鼻、戎鹽、大鹽、鹵鹹、鐵精、鐵落、鐵、赤小豆、大豆、葱實、薤當十八種者，併作六種；又移青蘘、假蘇、芫華入草，橘柚入木，伏翼入禽，與舊不合。又以王本中品草部別羇、木部淮木，並入上品草部。下品草部翹根，入中品草部，爲其差別。至若彼子，王本列下品蟲魚，顧本列中品木部，孫本未詳。與蠮螉、水蛭、升麻、粟米、黍米，及《唐本》退七種，以繫四家品數之異。然條目前後分合，文字增損出入，當各自有據。則皂白誰屬，折衷固無由矣。故夫子悉仍其舊，《逸文》守闕，存古人大體，以備窮經之士共悟之。

受業鎮海張亦相稼新謹識

我國醫藥，每下愈況。傳至今日，而醫者更舍本逐末，立異炫新，竊西醫皮毛，樹改良標幟；學者復震其奇而慕其易，盲從附和，出主入奴。風氣所趨，而醫不能愈病，藥不能盡用，中醫之精義，幾蕩然無存矣！吾師劉民叔先生，有鑒于此，以爲欲矯彼歧趨，匡此正軌，非提倡古醫不可。於是既創『中國古醫學會』於前，復刊《古醫湯液叢書》於後。此《神農古本草》，即其《叢書》之冠也。書既成，吾師囑加圈別。全書共三卷：上卷爲《本說》；中卷分三篇，爲《神農本草》原文；下卷爲《逸文》。余所圈者，乃上、下二卷；中卷則仍舊，以其原有圈別故耳。惟其圈非句讀之圈，或爲前賢記疑誌異之用，讀者善自玩之可也。嗚呼！《神農本草》失其真本也久矣！今吾師所訂原文之外，更附《逸文》，考異精微，引證詳實，雖非真本，要亦不遠矣。以之爲天下後世法，可預卜焉。圈校既竣，爰不揣譾陋，附識數言於卷末，以作《書後》。

中華民國三十一年元月十五日受業鎮江楊良柏茂如敬識於歇浦旅次

舊稿跋語

李 鼎

綜上以觀：茲本《神農本草》尊經書院王壬秋先生光緒乙酉刻本，經文之下，兼注《別錄》產地、采時、藥物別名，頗見去取。字體則古俗並存，當屬明刻舊樣。王氏云是『嘉祐官本』則合，謂其圈別『如陶朱墨之異』，卻非然尔。陶書朱墨，用以別明經傳；茲本圈別，乃出於誌異存疑。且其誌異每多合乎《綱目》所載，意必出自明人手筆也。蘇敬《唐本草》，以姑活、別羇、石下長卿、翹根、屈草、淮木六種，退在有名未用中，未注明舊經品次。此乃以姑活、屈草入上品草部末，以別羇入中品草部末，以淮木入中品木部首，以石下長卿列徐長卿後，以翹根列連翹後。宋《開寶本草》又退彼子，此以之列在下品蟲魚末。孫氏輯本亦以意比附其文，要皆不能盡符原作也。顧氏輯本，一遵《綱目》所載舊經目次，按：《綱目》所載舊經目次，疑係出自李氏時珍編訂。蓋其三品種類，與《綱目》書中所錄載者，又多分歧；與《證類》本比對，更見不合。顧氏未之細考，反引爲依據。孫氏以考據見稱，于是書亦殊欠精審；祇依《說文》正俗字，奚知其可？『啟蒙方伎』，無乃夸言！考孫氏藏書，于《證類本草》即有元明刊本六種，及諸家著述，若能會同參校，豈非至善？蓋以醫術小道而忽之。《本經》目次，自《宋本草》即見竄易，王氏謂『嘉祐本又大移改，前後悉不可復理』，是矣。李時珍編錄舊目，反謂陶氏亦改移三品。舉如下品水靳，李編舊目乃在中品。按：陶氏注云：『論芹主治，合是上品；未解何意乃在下？』則陶氏集注，固非隨意改易《本經》原文也。古《本草》目次及諸多異本，當別論之。

一九五一年九月重校《神農本草經》疏理完畢

附錄論文

李鼎

《本草經》藥物產地表釋*

李 鼎

《本草經》，今世所傳，即出自梁·陶隱居（弘景）《集注》本。其體例：《神農本經》以朱書，《名醫別錄》以墨書；『藥名』之下先系以『性味寒溫』，再述其『主治』，再舉其『異名』；後則有墨書所記『生某郡縣山谷川澤』。唯宋《太平御覽》所引，則於『藥名』之下即舉『異名』，次言『性味寒溫』，次記『生山谷，生川澤』，後乃述其『主治』，後又記其『生某郡縣』。按：以敘次言之，則《禦覽》似古。清·孫星衍氏因又據宋·薛綜注《張衡賦》所引『太一禹餘糧一名石腦生山谷』文，以爲『生山谷、生川澤』原是《本經》，其下『郡縣』乃屬《名醫》所益。按：其言良是。今《本草》所載，『郡縣』『山川』相合不分；比覽其文，頗不順理。如遠志『生太山及寃句川谷』黃芩『生秭歸川谷及寃句』，同言『川谷』而居次不同，即見其異。蓋授受傳抄者以『山谷川澤』之文無關義旨，因乃渾而合之；又以『異名』繁複，乃移次諸後耳。陶隱居云：『所出郡縣，乃後漢時制，疑（張）仲景、（華）元化等所記。』北齊顏之推《家訓·書證篇》云：『《本草》神農所述，而有豫章、朱崖、趙國、常山、奉高、真定、臨淄、馮翌等郡縣名，出諸藥物。——皆由後人所羼。』其語蓋不別古今，未詳朱墨；本屬《名醫》，何乃云羼？茲將《本經》藥物（三百六十餘種），各依其所出郡縣、山谷川澤，譜列而綜觀之；旁參諸書，附以考證。庶於醫家文史之事，有所稽徵焉。

* 醫史雜誌·第四卷·第四期·一九五二年十二月。

漢代地名	類別	今所在地	所生藥物	考證
符陵	縣	四川彭水縣治	丹沙、(一)水銀。	丹沙條，陶弘景注云：『符陵是涪州。接近巴郡南，今無復采者，乃出武陵、西川諸蠻夷中，皆通屬巴地，故謂之巴沙；仙經（丹經、道書）亦用越沙，即出廣州臨漳者。』案：《御覽》引《吳氏本草》（華佗弟子吳普撰）亦云『生武陵』。據《漢地理志》，『符』當作『涪』。劉昭《後漢郡國志》云：『涪陵出丹。』劉逵《蜀都賦》注：『涪陵、丹興二縣出丹沙。』丹興乃漢末劉璋分涪陵立。《說文》云：『丹，巴越之赤石也。』澒，丹沙所化爲水銀也。』澒，今省作汞。
太山	郡	山東泰安縣東北十七里山在縣東	雲母、石鐘乳、滑石、太一餘糧、白石英、紫石英、石流黃、慈石、長石，女萎、遠志、赤箭、黃連、絡石、丹參、景天、茵陳蒿、徐長卿、王不留行、瞿麥、石龍芮、藜蘆、澤漆、茵芋、連翹，松脂、柏實、伏苓、木蘭、秦椒，龍骨、伏翼，蛞蝓，桃核仁，麻黃，大豆黃卷。	太山郡以山得名，今以郡言，稱其大者耳。
齊盧山	山	山東…	雲母、石膏。	
琅邪	郡	山東諸城縣治	雲母、陽起石、防風、秦椒、山茱萸、柳華。	陶云：『琅邪在彭城東北。』
北定			雲母。	考郡縣無名北定者，或是琅邪郡中山名。原文云：『生琅邪北定山石間。』

（一）以下藥名，同部類藥物之間隔以頓號，不同部類藥物之間隔以逗號。

续表

漢代地名	類别	今所在地	所生藥物	考證
藍田	縣	山在陝西藍田縣東廿八	玉泉，别羈。	陶云：『藍田在長安東南。』《後漢書郡國志》云：『藍田出美玉。』《三秦記》曰：『有川方三十里，其水北流，出玉銅鐵石。』蘇頌《圖經》已云：『今藍田不聞有玉。』别羈，《唐本草》退之有名未用中。
少室	山	河南登封縣西十	石鐘乳、礐石，防葵、赤箭、蓍實、天雄、貫眾，冬葵子。	
河西	地	黄河以西	礬石、石流黄，甘草、肉從容、紫參、大黄，羖羊角。	北魏時始有此郡名，此蓋以地方言之。
隴西	郡	甘肅臨洮縣治	礬石、消石，獨活、徐長卿、石下長卿、當歸、大黄，蒲萄。	陶云：『隴西蜀秦州，在長安西。』案：漢地屬涼州，魏乃分置秦州。
武都	郡	甘肅成縣西八十	礬石、消石、扁青、雄黄、雌黄，蜀椒，石蜜、蜂子、蜜蠟。	
石門	山	甘肅導河縣西南	礬石。	
益州	部	四川	消石、朴消、空青、盧青，白英、蛇合、常山，竹葉、合歡，麝香、犀角，苦菜。	
西羌	地	甘肅岷縣南	消石、戎鹽	陶云：『羌中今宕昌。』案：宕昌，北周置郡。原文：『生赭陽山谷及太山之陰，或掖北白山或、卷山。』

续表

漢代地名	類別	今所在地	所生藥物	考證
赭陽	縣	河南葉縣西南	滑石。	陶云：「赭陽先屬南陽，漢哀帝置，明《本經》所注郡縣，必是後漢時也。掖縣屬青州東萊，卷縣屬司州滎陽。」案：《漢地理》有南陽郡有「堵陽」，無「赭陽」。於宋永初郡國有「赭陽」，而所治地別。清方愷《新校晉地理志》云：「堵陽州郡志作赭陽。」吴翌寅案云：「郡國志有堵陽無赭陽，本志不誤。」堵、赭之差，有同然者，司州滎陽郡，乃魏初割漢河南郡地所置。檢《禦覽》石藥門，引作「滑石生棘陽」，漢治在今河南新野縣東北，與堵陽同屬南陽郡。
掖	縣	山東掖縣	同上	
白山	山		同上	
卷	縣	河南原武縣西北	同上	
棘陽	縣	河南新野縣東北		
羌道	縣	甘肅武都縣西北一百六十	石膽。	
羌里	地		同上	
句青山	山		同上	
越巂	郡	四川西昌縣東南	空青、曾青。	陶云：「越巂屬益州。」
蜀中	地	四川	曾青。	
東海	郡	山東郯城縣西南三十	禹餘糧、石流黄，海藻、藋菌，山茱萸，牡蠣、海蛤、文蛤、烏賊魚骨、馬刀、竇子。	石流黄條，陶云：「東海郡屬北徐州。」案：石流黄、山茱萸「生東海山谷」，當指郡言；餘多皆稱「東海池澤」，當是指東海水言也。

续表

漢代地名	類別	今所在地	所生藥物	考證
華陰	縣	陝西華陰縣東南	白石英，細辛、石韋、皁莢，石南，羚羊角。	華山之陰
南山	山	終南山在陝西武功縣	五石脂，橘柚，麋脂。	五色石脂『生南山之陽山谷中』，掌禹錫等按《蜀本草》云：『一本作「南陽山谷中」。』蓋是誤缺。橘柚『生南山川谷及江南』，《綱目》錄作『生江南及山南山谷』。麋脂『生南山谷及淮海邊』。
豫章	郡	江西南昌縣治	白青，石決明。	石決明，文附見決明子下。
朱崖	郡縣	海南島瓊山東南三十	扁青，女青。	陶云：『朱崖郡先屬交州，在南海中，晉代省之。』
朱提	縣	四川宜賓縣西南	扁青。	陶云：『朱提郡今屬寧州。』案：朱提本漢縣，屬犍爲郡；永初元年，分歸犍爲屬國；建安二十年，蜀先主乃置朱提郡。
敦煌	郡	甘肅敦煌縣治	雄黃，蒲萄。	陶云：『敦煌在涼州西數千里。』
牧羊			石流黃、鐵落。	其地未詳。
齊山	山	山東	石膏、陽起石，五味子。	石膏『生齊山及齊盧山、魯蒙山』。陶云：『二郡之山，青州、徐州爾。』陽起石條，《唐本草》注云：『山在齊州歷城西北五六里，采訪無陽起石，乃齊山西北六七里盧山出之。』
蒙山	山	山東蒙陰縣南	石膏。	

续表

漢代地名	類别	今所在地	所生藥物	考證
慈山	山		慈石。	
常山	郡	河北元氏縣西北	凝水石，卷柏、續斷、狗脊、款冬花、大戟，枸杞。	陶云：『常山即恒山，屬并州。』案：《漢志》『常山郡』張晏注：『恒山在西，避文帝諱故改曰常山。』
中水縣	縣	河北獻縣西北三十	凝水石。	陶云：『中水縣屬河間郡，邯鄲即趙郡，並屬冀州域。』案：中水縣先屬涿郡。
邯鄲	縣	河北邯鄲縣西南十	凝水石、大鹽、白堊，防風、薇銜、紫菀。	
雲山	山		陽起石。	原文：『生齊山及琅邪，或雲山、陽起山。』《唐本草》注：『齊山西北盧山出之；《本經》云或雲山，雲盧字譌矣。』案：注語非是，因其敘次有不合。
陽起山	山		同上。	《圖經》云：『今齊州城西一土山，石出其中，人謂之陽起山，山常溫暖，惟一穴，歲久益深，得石甚艱。』
梁山	山	山西呂梁山	孔公孽、殷孽。	陶云：『梁山屬馮翊郡。』
趙國	國	河北邯鄲縣治	殷孽。	陶云：『趙國屬冀州。』
南海	郡	廣東南海縣治	殷孽、戎鹽，香蒲，牡桂、龍眼，龜甲、鮀魚甲，水蘄。	

续表

漢代地名	類別	今所在地	所生藥物	考證
祊城		山東費縣東南	鐵落。	案：漢縣無此名，只有方城屬涿郡者；此當即是古祀太山之祊邑，乃在琅邪費縣東南。
析城	山	山西王屋縣西北六十	同上	別有析縣，舊治在今河南內鄉縣西北一百二十。
漢中	郡	陝西南鄭縣東二	理石、礜石、朮、黃耆、薇銜、防己、牡丹、女菀、爵牀、虎掌、常山、蜀漆，檗木、幹漆、五加皮、辛夷、杜仲、山茱萸、雷丸，木虻、雀甕，梅實，腐婢，假蘇，屈草。	陶云：『漢中屬梁州。』案：漢屬益州。《說文》云：『礜，毒石也，出漢中。』
盧山			理石。	陶云：『盧山屬青州。』
長子	縣	山西長子縣西	長石。	陶云：『長子縣屬上黨郡。臨淄縣屬青州。』
臨淄	縣	山東臨淄縣治	長石，防葵、蛇牀子。	
中山	國	河北定縣	石灰，白蒿、甘遂。	陶云：『中山屬代郡。』案：中山國乃屬冀州。
蜀郡	郡	四川成都縣治	鉛丹、青琅玕，昌蒲、黃連、黃耆、營實、蜀羊泉、蜀漆、夏枯草，黃環、欒實根。	
桂陽	郡	湖南郴縣治	粉錫，牛扁。	

续表

漢代地名	類别	今所在地	所生藥物	考證
齊國	國	山東臨淄縣治	代赭。	《説文》：「赭，赤土也。」《别録》云：「出姑幕者名須九，出代郡者名代赭。」陶注：「舊説云是代郡城門下土，江東久絶。」《唐本草》注：「此石多從代州來，云山中采得，非城門下土。今齊州亭山出赤石，其色有赤、紅、青，其赤者亦如雞冠且潤澤，紫色且暗，與代出相似，古來用之。今靈州鳴沙縣界河北平地掘得者，皮上赤滑中紫如雞肝，大勝齊代所出。」《範子計然》亦云：「石赭出齊郡，赤色者善。」《山海經北山經》云：「少陽之山，其中多美赭。」《元和郡縣志》：「少陽山在交城縣。」其地近代也。古稱紫塞雁門，即指赤土言爾。
姑幕	縣	山東諸城縣西南		
胡鹽山	山	甘肅	戎鹽。	原文：「生胡鹽山及西羌北地酒泉福禄城東南角，北海青、南海赤。」大鹽生「邯鄲及河東」。鹵鹹「生河東鹽池。」案：西北諸省均有鹽，而青海各湖尤多。《説文》云：「鹵，西方鹹地也。從西省，象鹽形。安定有鹵縣。東方謂之㡿，西方謂之鹵鹽。河東鹽池，袤五十一里，廣七里，周百十六里。」《北山經》：「景山南望鹽販之澤。」郭璞傳：「即解縣鹽池也。」今地屬山西，産鹽量爲全國各鹽池冠。
北地	郡	甘肅環縣東南	同上	
酒泉	郡	甘肅酒泉縣治	同上	
福禄	縣	甘肅成縣	同上	
北海	郡	山東（青州府）昌樂縣南五十	同上	

续表

漢代地名	類別	今所在地	所生藥物	考證
河東	郡	山西夏縣北	大鹽、鹵鹹，蒲黃、麻黃、蠡實、白芷，酸棗，《說文云》：䗪蟲、斑貓，大棗，姑活。	《說文》云：「古者宿沙初作煮海鹽。」《帝王世紀》載：「諸侯夙沙叛不用命，夙沙之民自攻其君而歸炎帝。」《爾雅釋木》大棗，郭璞注云：「今河東猗氏縣出大棗子，如雞卵。」
方谷	地		冬灰。	
上洛	縣	陝西商縣治	菖蒲。	陶云：「上洛郡屬梁州嚴道縣在屬郡。」案：上洛本漢縣，屬弘農郡，後移屬京兆尹，置爲侯國。晉武帝泰始二年分京兆南郡置上洛郡。梁州古九州一，漢合益州，泰始三年再分益州置梁州。《說文》云：「茆，昌蒲也，益州生。」
嚴道	縣	西康榮經縣治	同上	
雍州	部	陝西鳳翔縣	菊花、獨活、赤箭、菴蕳子、蘼蕪、莨蕩，白棘、皁莢，麝香、熊脂。	雍州，古九州一，漢屬司隸部，並置涼州；後漢光武都洛陽關中，復置雍州，後罷。建安十八年魏復分司隸置雍州。
上黨	郡	山西（潞安府）長安縣西	人參、菴蕳子、款冬花，杜仲，胡麻。	陶云：「上黨郡在冀州西南。高麗即是遼東。」案：上黨本屬并州。建安十八年省并州屬冀州，魏黃初元年復分。
遼東	郡	遼東遼陽縣北七十	人參。	
奉高	縣	山東泰安縣東北十七	天門冬，狼毒。	陶云：「奉高，泰山下縣名也。」

续表

漢代地名	類別	今所在地	所生藥物	考證
上郡	郡	陝西上縣東南五十	甘草、淫羊藿。	
咸陽	縣	陝西咸陽縣東	乾地黃、析蓂子、蕘花、商陸、石長生，衣魚	陶云：『咸陽即長安也。』
鄭山	山	陝西南鄭縣東	朮	陶云：『鄭山即南鄭也。』案：今，大致蒼朮出西北，白朮出東南。
南鄭	縣	陝西南鄭縣東二	同上	
朝鮮	縣	朝鮮	兔絲子，丹雄雞。	丹雄雞條，陶云：『朝鮮不應總是雞所出，恐別是一種爾。』
河內	郡	河南武涉縣南	牛膝、藍實、飛廉、沙參、知母，枳實、梓白皮，螃螬、樗雞。	
臨朐	縣	山東臨朐縣治	牛膝。	
海濱	地	沿海	充蔚子、莨蕩子。	
嵩高	縣	河南登封縣	防葵、署預、桔梗，瓜蔕、白瓜子、翹根。	武帝置崈高縣。
弘農	郡	河南靈寶縣南四十	茈胡、括樓根，桑上寄生。	
冤句	縣	山東荷澤縣西南	茈胡、遠志、龍膽、蘼蕪、杜若、沙參、薇銜、玄參、紫參、地榆、虎掌、桔梗、白及、貫眾、牙子、鬼臼、蚤休、陸英，五加皮、吳茱萸、厚朴、秦皮、山茱萸、豬苓、莽草，蓬蘽。	

续表

漢代地名	類別	今所在地	所生藥物	考證
函谷	地	河南靈寶縣西南十二里東自崤山西至潼津	麥門冬，蕤核。	陶云：「函谷即秦關。」
南安	縣	四川夾江縣西北二十	獨活。	陶云：「此州郡縣並是羌活。出益州北部西川爲獨活。」案：古《本草》，羌、獨活不分。
真定	國	河北正定縣南	車前子、薏苡仁、紫苑、萆薢。	陶云：「真定屬常山郡。」案：真定國，建武十三年省入常山。
永昌	郡	云南（永昌府）保山縣北三十	木香，欒木，犀角，彼子。	陶云：「即青木香；永昌不復貢，今皆從外國舶上來。」案：永昌郡乃東漢明帝永平二年分益州所置。
汝南	郡	河南汝陽縣東南六十	澤瀉、苦參、澤蘭、王孫，藕實莖。	陶云：「汝南郡屬豫州。」
齊朐		山東臨朐縣	龍膽。	齊郡臨朐縣有臨朐山。
六安	國	安徽六安縣北十三	石斛、枲耳實，巴豆、蜀椒。	陶云：「六安屬廬江。」
巴郡	郡	四川巴縣西	巴戟天、牡丹，巴豆、蜀椒。	
下邳	縣	山東邳縣東三	巴戟天。	
陳倉	縣	陝西寶雞縣東二十	赤箭。	陶云：「陳倉屬雍州扶風郡。有陳倉山。」

续表

漢代地名	類別	今所在地	所生藥物	考證
霍山	山	安徽霍山縣南五	赤芝。	陶云：『南嶽本是衡山，漢武帝始以小霍山代之，非山也，此則應生衡山也。』《唐本草》注云：『五芝，《經》云皆以五色生於五嶽。諸方所獻：白芝未必華山，黑芝又非常嶽；且多黃白，稀有黑青者；然紫芝最多，非五芝類。但芝自難得，縱獲一二，豈得終久服耶？』案：五色芝文體各別，非《本經》言，必出漢代方士亂羼。今特另表其名，不與諸品混合。常山，《禦覽》引作『恒山』，是。
常山	山	山西恒山	黑芝。	
泰山	山	山東泰山縣	青芝。	
華山	山	陝西華陰縣南	白芝。	
嵩山	山	河南登封縣北	黃芝。	
高夏	地		紫芝。	陶云：『按郡縣無高夏名，恐是山名爾。』
武功	縣	陝西武功縣西四十	芎藭。	陶注：『胡（洽）居士云：武功去長安二百里，正長安西，與扶風狄道相近。斜谷是長安西嶺下，去長安一百八十里，山連接七百里。』
斜谷	地	陝西武功縣	同上	
西嶺	山	陝西	同上	
巫陽		四川巫山縣	黃連。	陶云：『巫陽在建平。』案：漢縣單名巫，屬南郡；吴永安三年分置建平郡。
馮翊	郡	陝西大荔縣治	疾藜子。	《漢志》作『左馮翊』，魏時始去『左』。此出簡省。
白水	縣	四川昭化縣西北	黃耆。	
代郡	郡	河北蔚縣東北	肉蓯蓉、五味子、蕳茹。	陶云：『代郡、雁門屬并州。』案：《漢志》代郡乃屬幽州。

续表

漢代地名	類別	今所在地	所生藥物	考證
雁門	郡	山西代縣西北四十	肉蓯蓉。	
沙苑	地	陝西大荔縣南十二	防風。	陶云：「郡縣無名沙苑。」案：《郡縣志》：「一名沙阜，在同州馮翊南十二里，東西八十里，南北三十里。」《寰宇記》：「沙苑古城在朝邑南十七里。」顏氏《匡謬正俗》曰：「《本草》防風生沙苑川澤，今同州沙苑之內猶有防風。陶公生長江南，竟不知處。」
上蔡	縣	河南上蔡縣西十	同上	
喬山	山	陝西中部縣西北橋山	漏蘆、茜根。	陶云：「應是黃帝所葬處，乃在上郡。」
零陵	郡	廣西全縣南七十八	營實，木蘭。	
平原	郡	東平原縣南二十	天名精、白薇。	
龍門	山	山西河津縣、陝西韓城縣界	決明子。	陶云：「龍門乃在長安北。」
桐柏山	山	河南、湖北交界	丹參、地榆，桐葉。	陶云：「此桐柏山是淮水原所出之山，在義陽；非江東臨海桐柏也。」
豫州	部	河南	旋花。	

續表

漢代地名	類別	今所在地	所生藥物	考證
大吳	郡	江蘇吳縣治	蘭草，蜈蚣。	陶云：『大吳即應是吳國爾，太伯所居，故呼大吳。』案：若指吳郡，乃順帝分會稽所置。
荊州	部	湖北（荊州府）江陵縣治	地盧子、乾薑、百合、酸漿、積雪草，蛇蛻。	
武陵	郡	湖南武陵縣西	杜若，女貞實。	
般陽	縣	山東淄川縣治	沙參。	
續山	山		同上	《御覽》引《吳氏本草》作『般陽續山』。
交州	部	廣東、廣西、越南	白兔藿。	
梁州	地	陝西	石龍芻。	梁州，古九州一，依《漢地理》則應稱益州或作梁國；魏末克蜀後，乃置梁州。
河間	國	河北河間縣	雲實、玄參。	
犍爲	郡	四川彭山縣東北十五	乾薑、附子，桑根白皮。	
揚州	部	江蘇	乾薑。	
安陸	縣	湖北安陸縣治	枲耳實。	
汶山	郡	四川汶水縣西	葛根，鹿藿，地膽。	汶山郡，《漢志》未載。洪亮吉云：『漢武帝置，宣帝地節三年合蜀郡，靈帝又分蜀郡北部置；非蜀漢時始置也。』岷文亦稱汶山。

续表

漢代地名	類別	今所在地	所生藥物	考證
晉地	地	山西臨汾縣治	麻黄、貝母，龍骨、牛黄，苦瓠。	貝母，今出西南、西北及浙江象山。
石城	縣	安徽貴池縣西	通草，雷丸，羚羊角	
山陽	郡	平原金鄉縣西北四十	通草、紫葳、蚤休。	
中嶽	山	即嵩山	芍藥。	
飛烏	山	四川中江縣西南五十五	秦艽。	陶云：『飛烏或是地名。』案：飛烏别作飛烏。山在益州廣漢郪縣地，隋時始置縣，蓋因山而名也。
陽山	山	綏遠烏剌特旗西北二百	淫羊藿。	陽山縣則在廣東。其山亦有數處，此言『生上郡陽山』當即指綏遠之山而言。其名見《史記蒙恬傳》。
秭歸	縣	湖北秭歸縣治	黄芩。	陶云：『秭歸縣屬建平郡。』案：本屬南郡。
楚地	地	湖北	茅根、紫草、酸漿。	
房陵	縣	湖北房縣治	紫菀。	《説文》云：『茈菀，出漢中房陵。』
碭山	縣	江蘇碭山縣南有山	紫草。	陶云：『《博物志》云：平氏陽山紫草特好。』案：《齊民要術》引作『平氏山之陽，紫草特好也』。
江夏	郡	湖北黄岡縣西北	敗醬，蜚虻。	
上谷	郡	河北懷來縣南	白鮮，吳茱萸、莽草。	

续表

漢代地名	類別	今所在地	所生藥物	考證
崇山	山	湖南大庸縣西南	槀本。	
雷澤	澤	平原濮縣西南	水萍，水蛭，雞頭實，蓼實。	
魯地	地	山東曲阜縣	王瓜，皁莢。	
南陽	郡	河南南陽縣治	馬矢蒿、射干、梔子。	
海西	縣	江蘇海縣南一百二十	王孫。	
廣漢	郡	四川（成都府）	附子。	
朗陵	縣	河南確山縣西南三十五	烏頭。	
槐里	縣	陝西興平縣西南十	半夏。	陶云：「槐里屬扶風。」
九疑	山	湖南寧道縣	鳶尾。	
槀城		河北槀城縣西南	葶藶。	案：槀城是西漢時縣。《寰宇記》云：「後漢改屬巨鹿郡。晉省。於北魏時始復。」
傅高			鉤吻。	案：郡縣無傅高名，或是山名也。
會稽	郡	浙江紹縣治	同上	
江林山	山	四川	蜀漆。	陶云：「江林山即益州江陽山名。」

续表

漢代地名	類別	今所在地	所生藥物	考證
衡山	山	湖南衡山縣北七十	白斂，豬苓。	
勃海	郡	河北（天津）南皮縣東北八	藿菌。	
章武	縣	河北（天津）滄縣東北八	同上	
北山	山		白及。	
越山	山		同上	
玄山	山		貫衆。	
河南	郡	河南洛陽縣東北二十	蕘花，槐實。	
中牟	縣	河南中牟縣	蕘花。	
淮南		安徽	牙子、羊躑躅。	晉始有此郡名，此蓋以地方言之。
太行山	山	主峰在山西晉城縣南	羊躑躅。	
陳留	郡	河南陳留縣治	羊蹄。	
東萊	郡	山東掖縣治	萹蓄。	

续表

漢代地名	類別	今所在地	所生藥物	考證
秦亭	地	陝西	狼毒。	陶云：「秦亭在隴西。」
嵩山	山	河南登封縣北	白頭翁。	
九真	郡	越南之河内以南、順化以北，清華、義安等處	鬼臼，水蘇。	
山林			羊桃。	
熊耳	山	河南盧氏縣南	陸英，松蘿、溲疏，蠮螉。	溲疏條，陶注云：「掘耳疑應作熊耳。熊耳，山名，都無掘耳之號。」案：今《本草》正作熊耳，當是已經改易。
青衣		西康雅安縣	藎草。	陶云：「青衣在益州西。」案：青衣爲前漢蜀郡縣，陽嘉二年改名『漢嘉』，其地有青衣江。
交阯	郡	越南北部東京	菌桂、厚朴。	陶云：「交阯屬交州。桂林屬廣州。」案：廣州乃吴黄武五年分交州置。
桂林	縣	廣西象縣西南	菌桂。	
穎川	郡	河南禹縣治	榆皮，白殭蠶。	
上虞	縣	河南虞城縣西南三	杜仲。	陶云：「上虞在豫州。虞虢之虞，非會稽上虞縣也。」若此，則當只稱『虞』。今浙江上虞，不出杜仲。

续表

漢代地名	類別	今所在地	所生藥物	考證
巴西		四川閬中縣西	蕤核。	若是郡名，乃是漢建安六年劉璋分巴郡置者。
晉山	山	山西	蕪荑，杏核仁。	
廬江	郡	安徽廬江縣西一百二十	秦皮。	
秦嶺	山	陝西上洛縣（終南山）	秦椒。	
承縣	縣	山東嶧縣西北一	山茱萸。	
西海	縣	山東日照縣西	紫葳。	西海，東漢縣。漢建安末，又以張掖、居延屬國置西海郡。
濟陰	郡	平原定陶縣西北四	豬苓。	
霍山	山	安徽霍山縣南五	衛矛。	
鄒縣	縣	山東鄒縣東南三十六	皁莢。	
荊山	山	湖南南漳縣	楝實，石龍子，蓬虆。	

续表

漢代地名	類別	今所在地	所生藥物	考證
高山	縣		郁李仁，燕屎。	漢下邳國有高山縣，此言「生高山川谷」「生高山平谷」或非衹指縣邑言也。郁李仁，今出遼陽、山東。
雲中	郡	山西	蔓椒，白膠、白馬莖。	
淮源	地	安徽	芫花。	隋時有此縣，此蓋以地方言之。
中臺			麝香。	郡縣無此名。魏銅雀臺亦號中臺，當非是爾。「生中臺川谷」，《禦覽》引作「生中臺山也」。
東平郡		山東東平縣東二十	阿膠。	案：當作「東平國」，郡乃北魏時改置。原文「生東平郡」又言「出東阿」，或是兩筆。東阿縣，系隸屬於「東郡」。有東平湖，即古阿澤。（見《左傳》）。酈道元《水經注》：「東阿有井大如輪，深六七丈，歲常煮膠，以貢天府。」今阿井已塞。
東阿	縣	平原陽穀縣東北五十	同上	
淮海	地	淮河 東海	麋脂。	原文：「生南山山谷及淮海邊。」
山都	國	湖南襄陽縣西北	鼺鼠。	
東門			丹雄雞頭。	原文：「東門上者尤良。」案：《齊民要術》引崔實《四民月令》云：「十二月，東門磔白雞頭。」注云：可以合法藥。」與此意合。
江南	地	長江之南	雁肪，橘柚。	《說文》云：「橘，果出江南。」
合浦	郡	廣東海康縣治	天鼠屎。	

续表

漢代地名	類別	今所在地	所生藥物	考證
河源	地	黄河上流	石蜜。	
九江	郡	安徽壽縣治	蠡魚、鯉魚膽。	
楚山	山	湖北	蝟皮。	
牂柯	郡	貴州平越縣治	露蜂房、蠮螉。	
丹陽	郡	安徽宣城縣治	鱉甲。	
伊水	水	河南河南縣東南十八，東流入洛	蟹。	蘇頌《圖經》云：『今淮海京（開封）東河北陂岸澤中多有之。伊、洛乃反難得也。』
洛水	水	河南洛陽縣西南三里，至鞏縣入河	同上。	
平陽	縣	山西（平陽府）臨汾縣西南	石龍子。	
晉陽	縣	山西太原縣治	蜚廉，淮木。	
江湖	水		蝦蟆、馬刀。	
江漢	水		石蠶。	
長沙	國	湖南長沙縣治	蜣蜋。	
東城	縣	安徽定遠縣東南	螻蛄。	

续表

漢代地名	類別	今所在地	所生藥物	考證
玄菟	郡	朝鮮咸境道及吉林南境	馬陸。	
魏郡	郡	河南臨漳縣西南四十	鼠婦。	
階地			螢火	
五原	郡	綏遠烏拉特旗	蒲萄。	
中原	地	河南	青蘘。	
淮陽	國	河南懷寧縣治	莧實。	章和二年改爲陳國。
魯山	山	山東	蒽蓶。	
濟南	郡	山東歷城縣治		案：名醫別錄藥物條文之產地記載，大都不出於《本經》藥物產物之範圍。惟於其紫石脂條云：「生濟南射陽。」黑石脂條云：「生潁川陽城。」數名爲以上所無，今以之附於此末。
射陽	縣	江蘇淮安縣		
陽城	縣	河南登封縣西南		

以上，將《本經》藥物產地依次條歸。所言郡縣，正多合後漢（東漢）時制。除雍州梁州之稱，可遠可近；其多名號，盡出陽嘉（順帝年號，公元 132 年）以先。若淮南巴西，即以地方而言，非必始自漢後，然陶隱居《注》，每以三國魏季之制爲說，如秦州司州滎陽建平，《別錄》所未書；則其所言，不無以晚釋古之嫌，况三國鼎立，當時記載，必未能綜括四

境；今茲所書，則各方具有，其中雖以吴郡爲大吴，陶氏已云：『太伯所居，故呼大吴。』否則，詎知非出後人竄易。今以《别録》所書名號，推合其年代；再依《地理志》作隸屬表，藉略明統系，於山川所在，亦並見之。

（表略）

再以《本經》諸藥，依與所載『山谷川澤』而類别之，約歸七項——山谷、川谷、川澤、平澤、池澤、平谷、平土。或今《本草》所漏失其字者，則據他本補入：據《御覽》補者五名（麻黄、澤蘭、女青、厚朴、海蛤），據《嘉祐刻本》補者一名（五加皮）。其他古合今分，如：粉錫當合錫鏡鼻（《千金翼本》《嘉祐刻本》《孫輯本》合），鐵精與鐵當合鐵落（《孫輯本》合），戎鹽、鹵鹹當合大鹽（《孫輯本》合），大戟當同澤漆（大戟苗也）、文蛤當同海蛤（《御覽》引合），蒠當同薤（孫氏合），鹿當同麋。他如：桑螵蛸『生桑枝上』（今《本草》朱書）、蚱蟬『生楊柳上』、雀甕『生樹枝間蛅蟖房也』、腐婢『小豆花也』（《御覽》引有），茵陳蒿『生丘陵陂岸』、鼠李『生田野』、竹葉只言『生益州』、姑活只言『生河東』（《唐本草》在退中）——而不言『山谷川澤』。或是變文，或出遺誤。貝母『生晉地』，與麻黄同，當系一類，而《御覽》未見徵引。冬葵子『生少室山』，當逸『谷』字。或有二項同具者：石下長卿『生隴西池澤山谷』（《唐本草》在退中），與旋復花『生平澤川谷』（未記郡縣），以莫可去取，仍予分載。餘如：髮髲、白膠、阿膠、牛角鰓、狗莖、豚卵、六畜毛蹄甲等，皆系近見物類，故多未記所出；今亦闕之。

山谷——一百二十三名；川谷——一百二十三名；川澤——三十一名；平澤——二十九名；池澤——三十五名；平谷——四名；平土——二名。（目略）

綜上《神農本經》《名醫别録》藥物產地分類，足見古人記載確實。所舉『山川』『郡縣』，其於藥物之品種選擇、地理分佈，頗具規模。二三千年前能有此書，可知我國古先對生物界之有廣泛認識。《周禮·地官·大司徒》：『以土（地）會（計）之法，辨五地之物生：一曰山林，其動物宜毛物，其植物宜皁物（柞栗之屬）；二曰川澤，其動物宜鱗物，其植物宜膏物（楊柳之屬，理致白如膏者，鄭玄謂當爲櫜，蓮芡之實有櫜）；三曰丘陵，其動物宜羽物，其植物宜覈物（有核之物）；四曰墳衍，其動物宜介物，其植物宜莢物；五曰原隰，其動物宜羸物（裸物，短毛動物），其植物宜叢物（萑葦之屬）。』《尚書·禹貢》載九州職貢：『（冀州無貢）。濟——河惟兗州，貢：漆、絲。海——岱惟青州，貢：鹽、絺，海物惟錯，岱畎絲枲，鉛松怪石。海——岱及淮惟徐州，貢：惟土五色，羽畎夏翟，嶧陽孤桐，泗濱浮磬，淮夷蠙珠暨魚。淮——海惟揚州，貢：惟金三品，瑤琨、篠簜，齒革、羽毛，惟木；包：橘柚。荆及衡陽惟荆州，貢：羽毛、齒革，惟金三品，杶幹栝柏，礪砥、砮、丹，惟箘簵、楛；包匭，菁茅；九江納錫大龜。荆——河惟豫州，貢：漆、枲，絺紵。華陽——黑水惟梁州，貢：璆、鐵、銀、鏤、砮、磬，熊羆、狐狸、織皮。黑水——西河惟雍州，貢：惟球琳、琅玕。』《周禮·職方》舉九州所利：『東南曰揚州，其利金錫、竹箭；正南曰荆州，其利丹、銀、齒革；河南曰豫州，其利林、漆、絲枲；正東曰青州，其利蒲、魚；河東曰兗州，其利蒲、魚；正西曰雍州，其利玉石；東北曰幽州，其利魚、鹽；河内曰冀州，其利松、柏；正北曰并州，其利布帛。』《爾雅·釋地》著九方之美：『東方，有醫無閭之珣玗琪（今大淩河之錦川石）；東南，有會稽之竹箭；南方，有梁山（衡山）之犀象；西南，有華山之金石（藍田玉）；西方，有霍山之多珠玉（今山西黑色之玫玉）；西北，有崐崙虚之璆琳（于闐玉）、琅玕（似珠）；北方，有幽都之筋角；東北，有岸山之文皮；中有岱嶽與其五穀、魚鹽生焉。』——是皆秦漢以前關於物產分佈之約略記載（引文節略。舊説以爲《周禮》紀周制、《爾雅》紀商制、《禹貢》紀夏制。）。然有系統之著述，實允推《本經》一書，宜其爲我國古代醫學文獻之珍籍也。西方希氏（Hippocrates）被稱爲醫界鼻祖，或疑其非止一人；我國神農、扁鵲之名，當亦如是。若於其藥物治療記載之價值，《本經》蓋有過之。

參考書目

［清］王闓運校刊明翻本嘉祐官本《神農本草》，［清］孫星衍輯《本草經》，［唐］孫思邈撰《千金翼方》，［宋］李昉

等撰《太平禦覽》，［明］李時珍撰《本草綱目》，［北魏］賈思勰撰《齊民要術》，［晉］郭璞注《山海經》，［漢］許慎撰《説文解字》，［唐］李善等注《文選》，［清］李兆洛撰《歷代地理通釋》，［清］陳芳績撰《歷代地理沿革表》，［漢］班固撰《漢書·地理志》，［梁］劉昭撰《後漢郡國志》，［唐］《晉書·地理志》，［清］洪亮吉撰《補三國疆域志》，［宋］樂史撰《太平寰宇記》，［宋］王應麟撰《通鑑地理通釋》，［唐］李吉甫撰《元和郡縣志》，［北齊］顔之推撰《顔氏家訓》，［晉］皇甫謐撰《帝王世紀》，［唐］顔師古撰《匡謬正俗》，［北魏］酈道元撰《水經注》，《周禮·地官·夏官》，《尚書·禹貢》。［晉］郭璞注《爾雅》。

孫星衍和醫藥書籍*

李　鼎**

清朝乾隆、嘉慶年間（1735—1818年），考據學風極盛，孫星衍（字淵如），也是其中的著名人物。他涉獵的範圍很廣，除了經子之外，還連帶到醫藥方書。他雖然不是醫生，但和醫藥有很多聯繫。

孫氏早年就根據《爾雅》《釋名》《說文》《廣雅》等書，寫成一篇『釋人』，解釋人體各部的名稱。後來胡澍還給它加上疏證（一）。

孫氏五十一歲（乾隆四十八年，1783年）就初次考訂藥物古籍——《神農本草經》（二）。五十五歲入翰林（乾隆五十二年，1787年）。五十四歲做刑部主事。四十四歲做山東兗沂曹濟道兼運河都水使者時，陽穀、東阿二縣界修煎阿膠的古阿井，他寫了篇碑記（三）。四十七歲（嘉慶四年，1799年）母親喪事，南歸陽湖。阮元聘他爲杭州詁經精舍主教。在這一年，再次和侄兒孫馮冀校定《神農本草經》（四），刊入《問經堂叢書》中。喪滿，仍發山東。五十三歲，補督糧道。五十四歲，

* 中華醫史雜誌・一九五四年・第一號。

** 上海市衛生學校

（一）『釋人』載《問字堂集》。胡澍（1824—1872）著有《內經素問校義》，刊在世界書局出版的《珍本醫書集成》中。

（二）初次《考訂神農本草經序》載《問字堂集》，末尾記『乾隆癸卯四十八年七月七日於都門官菜園上街寓舍。』和以後載在『本草經』上的序文有些不同。

（三）《重修阿井碑記》載《岱南閣集》。

（四）署『孫星衍、孫馮翼同輯』。序文：『其辨析物類，引據諸書，由鳳卿（馮翼字）增補之力俱多云。』

權布政使。五十六歲，寫過一本《平津館鑒藏記》，登載所藏書籍板本。其中有關醫藥書籍如下：

宋板：寇宗奭本草衍義二十卷。類編朱氏（佐君）集驗醫方十五卷。

元板：新刊補注黃帝內經素問十二卷。唐慎微經史證類大觀本草三十一卷。證類增注傷寒百問歌四卷。新刊東垣（李杲）先生蘭室秘藏三卷。奇效良方六十五卷。成無已傷寒論注解十卷。新刊平冤錄、無冤錄各一卷。

明板：重刊巢氏（元方）諸病原候總論五十卷。重修政和證類備用本草三十卷，三部。王大獻重刊經史證類大全本草三十一卷（第三十一卷爲本經外類，政和本所無）。鼎雕銅人俞穴針灸圖經三卷。宋郭思纂千金實要六卷。溫隱居備急海上仙方一卷。

舊影寫本：王燾外臺祕要四十卷。洗冤集錄一卷。華氏中藏經三卷。素問六氣玄珠密語十卷。杜光庭廣成先生玉函經一卷。宋王氏（璆）百一選方八卷。華陽陶隱居（弘景）集二卷。

孫寫本：錢氏（乙）小兒直訣四卷。急救仙方一卷。王好古伊尹湯液仲景廣爲大法四卷。

後幾年，先後校刊《華氏中藏經》（五），從外臺祕要第十七卷輯出《素女方》（六）並附刊『制大黃丸方』，入《平津館叢書》中。從千金翼方、肘後備急方輯出『服鹽藥法』，校刊《宋提刑洗冤錄》（七），《千金實要》入《岱南閣叢書》中。五十九歲，引疾歸，後主教鐘山書院。六十六歲（嘉慶二十三年，1818年）逝世。

孫氏的一生表現，就是好古，喜愛書籍。袁子才稱他爲『奇才』，可是『恃才傲物』（八）。父親名動，舉人，做過河曲知縣，每年制『大黃丸』贈送患者，很有功效。孫氏和孫思邈是『本家』，稱孫思邈爲『家真人』。這些，都引起他對醫藥書

（五）《華氏中藏經》舊題『華佗撰』，其實非是。孫說：『此書文義古奧，似是六朝人所撰，非後世所能假託。』
（六）《素女經》古代『房中術』之類，已散逸，孫輯也不能完備。今日本《醫心方》中援引最多。
（七）法醫用書。
（八）『奇才』的話，見《與袁簡齋書》，載《問字堂集》。葉蘭臺《清代學者象傳》說他『恃才傲物，目無餘子』。

籍的興趣。其中主要的是《神農本草經》。

《神農本草》自歷代補充修訂，原有單行本很少刊行。孫氏乃從《證類本草》(九)中輯出，並加考證。根據《太平御覽》引《本草經》上云『生山谷』『生川澤』，下云主某郡縣；又薛綜注《張衡賦》引《本草經》『太一禹餘糧，一名石腦，生山谷』，因訂定『生山谷』『生川澤』原是《本草經》文，其下郡縣名稱乃出自漢代名醫添附。而唐後本草山川郡縣並歸屬《名醫別錄》，是出於傳寫錯誤。這個見解是有其相當理由。在孫氏本書，還有幾條欠缺，可根據《太平御覽》引文補上：

麻黃——生川谷
厚朴——生山谷
女青——生川谷
澤蘭——生池澤

孫氏又從《太平御覽》《藝文類聚》等書輯出久已散逸的《吳氏本草》(一〇)引文，附於每條之後。雖不能完全，而對認識古代醫藥文獻頗有幫助。今再補充他所遺漏的幾條：

賈思勰《齊民要術》引《吳氏本草》：

大棗者名良棗。

桂一名止唾。

櫻桃一名朱桃，一名英桃。（英桃，《御覽》《藝文》引作麥英）。

《太平御覽》引《吳氏本草》：

石芸一名敞列，一名頷喙。

(九)《證類本草》成於大觀年稱《大觀本草》，政和重修稱《政和本草》。

(一〇)《吳氏本草》華佗弟子吳普撰，宋時已散逸。

李時珍《本草綱目》轉引《吴氏本草》：

翹根，李當之苦。

蘋，治暴熱，下水氣，利小便。

在後，又依照字書注釋藥物名義，改掉一些『俗字』，編次分卷，末尾附錄各書所引的《本經》逸文。照理，孫氏藏書豐富，只《證類本草》就有元明刊本五種（見上錄），並且經過很長的時間，如能仔細的做，定可成一本完善的本子。但本書卻存著不少的缺點，沒有盡他『啟蒙方技』的責任。初序中的話：『鈔胥之任，匪有發明』（一一），就是抄，也未免抄得粗心大意。

蘇恭《唐本草》退去姑活、別羈、石下長卿、翹根、屈草、淮木等六種在有名未用門中，孫氏以姑活、別羈、屈草、淮木四種列在上品草部後，以翹根列在中品草部後，遺漏石下長卿一條未錄。又移動米穀部青蘘、菜部假蘇、木部蕪華入草部，果部橘柚入木部，蟲魚部伏翼入禽部。根據《御覽》引《本草經》文有升麻，把升麻列入上品，這是對的；因《吴氏本草》有粟米、黍米，就把原屬《名醫別錄》的粟米、黍米改入《本草經》文，這就有些亂搞。把淮木後面占斯的注當做淮木的注，假蘇條，把《唐本草》注說是陶弘景注。同樣的情形還多。《御覽》第九百三十八卷引《本草經》『草決明，味鹹，理目殊精』，是說『治眼很好』的意思，並非援引原文。孫氏乃據此於決明子條『益精光』下注說：『《御覽》作理目珠精。』以『殊』作『珠』，並誤解其意。據《御覽》錄《本草經》逸文『神農與太一外五嶽四瀆』外字下，孫注說『巡字』。查《御覽》九百八十四卷，『外』字其實是『升』字的錯誤。周學海在翻印本書時，曾對他提出批評（一二）：『……乃於名物形狀，亦徒羅列富有，莫正是非。如水萍則藻、蘋並列；柳華則檉、杞同稱。如此之類，未可殫舉，夫橘柚用其實

（一一）初序中的話：『庶以輔翼完經，啟蒙方伎，鈔胥之任，匪有發明（抄寫員的工作，沒有特別創見）。』後來經過刪改。

（一二）見序文。

也，非用其木；青蘘爲巨勝苗，巨勝九穀長，其可實穀而苗草耶？二種出入，嫌於妄作矣。……夫數典者經生之空談，而無與於醫之實用者也。苟不求所以用之，即名物品數盡如神農之舊，而何濟於世。……』

在所輯《素女方》中，也可看出他的草率。顧觀光說過(一三)：『近孫淵如，頗好古收，取十七卷中所引「素女經，四季補益方」刊入《平津館》中，不知三十四卷，尚有「素女八瘕方」，失於采錄。可謂疏略之甚。』

雖然這樣，他所校定的《神農本草經》，還是受到讀書界的重視。1850年，王楚材依照本書作《神農本草經贊》(一四)。1891年，建德周學海重刻本書。序文說：『學海慮古籍之湮也，亟爲刊布。舍顧而從孫者，亦取徵引之富瞻耳。』近代，中華書局《四部備要》，商務印書館《叢書集成》及大東書局《中國醫書集成》也重印本書。

參考文獻

一、孫星衍，《問字堂集　岱南閣集》，中華版；並見《孫淵如先生集》，商務版。

二、《清史稿·列傳第六十九卷·儒林傳下二》，中華版。

三、葉蘭臺，《清代學者像傳》。

四、孫星衍輯《神農本草經》，問經堂本，商務《叢書集成》版；周翻印本，中華《四部備要》版。

五、《平津館鑒藏記》，商務版。

六、《華氏中藏經》序，商務版。

（一三）顧觀光（1798—1862）研究天文曆算，著書很多，也校刊《神農本草經》《傷寒雜病論》《素問靈樞》。引文見《讀外臺祕要書後》載《武陵山人雜著》。

（一四）王書刊在珍本醫書集成中。

七、《服鹽藥法》，商務版。
八、《素女方·制大黄丸方》序，商務版。
九、《政和本草》，商務《四部叢刊》版。
十、《太平御覽》，商務版。
十一、賈思勰，《齊民要術》，商務版。
十二、李時珍，《本草綱目》，世界版。
十三、顧觀光，《武陵山人雜著》，商務版。

考察《本草》的著述修訂和改移*

李　鼎

『本草』是我國古代的藥物學。它最初的著述，名稱就叫做《本草》；後來經過歷代醫家的補充修訂，成爲各種不同的《本草》。爲了别於後者，人們把前者稱做《本草經》或《神農本草經》或簡稱《本經》。——本文就略爲論述《神農本草經》文的變遷。

一、《本草》是西漢初期的作品

藥物原是人類和疾病作鬥爭中的發現，經驗流傳，記錄成書。在《本草》以前，像《山海經》等也約略有些記載，但那是零星的，而且帶有神怪色彩。寫成《本草》，當在西漢初期，約公元前一、二世紀。《本草》一名，最早見於《漢書》郊祀志、平帝紀和樓護傳，專記書籍的《藝文志》反而沒有記載。自秦始皇（嬴政，公元前221年）、漢武帝（劉徹，公元前140年）求神仙，那時聚集許多方士。漢武帝後，歷朝有不少方士待詔京師（長安），聽候皇帝意旨，通本草方術者也在内。成帝（劉驁，公元前32—前7年）時，匡衡、張譚及谷永提議減免，因此『方士使者副佐「本草」待詔七十餘人皆歸家』（建始二年，公元前31年）。到哀帝（劉欣，公元前6—前2年）時，又『盡復前世所常』（《郊祀志》）。平帝（劉衎）、

* 中華醫史雜誌・一九五五年・第二號。

王莽時『元始五年（公元5年），徵天下通知逸經、古記、天文、曆算、鐘律、小學、史篇、方術、「本草」及以五經、論語、孝經、爾雅教授者在所，爲駕一封軺傳，遣詣京師。至者數千人。』（《平帝紀》）『樓護字君卿，齊人，父世醫也。護少隨父爲醫長安，出入貴戚家。護誦醫經「本草」方術數十萬言。長者咸愛重之。』（《樓護傳》）——根據以上的文獻，那時通《本草》者有不少人數，而且是世代傳授，可見《本草》早就在民間廣泛傳佈。在成帝以前，必然已有很久的歷史。即當西漢經七十年休養生息，漢武帝尊崇學術、疆域擴大、國家強盛時期所寫成。有人以爲：那時的所謂《本草》並非書名，只是一種口頭傳述。我們也知道，語言是先於文字，在書籍之前必先有傳述。但從上面的文獻來看，《本草》跟別的書籍並列，而且爲樓護所誦讀，數十萬言的內容（包括醫經方術）不得不用文字記載；既然是用文字記載，那當然《本草》就是那時的藥物學書。這是沒有疑義的。也許就是因爲它是流行民間，不入官府，所以《漢書・藝文志》沒有記載。

二、本草何以要託始神農？

《本草》何以要託始神農呢？關於神農的傳說，陸賈（漢初人，公元前二世紀）《新語・道基》云：『民人食肉飲血，衣皮毛，至於神農，以爲行蟲走獸難以久養民，乃求可食之物，嘗百草之實，察酸苦之味，教民食五穀。』後來《淮南子・修務訓》（劉安，？—公元前122年）說得更道地：『古者，民茹草飲水，采樹木之實，食蠃蛖之肉，時多疾病毒傷之害。於是神農乃始教民播種五穀，相土地宜燥濕肥墝高下，嘗百草之滋味、水泉之甘苦，令民知所避就。當此之時，一日而遇七十毒。』——這些都是漢朝的著作。在這以前，對神農很少介紹；在這以後，到晉朝皇甫謐（士安，公元215—282）著《帝王世紀》，把上古的事說得活龍活現，不僅是神農嘗藥、著《本草》，連伏羲、岐伯都嘗過藥（一）。皇甫謐還編著一部《針灸甲乙經》，序文上說：『上古神農，始嘗草木而知百藥。……伊尹，撰用《神農本草》以爲《湯液》。……漢，張仲

（一）『伏羲嘗味百藥』的話也見《孔叢子》。

景，論廣伊尹《湯液》爲數十卷。用之多驗。』〔二〕這裏且不去細論。我們可以這樣說：『神農嘗百草』的話，盛行於西漢。在戰國時，已經有了『有爲神農之言者——許行』（《孟子·滕文公章》），這還是專指農業方面的。《漢書·藝文志》則於農兵、五行、雜占、經方、神仙諸家，都有託始神農的著作〔三〕。言必稱古，原是當時的風氣。《淮南子·修務訓》曾經說：『世俗之人，多尊古而賤今，故爲道者，必託之於神農、黄帝，而後能入說。』依照神農教民耕種這話來講，《本草》託始神農還算是最有理由的。也是說，食物、藥物，是出於同一淵源。在古代，當人類爲了爭取生存，必須尋求食物——首先就是屬於植物性的食物。在這同時，會得遭遇到一些不適合於吃用的，進一步也就發覺到可以利用它們來治療疾病的那些植物性藥物或毒物了。跟着，也發現到一些動物性和礦物性藥物或毒物了。因之，《本草》的内容，必然是以植物性藥物——草藥，占着最大的比重的，同時，也必須是以植物性藥物居於首要的地位。其所以題名爲《本草》，也正是説明了這點。而現存的《本草》是以『玉石部』爲首，那顯然是經過後人的改易。是誰改易的呢？那就是出於後來的受了煉丹服食影響的醫家。——話再拉回來。班固（公元1—92）《白虎通》說：『古之人民皆食禽獸肉，至於神農，人民衆多，禽獸不足，於是神農因天之時，分地之利，制耒耜，教民農作，神而化之，使民宜之，故謂之神農也。』其實，『神農』應該是發明農業時期的概念集中人物。到現在，只有《本草》才流傳，其他託始神農的書，因爲沒有用，大都已經亡佚了。這也可以看出：《本草》是經得起時間考驗，爲歷代醫家所不能缺少的書。

（二）『伊尹撰用神農本草以爲湯液』從上下文義來看，是說伊尹依據《神農本草》作《湯液》一書。陳邦賢著《中國醫學史》第40—41頁，古代醫籍的考證，本草經的起源專案下引文誤作『伊尹撰神農本草一書』以作主張商周時代作品的文獻。

（三）《漢書·藝文志》：農家，神農二十篇；陰陽，神農兵法一篇；五行，神農大幽五行二十七卷；雜占，神農教民田相土耕種十四卷；經方，神農黄帝食禁七卷；神仙，神農雜子技道二十三卷。

三、《本草》的内容文字

書中的藥名，除『朮』『蝌』『薤』『鐵』是一個字外，其餘都是二個或二個以上的字，不像《詩經》《爾雅》中的一些古名。如『禹餘糧』『王不留行』等名，都可以看出來自民間口語。藥名有好些是冠有產地的，如巴豆、蜀椒、羌青（獨活別名）、巴戟天、秦艽、胡麻、戎鹽、代赭、阿膠、蜀棗、蜀羊泉、海蛤、海藻、吴茱萸等。全書三百多種藥物亦非一地所產，不是政權統一、疆域擴大的西漢時代，則不可能寫成這書。藥名也有經過後人改易的，如晉朝郭璞注《爾雅·釋草》及《山海經·西山經》，引《本草經》門冬作『虋冬』，礬石作『涅石』，和現存的《本草》所載不同。『恒山』則是因爲避漢文帝、唐穆宗、宋真宗的名諱（劉恒、李恒、趙恒），改稱『常山』。

《本草》文詞，有它一定的格式。每種藥物記有『性味』（甘、辛、酸、苦、鹹，溫、微溫、平、微寒、寒。）（四）『主治』；有些特殊的藥物，還附有『久服』輕身益氣延年一類的話。這是受了秦漢方士的影響，但其中也並不是完全沒有道理。如下品莨菪子（或不同於現在用的西藥莨菪鹼 Scopolamina）『主齒痛、出蟲、肉痹拘急。使人健行，見鬼；多食令人狂走；久服輕身，走及奔馬，強志益力通神。』粗看起來，必然以爲是太荒誕了。其實並不。『治齒痛，肉痹拘急』這該是經驗的記載，『出蟲』可能是認做齒痛由蟲所致。以下所描述的是指藥用過量，刺激中樞神經，行動增加，神志錯亂（見鬼）的現象。有點兒像阿託品的藥理作用。只是文詞有點兒玄妙，人們都往怪處想，陶弘景就因爲『仙經不見用』表示奇異。而沒有想到這是治病的藥，而不是常吃的食物。畢沅校注《山海經》在序文上說：『《山海經》未嘗言怪，而釋者怪焉。』這話用來說《本草》還比較恰當。東漢大思想家王充（公元 27—104）《論衡·道虛篇》說過：『夫服食藥物，輕身益

（四）『性味』或稱『氣味』或說『寒溫五味』。《本經》文中是沒有標明『性』或『氣』的，只有『本說』中說『藥有寒熱溫涼四氣』，這是跟正文中所載的不合的。『寒熱溫涼』語也見現存《素問》『六元正紀大論』『至真要大論』，或疑大論是王冰從《陰陽大論》補入。宋寇宗奭著《本草衍義》說：『氣』字當改『性』字方允。李時珍《本草綱目》還是作『氣味』，他說：自《素問》以來只以『氣味』言，卒難改易，姑從舊爾。可見『寒熱溫涼四氣』是種很勉強的說法。事實上，我們平常也只能說寒性、溫性，而不說寒氣、溫氣。

氣，頗有其驗；若夫延年度世，世無其效。百藥愈病，病癒而氣復，氣復而身輕矣。凡人稟性，身本自輕，氣本自長；中於風濕，百病傷之，故身重氣劣也。服食良藥，身氣復故；非本氣少身重，得藥而乃氣長身更輕也。」又『呑藥養性，能令人無病，不能壽之爲仙。』古來文章，每有誇飾鋪張的修辭，《論衡·藝增篇》也說過：『俗人好奇，不奇言不用也。』《本草》之所以有一些奇怪的地方，可能也有這個緣故。但這只是偶有的條文『尾聲』，絕大部分還是出於踏實的記載。《本草》雖然是簡短的條文，在修辭上可算是相當完整。如云『寒熱如在車船上』『腸鳴幽幽如走水』『胸脇痛如刀刺』『風寒洒洒』『滌去蓄結飲食，推陳致新』等，都是很好的句子。『狗脊』條『頗利老人』，『頗』字語詞，系漢以來文章中才見用。

《本草》有好些文字是漢時方士所增羼。明顯的如青、赤、黄、白、黑五芝；《本草》原有『紫芝』一條，文義已足。《淮南子》俶真訓、說山訓也只稱道『紫芝』，因爲紫芝才是常有的。蘇恭《唐本草》注也說：『五芝，《經》云皆以五色生於五岳。諸方所獻：白芝未必華山，黑芝又非常岳；且多黄、白，稀有黑、青者；然紫芝最多，非五芝類。但芝自難得，縱獲一二，豈得終久服耶？』《吳氏本草》於紫石英、白石英外又舉青、赤、黄、黑石英。《名醫別錄》於石流黄外又有石流青、石流赤，以及五色石脂等文，都是同類作品，原不當在《本草》之列。《本草》開頭有篇像序文樣的『本說』，文詞論調並不與正文相合。如說『藥有寒、熱、溫、涼四氣』，正文中是分溫、微溫、平、微寒、寒。再像『相須、相使、相畏、相反』等語，正文中根本沒有講起。『本說』一文，當然也是出於後來的醫家，不去細論。

藥物產地，原來只有『生山谷、生川澤』，東漢時醫家記載上當時的郡縣名稱。如涪陵出丹沙，藍田出美玉，人參出上黨，菖蒲益州生，紫菀出漢中房陵，礬石出漢中等，並和《後漢書》《說文》所記載的相合。這是漢代藥物分佈的確實記載。陶弘景疑心是張仲景、華元化（佗）等所記（五）。考察它的郡縣制度名稱早在東漢初期，跟漢末、三國時反而有不合，況那時戰亂分裂，哪能記得這樣全面，應該是出於以前的醫家。《歷代名醫圖考》（書已佚）說『張機（仲景）錄本草藥性，

（五）另詳《本草經藥物產地表釋》（醫史雜誌 4：4.1952）。陶序：『所出郡縣乃後漢時制，疑仲景、元化等所記。』有人誤解他的意思，說《本草》是張仲景、華佗等所記，作爲主張漢末時期作品的文獻。

作《神農本草經》三卷』這話也靠不住。

四、東漢後期的本草學論著

到漢朝末年，關於講藥物的書是相當多了。一般都託始古人。根據華佗弟子吳普著的《吳氏本草》所引就有這些——神農、黄帝、岐伯、扁鵲、雷公、醫和、桐君、李氏。除李氏是他的同學李當之外，其餘多數是假託（《神農》即現存《本草》），他所根據的同一種書還有不同的本子（六）。《吳氏本草》就是采集各家説法而成，藥物四百四十一種，説藥性寒溫五味最爲詳細。宋朝書已散佚，《太平御覽》還載有多條。清朝孫星衍曾經從各書收集，載於他所考訂的《神農本草經》中。

東漢經學家鄭康成注《周禮·醫師》説：『治合之劑，則存乎神農、子義之術。』唐朝賈公彦疏：『按劉向云：扁鵲治趙太子暴疾尸厥之病，使子明炊湯，子儀脈神，子術按摩。又《中經簿》云：《子義本草經》一卷。儀與義一人也。若然，子儀亦周末人也，並不説神農。按張仲景《金匱》云：神農能嘗百藥。』（七）子儀一名也見《呂氏春秋》。今劉向《説苑》子儀誤作陽儀。《子儀本草經》不見於别的記載，或許也是東漢時的書。

唐朝長孫無忌等撰《隋書·經籍志》説：『梁有《蔡邕本草》七卷。』蔡邕是三國時文人蔡伯喈。

綜括上面來看，那時關於藥物的著作真夠多了！醫藥在東漢時期，班固説是『今其技術晻昧』（藝文志）；到三國時，由於本草學盛行，名醫輩出（張仲景、華佗等），可説是『其道大昌』了。

（六）如空青條説：『《神農》甘，一經酸。』一經是説另一種本子。

（七）《中經》魏鄭默撰；《中經新簿》晉荀勖撰。書均已佚。

五、梁朝陶弘景的編著

《本草》到了兩晉六朝，那時的醫家爲了便於實用，有各種不同的編錄本子。《秦承祖本草》《徐之才藥對》也是這時的作品。第一部綜合性的編著要算梁朝陶弘景的《本草集注》(八)。他就《神農本經》三百六十五種，再加進《名醫別品》三百六十五種，共計七百三十種(九)。在當時說來，已經是『苞綜諸經，研括煩省，精粗皆取，無復遺落』了。本書對後來影響最大，由於它的完成，以前的單行本《本草》都漸次失傳，以後的官修《本草》就根據這書；又由於後來《新修本草》完成，本書的原本也漸次散佚了。——這是本草學的不斷擴展情況。

陶弘景（公元 452—536）是道家人物，對儒家典籍也有過許多著作。讀到葛洪的書就崇奉道家，講求服食，煉丹采藥，同時也接受西來的佛教教理。這原是當時的社會風氣。齊武帝（蕭賾）永明十一年（公元 493 年）隱居茅山，《本草集注》是隱居後的著作，其中有不少牽引『仙經道術』的話。原書凡《神農本經》以朱寫，《名醫別品》以墨寫。這跟他的別的著作《真誥》和《肘後百一方》的形式相仿(一〇)。有人疑心他有許多僞造，據觀察，他的治學態度是相當踏實的，並沒有竄亂《本草》，可以由下列幾處説明：

一、陶氏並沒有改移三品——下品水芹條陶注：『論芹主治合是上品，未解何意乃在下？』(一一)

(八) 陶弘景《藥總決》序：『《本草》之書歷代久遠，既靡師受，又無注訓。傳寫之人，遺誤相繼，字義殘闕，莫之是正。』

(九) 名醫別品三百六十五種，內有一百七十餘種在『有名未用』門中，實際只有一百八十多種。『名醫別品』的『別』字一作『副』；以下『分副科條』的『副』字一作『別』。見《陶隱居集》《本草》序。

(一〇)《真誥》是關於道家的編著，卷十九翼真檢第七（此卷是標明真緒、證質玄原，悉隱居所述，非《真誥》之例。分爲二卷。）敘錄上說：『《真誥》中凡有紫書大字者，皆隱居別抄取三君手書經中雜事各相配類，共爲證明。諸經既非，聊爾可見，便於例致隔，今同出於此則易得尋究。又此六篇中有朱書細字者，悉隱居所注，以爲志別；其墨書細字，猶是本文真經始末。』《肘後百一方》就是葛洪《肘後備急方》作補充，序上說：『抱樸此製，實爲深益，然尚有闕漏，未盡其善；輒更采集補闕，凡一百一首，以朱書甄別。』

(一一)『芹』經文原作『靳』，陶注云『俗中皆作芹字』，未改本文。

二、陶氏並沒有分并條文——中品葱薤條陶注：『葱、薤異物，而今共條？』下品粉錫、錫鏡鼻條陶注：『錫鏡鼻與胡粉異類，而今共條？』

三、陶氏並沒有改易文字——下品溲疏條陶注：『「掘耳」疑應作「熊耳」，「熊耳」山名，都無「掘耳」之號。』（一二）

他只列舉疑問，沒有隨意改易。後人說他是竄亂舊章，這是不很公道的（一三）。那陶氏是否就絲毫沒有改動呢？也不，他說過去的各種《本草》『或三品混糅，冷熱舛錯，草石不分，蟲獸無辨』，他做的是『分副科條，區畛物類』。——這是經過他變動的地方。

六、唐宋兩朝的官修《本草》

到唐朝高宗（李治）顯慶四年（公元659），監門府長史蘇恭等二十餘人重修《本草》，補正陶氏『時踵鼎時，聞見闕於殊方；事非僉議，詮釋拘於獨學』的缺點。增添藥物一百一十四種，並繪列形態稱《圖經》。《唐本草》是第一部由國家修訂頒行的中國藥物學。孫思邈（公元581—682）《千金翼方》中載之。那時改掉一些字和退掉幾種藥。如全書沒有一個『治』字，『主治』只說『主』或說『主療』，是避高宗李治名諱時所改（一四）。姑活、別羈、石下長卿、翹根、屈草、淮木六條退在『有名未用』門中，沒有注明原在品次；後人的《本草經》輯本都是隨意歸附。宋朝太祖（趙匡胤）開寶六年（公元973），醫工劉翰、道士馬志等重修，增添藥物一百三十三種，並刻版印行，才改『朱字』作『白字』。仁宗（趙禎）嘉祐

（一二）今《本草》產地已改作『熊耳』。

（一三）李時珍說：陶氏作《別錄》乃折散各部，三品亦移改。顧觀光說：凡《證類本草》三品與《本經目錄》互異者，疑皆陶氏所移。——這是不對的臆想。甚至有罵陶氏竄亂古《本草》，爲神農之罪人者，未做嚴謹考證。

（一四）宋《太平御覽》引《本草經》文還多作『治』字。

二年（公元 1057）又詔掌禹錫等重修，增定藥物九十餘種。哲宗（趙煦）元祐年間（公元 1092），四川醫生唐慎微又補集經史、醫書、單方、別說，名《經史證類備急本草》。徽宗（趙佶）大觀二年（公元 1108）命官校正刊行，改名《經史證類大觀本草》，政和六年（公元 1116）詔命醫官曹孝忠重刊正，定名爲《政和新修經史證類備用本草》。以後歷朝有修訂本刊行。在唐、宋兩朝，由於疆域擴大，往來頻繁，官方重視醫藥，本草學有了很大的發展。

《宋本草》的藥物次序已經不是《唐本草》或《陶弘景本草》的原樣兒。其中除『有名未用』門和陶氏『序例下』的藥名次序外，大多已經過改移。

七、明朝李時珍的編錄

一直到明朝李時珍（公元 1518—1593）編著《本草綱目》，包羅以前的各家本草藥物，分門別類，體例也和過去不同。卷二載有《神農本草經目錄》，不同於《宋本草》更不同於《唐本草》，和《綱目》正文中比對也有許多分歧。這是出於李氏編訂。其不同於《證類本草》的地方有：

一、移上品入中品者——石膽、白青、扁青、柴胡、芎窮、營實、茜根、白兔藿、薇銜、檗木、五加皮、木蘭、牛黄、丹雄雞、雁肪、海蛤、文蛤、蠡魚、鯉魚膽；

二、移上品入下品者——瓜蒂；

三、移中品入下品者——孔公孽、殷孽、鐵落、鐵、松蘿、燕屎、伏翼、天鼠矢、蝟皮、蟹、蠐螬、樗雞、蛞蝓、木虻、蜚虻、蜚蠊、䗪蟲、青蘘、赤小豆、大豆黄卷；

四、移下品入中品者——豚卵、麋脂、核桃仁、杏核仁、水芹。

這樣改移的結果，是和《本說》所說的『上品一百二十種；中品一百二十種；下品一百二十五種』的數字相合。但不能就信做這是《古本草》的原來目次。在《綱目》正文中，李氏也改動了《古本草》文字。如『風頭』一詞改成『諸風』『頭風』『瘋頭』；文句前後移調，《本經》《別錄》混誤等。這和他所根據的本子也有關。

八、清朝的《本草經》輯本

《本草》由於歷代的補充修訂，擴展成爲《本草綱目》這樣的巨著，是我們祖先數千年醫藥經驗的總匯。但《本草經》早已佚失，明朝盧復首先作了輯佚《神農本草經》，清朝醫家爲了便於誦讀，從《本草綱目》中輯出《神農本草經》。乾隆、嘉慶年間，考據家孫星衍（公元 1753—1818）從《大觀本草》中輯出，刊在《問經堂叢書》中（一五）。道光年間，數學家顧觀光（公元 1799—1862）又根據《綱目》《神農本草經目錄》排輯，刊在《武陵山人遺書》中（一六）。光緒年間，文人王闓運執教成都尊經書院，翻刻一本《神農本草》。序文說：『《本草》今世所傳，唯「嘉祐官本」尚有圈別，如陶（弘景）朱墨之異，而湘（湖南原籍）蜀（四川客地）均無其書。求之六年，嚴生始從長安得「明翻本」。其圈頗雜糅移奪，略依例正，而以藥品分卷。』（一七）本書說是『嘉祐官本』尚合，說它『圈別如陶朱墨之異』則不對了。陶書朱墨是用以別明《本經》《別錄》；此本圈別是用以誌異存疑，而且它的誌異每適合乎《綱目》所載，則應該出自明朝人的手筆。——現在國內流傳的《本草》單行本，大致是這幾種。

（一五） 初序作於清乾隆四十八年癸卯即公元 1783 年，文載《問字堂集》；到嘉慶四年即公元 1799 年，再次和侄兒孫馮翼校定刊行。

（一六）《錄本草書後》作於清道光己丑即公元 1829 年，到甲辰即公元 1844 年作序。

（一七） 王敍寫於『太歲在閼逢涒灘』，爲清光緒十四年甲申即公元 1884 年，并於次年光緒十五年乙酉即公元 1885 年刊行。

九、結語

總的說來：《本草》是我國古代藥物學第一部成功的書。內容是專門的、廣泛的、系統的、真實的，不像以前《山海經》一類書所記載的零星、怪誕，也不比金元以後編述《本草》的附會、玄虛。綜合先人的經驗，成書於西漢時期，奠定了中國藥物學的基礎，是我國古代的偉大著作。原書經過歷代的補充、修訂和改移，集合成——梁陶弘景《集注本草》——唐顯慶《本草》——宋開寶、嘉祐、大觀、政和《本草》——明李時珍《本草綱目》，擴展成爲名聞世界的巨著，是我們祖先數千年醫藥經驗的總匯。整個本草史，表示了祖國醫藥的悠久的、偉大的光輝傳統，現在正爲我們正確地繼承和發展。

參考文獻

一、［漢］班固，《漢書》卷二十五郊祀志、卷十二平帝紀、卷三十藝文志、列傳第六十二遊俠樓護；《白虎通卷一・號》。
二、［漢］陸賈，《新語卷上・道基》。
三、［漢］劉安，《淮南鴻烈解》卷十九修務訓、卷十六說山訓、卷二俶真訓。
四、［漢］劉向，《說苑卷十八・辨物》。
五、［漢］許慎，《說文解字》艸部、石部。
六、［漢］王充，《論衡》卷七道虛篇、卷八藝增篇。
七、［漢］鄭康成；［唐］賈公彥，《周禮・天官冢宰・醫師》注疏。
八、［晉］皇甫謐，《帝王世紀》；《針灸甲乙經》序。

九、［晉］郭璞，《爾雅·釋草》注；《山海經·西山經》注。［清］畢沅，《山海經》序。

十、［唐］長孫無忌等，《隋書·經籍志》。

十一、［梁］陶弘景，《陶隱居集》；《真誥》卷十九敘錄。

十二、［南朝宋］範曄，《後漢書·地理志》。

十三、［唐］李延壽，《南史·列傳第六十六》；姚思廉，《梁書·列傳第四十五》；張君房辑，《雲笈七籤卷一〇七·陶弘景傳》。

十四、［宋］李昉等，《太平禦覽·卷七十八·皇王部三》。

十五、［宋］唐慎微，《證類本草》（今見《政和本草》）。

十六、［明］李時珍，《本草綱目》。

十七、《神農本草經》：［清］孫星衍輯本、顧觀光輯本、王闓運校刊明翻本嘉祐官本。

妊娠禁忌藥的初步整理★

秦伯未　張贊臣★★　徐福民★★　李　鼎★★

妊娠禁忌藥是指不能或不宜施用於妊娠期內的一些藥物。由於中藥的品種繁多，相應的，禁忌於妊娠的藥物亦多；加之歷年久遠，有的是出於偶然的引起不良結果，古人即列爲禁忌，也有是出於迷信心理而列爲禁忌的。因之，不斷增加的妊娠禁忌藥中，是急需我們作一番全面的考察，來一個確定的或否定的結語，這也是中醫藥婦科文獻整理工作中的重要任務。但是，這一問題的牽涉範圍很廣，需要臨床、文獻和藥理實驗各方面的結合，不是幾個人在短時期內所能完成。——現在，我們所做的僅僅是初步。就這一些資料再作進一步的研究，使臨床和行政部門都能有著依據，來避免和處理有關的醫療事故。如過去就有因用藥而引起漏紅以至小產等糾紛，由於沒有標準，很難獲得合理的解決。我們不自量力，先將初步研究提出，請專家們加以補充、修正，好定出一個共同遵守的規律。

妊娠禁忌藥的名詞見於《本草綱目》序例下，這是李時珍歸納前人的記載而成，共有八十七種。其中包括本草正文所提出的墮胎藥，以及因其他理由而忌用的物品。《本草》，自從陶弘景初次作了綜合性的編錄，卷首創製了總論性質的序例，在『墮胎』項目下羅列藥品四十二種；到宋《嘉祐本草》，掌禹錫等又根據『藥對』增入三種；《證類本草》唐愼微又續添十種，計五十五種。《本草品匯精要》列『妊娠服禁』作六十三種。《本草綱目》百病主治藥『墮生胎・一』項目下修訂成七十二種，包括幾種複方；《綱目》並於序例下另立『妊娠禁忌・二』一欄，乃有八十七種。現在把它們列表如下：

★ 上海中醫藥雜誌・一九五六年・二月號。

★★ 上海市公費醫療第五門診部

藥 / 采列 / 書	證類	品匯	綱目（一）	綱目（二）
雄黃	陶弘景	一	一	一
雌黃	一	一	一	一
水銀	一	一	一	一
粉錫			胡粉	錫粉
朴硝	一	一	一	
飛生蟲	一	一	一	一
溲疏	一	一		
大戟	一	一	一	一
巴豆	一	一	一	一
野葛	一	一	一	一
牛黃	一	一	一	一
藜蘆	一	一	一	一
牡丹	一	一	一	一
牛膝	一	一	一	一
桂心	一	官桂	一	一
皂莢	一	一	一	一
蔄茹	一	一	一	一
躑躅	一	一	一	一
鬼箭	一	一	一	一
槐子	一	花	實	一
薏苡	一	一	根	仁
瞿麥	一	一	一	一
附子	一	一	一	一
天雄	一	一	一	一
烏頭	一	一		一
烏喙	一	一	一	一

藥 \ 采列書	證類	品匯	綱目（一）	綱目（二）
側子	一		一	一
蜈蚣	一	一	一	一
地膽	一	一	一	一
斑蝥	一	一	一	一
芫青	一	一	一	一
亭長	一	一	一	一
水蛭	一	一	一	一
虻蟲	一	一	一	一
䗪蟲	一	一	一	一
螻蛄	一	一	一	一
蠐螬	一	一	一	一
蝟皮	一	一		一
蜥易	一	一	一	一
蛇蛻	一	一	一	一
蟹爪	一	一	一	一
芒硝	一	一		一
牙硝		一		

藥 \ 采列書	證類	品匯	綱目（一）	綱目（二）
玄胡索			一	
補骨脂			一	
商陸			一	
土瓜根			一	
茜根			一	一
蒺藜			一	
紅花			一	一
茅根		一	一	一
大麥蘗			一	一
麥麴			一	
薇銜			一	一
三稜		一	一	一
乾漆		一	一	一
乾薑		一	一	一
衣魚			一	一
石蠶			一	一
馬刀			一	一

续表

藥＼采列＼書	證類	品匯	綱目（一）	綱目（二）
欓根	掌禹錫	一	一	一
蘭草	一	一	一	一
牽牛子	一	一	一	一
半夏	唐慎微	一	一	一
虎掌	一	又天南星	一	一
鬼臼	一	一		
代赭	一	一	一	一
蚱蟬	一	一	一	一
麝香	一	一	一	一
桃人	一	一		一
蕘花	一	一		
狼牙	一	一		
生鼠	一	一		

藥＼采列＼書	證類	品匯	綱目（一）	綱目（二）
雞卵白			複方	一
石蟹			一	
硇砂		一	一	一
琉璃瓶			一	
茶湯			複方	
安息香			一	
芫花根		花	一	一
土牛膝根			複方	
苦實把豆兒			複方	
厚朴				一
通草		一		一
蘇木				一
葵子				一

藥 \ 采列書	證類	品匯	綱目（一）	綱目（二）
常山				一
砒石				一
硫黃				一
蜘蛛				一
樗雞				一
兔肉				一
鮑魚				一
犬肉				一
馬肉				一
驢肉				一
羊肝				一
鯉魚				一
蝦蟇				一
蛾				一
蟬				一
魚				一
鼈				一
蟹				一
小蒜				一
雀肉				一
生薑				一

從上表可以看出，妊娠禁忌藥是隨著本草學的增訂而遞見增加。在最古的藥物學典籍《神農本草經》中，具有墮胎明文的藥只有六種——牛膝、瞿麥、地膽、石蠶、鼺鼠（飛生蟲）、水銀。到後代《本草》序例所載，連同相互增添者在內，共達一百零七種之多（如上表）。上列藥物，有慣用的，有難得用的，也有極冷僻的。性能方面，有熱性的，有涼性的，有行血的，有瀉水的，有利尿通便的，還有興奮和麻醉作用的，並不一律。但共禁用於妊娠的主要理由，則是爲了防止流產，這是有討論價值、屬於經驗記載的一面；另外，《本草綱目》也沿習前人迷信唯心的論調，記上了一些忌用的食品，如兔肉

以下的幾種，這是應該加以批判的一面。

爲什麼要忌用這些物品呢？當然也有它的文獻依據。在《金匱要略方論》卷末就有禽獸魚蟲禁忌一篇，其中敘述到：『婦人妊娠，不可食兔肉、山羊肉、鼈、雞、鴨，令子無聲音』；『婦人妊娠食雀肉，令子淫亂無恥』；『麋脂及梅、李子，若妊娠食之，令子青盲』；『梨不可多食，令人寒中，金瘡、產婦亦不宜食』；『妊婦食薑，令子餘指』；『小蒜多食，傷人心力』。孫思邈《千金要方》中也有提及：『妊婦食羊肝，令子多厄；食山羊肉，令子多病；食驢、馬肉，延月；食騾肉，產難；食兔肉、犬肉，令子無音聲並缺唇；食雞子及乾鯉，令子多瘡；食雞肉、糯米，令子多寸白蟲；食椹並鴨子，令子倒出心寒；食雀肉並豆醬，令子滿面多鼾黷黑子；食雀肉飲酒，令子心淫情亂，不畏羞恥；食鱉，令子項短；食冰漿，絕胎』。在別的書中也有這類似的記載，李時珍氏雖然沒有全部把它們繼承下來，終究免不了沿襲這種舊習氣。本來，我國古代對於『胎教』是很重視的，『自初訖於將產，飲食居處，皆有禁忌』，就是其中之一。不要常吃奇怪的東西是合理的，但也不能忽略了它宣揚迷信的含意。本文所要著重討論的，還不在於這一面，而是在於禁用於妊娠的主要原因——爲了防止流產。

下文先來談一些關於引起流產的因素。流產，是指小兒沒有足月便產，與正產或稱大產的瓜熟蒂落不同，所以也稱半產或小產。中醫書上指出妊娠三個月以前流產的稱滑胎，七個月以前流產的稱半產，這種時期的劃分，對照現代婦產科書上所說，妊娠二十八週以前分娩的叫流產，可分早期和晚期，早期指十二週以前，晚期指十二至二十八週之間，可以說完全符合。

流產的造成，與子體和母體兩方面都有關係。屬於子體的，多由胚胎的發育不正常，以致胚芽的畸形或死亡而小產，因與本文少關涉，姑置不談。屬於母體的，概括爲下列數項：

一、因全身性疾病（如感染急性傳染病等），使細菌或毒素經胎盤進入胎兒血循環，促使胎兒死亡而流產。

二、因性器官疾病（如子宮內膜炎等），使胚胎發育不正常而流產。

三、因黃體激素或甲狀腺素缺乏等，使內分泌不協調而流產。

四、因舉重、跌傷或過度操勞，以及性交過度等而流產。

五、其他因維生素E、K及C的缺乏，子宮發育畸形和合併肌瘤等而流產。

在我國古代病因學著作巢元方《諸病源候論》中，就曾經全面地論述了關於流產的種種因素。『胎動不安者，多因勞役氣力，或觸冒冷熱，或飲食不適，或居處失宜。輕者止轉動不安，重者便致傷墮。』同時，還明確地指出有由於母體和子體的兩方面：『若其母有疾以動胎，治母則胎安；若其胎有不牢固，致動以病母者，治胎則母瘥。』並且又分諭了幾種不同的原因：

（一）行動倒僕，或從高墮下，傷損胞胎，致血下動胎。

（二）或染溫疫傷寒，邪毒入於胞藏，致令胎死。

（三）或宿挾冷疹（疹指病症，不是説皮膚疹或粘膜疹），或新觸風邪，疗結卽痛，其腹痛不已，則令動胎。

（四）憂思驚恐，皆傷臟腑，妊娠病之，多墮胎。

（五）榮衞和調，故胎得安而能長；若血氣虚損者，不能養胎，所以致胎數墮。

必須重複：我國古代偉大的醫學家，早就對胎動流產的種種原因作了全面的論述，特別是我國的傳統醫學，雖然沒有完整的『高級神經活動與内臟相關』的學説，但早已理解到『憂思驚恐，皆傷臟腑』的道理。

接下，我們來討論關於妊娠禁忌藥的本身問題。前面已經談到，禁用於妊娠的主要理由，是爲了防止流產。説得仔細些，則是怕引起流產。問題就是，這一些藥物是否確鑿會引起流產呢？這就須得作進一步的考察。目前，我們還不能對每一味藥都作出藥理學上的證實，到底它對於妊娠的影響怎樣。雖然，《本草》裏也説到某種藥的性能是通經或瀉下等，但不能根據這個就認爲某藥是不適用於妊娠，至懸爲禁忌，必須看它在實際臨床應用中是怎樣的：眞的是不可用呢，還是照樣可以使用。那我們就來查考查考古人使用於安胎或胎前疾病的一些藥物吧。從這裏可以得到反證：看它有害於母體，還是無害於母體。前人所指藥物對於妊娠的危害性，應該是指先損害母體，就説是『傷胎』，也是先傷母體而間接影響胚胎。在中醫文獻裏，《金匱要略》是方書之祖，《千金方》集方劑之大成，中間都有婦科一門，《産寶》是第一部婦科專著，《濟陰綱目》是流行最廣的婦科專書，都稱得上代表作品。現在把這四部書中有關胎前部門的用藥，作出統計如下：

藥 \ 用次 \ 書	金匱 安胎	金匱 胎前諸疾	千金 安胎	千金 胎前諸疾	產寶 安胎	產寶 胎前諸疾	濟陰 安胎	濟陰 胎前諸疾
當歸	一	三	一一	七	四	一七	一四	五六
黃芩	一		七	七	一	六	八	三九
芍藥	一	二	九	五		七	一〇	四四
川芎	二	二	五	六	五	一五	八	三九
白朮（包括蒼朮）	二	一	七	八	二	六	一二	五一
蜀椒	一		二					
牡蠣	一							一
附子		一	一	一			一	一
乾地黃		一	五	七	一	四	七	八
阿膠		一	一〇	八	二	一四	九	二七
甘草		一	一六	六		五	一六	八六
艾		一	一	七	二	八	二	一四
茯苓（茯神赤苓）		二	三	九	四	一三	三	五九
澤瀉		一				一		六
乾薑		一	六	三		五	三	一一
人參		一	一一	四	一	九	一三	四六
半夏		一	三	五	一		三	一三

续表

書 用次 藥	金匱 安胎	金匱 胎前諸疾	千金 安胎	千金 胎前諸疾	產寶 安胎	產寶 胎前諸疾	濟陰 安胎	濟陰 胎前諸疾
貝母		一	一					五
苦參		一						一
葵子		一	一	五		一	一	一〇
生薑			一三	七	三	五	九	二四
橘皮（青皮）				五	一	三		四九
旋覆花			二	三		二	二	四
細辛			一	一		一	一	五
桔梗				一		二	一	八
桂			二	三				八
葛根				二		四		六
枳實（枳殼）			二	二	一	二	一	二四
竹茹				六	二	二		七
厚朴			四	二		七	三	一八
雞汁			四	四			二	
吳萸			八		一	二	六	三
麥冬			一一	一	二	三	一一	一一
防風			一	一	一	一	一	一三

续表

藥＼用次＼書	金匱		千金		產寶		濟陰	
	安胎	胎前諸疾	安胎	胎前諸疾	安胎	胎前諸疾	安胎	胎前諸疾
烏梅			二	二			二	六
丹參			三	一			二	一
麻黃			二				二	六
大棗			八	三		三	九	九
黃連			一	二		四	一	七
龍骨			一				一	一
赤小豆			一	三		一	一	
菊花			一				一	一
李根白皮			一				一	
柴胡			三		一		三	四
續斷			一	一	一	一	二	五
五味子			二				二	二
麻仁			三	一			一	二
蓯蓉			一				一	
蔥白			一	五	三	八	一	九
黃芪			一			二	三	九
杏仁			二	一		二	一	七

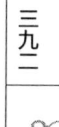

续表

書 / 用次 / 藥	金匱 安胎	金匱 胎前諸疾	千金 安胎	千金 胎前諸疾	產寶 安胎	產寶 胎前諸疾	濟陰 安胎	濟陰 胎前諸疾
紫菀			一				一	二
鍾乳石			一				一	
薤白			一	一		二	一	一
桑寄生			一		三	二	二	二
黑大豆			一				一	五
石膏			一	三	一	四		四
大黄			一			一		五
滑石			一					四
車前			一			一		四
鮮生地				六	一	五		二
竹瀝				二	一	一		
香豉				三	一			三
榆白皮				三				三
大青				一	一			一
前胡				一	二	三		四
知母				一	一			一
山梔				二	一	四		五

续表

藥 \ 書 / 用次	金匱 安胎	金匱 胎前諸疾	千金 安胎	千金 胎前諸疾	產寶 安胎	產寶 胎前諸疾	濟陰 安胎	濟陰 胎前諸疾
蘆根				一	一	一		二
常山				二				二
竹葉				一				五
鹿角（膠）				二	一	一		一
蕪菁子				一				一
石榴皮				四		二		
黃柏				三		一		三
地榆				一		一		二
防己				一				五
薄荷					一			一
檳榔					四	一		一〇
肉果					一			三
茅根					一	一		三
紫蘇					一			一三
訶子					一	一		九
鈎藤						一	一	
杜仲						三		三

续表

藥 \ 用次 \ 書	金匱 安胎	金匱 胎前諸疾	千金 安胎	千金 胎前諸疾	產寶 安胎	產寶 胎前諸疾	濟陰 安胎	濟陰 胎前諸疾
五加皮						三		五
狗脊						二		二
萆薢						三		四
獨活						一		六
青黛						三		一
升麻						三		四
豆蔻						一		二
郁李仁						二		三
桑白皮						二		二
葶藶						二		二
只有一種書上采用的	只見於《千金方》的：大豆黃卷三，麥芽、石斛、伏龍肝、蟹爪、代赭石、商陸、櫸皮各一。只見於《產寶》的：赤石脂、樟桂根、山藥各一。有只見於《濟陰綱目》的：熟地一七，木香一四，通草一二，藿香一〇，香附九，砂仁、大腹皮各八，羌活七，丁香、豬苓各六，益母草五，犀角、天冬、草果各四，地骨皮、高良薑、白芷、羚羊、秦艽、苡仁各三，瞿麥、茴香、益智仁、棗仁、地膚子、苧根、蒲黃各二，批杷葉、白扁豆、葵根、牛膝、川楝子、莪莁、補骨脂、菖蒲、香薷、天仙藤、烏藥、桃仁、海粉、三棱、松節、荊芥、殭蠶、天麻、白附子、南星、冰片、牛蒡、柏子仁、丹皮、馬兜鈴、百合、杞子、小薊、木瓜、乳香、朴硝、甘遂、蔓荊、燈草、琥珀、萱草、白薇、桑螵蛸、白礬各一。							
未列入藥物	夫靴、中衣帶、亂髮、桑蟲屎、馬通汁、故舡竹皮、白銀、鼠穴土等。							
未列入食物	麥、粳米、糯米、雞蛋、鴨蛋、蜂蜜、羊脂、豬腰、鯉魚、大蒜等。							

按《金匱》內妊娠病脈證治篇共九方，除桂枝茯苓丸爲下癥方外，附子湯有方無藥，但用附子爲主藥無疑，故仍列入，實計八方。《千金》內妊娠惡阻、養胎、妊娠諸病凡三篇，共一百一十七方，除外洗、外敷和現今不用藥品，以及附錄遺尿等三十一方外，實計八十六方。《產寶》內安胎、妊娠惡阻、胎動不安、胞漏下血、心腹痛、傷寒熱病、小便不利、下利、水腫等共九篇，六十六方，除不用藥及子死四方外，實計六十二方。《濟陰》內分胎前門上下兩篇，共二百六十四方，除重複、外熨、不用藥十一方外，實計二百五十三方。在此表內，可以看到妊娠用藥的範圍，隨著醫學的發展逐漸擴大。《金匱》用於妊娠的藥物只有二十種，《千金》增出六十六種，《產寶》又增出二十一種，至《濟陰》再增出六十六種，共有一百七十三種之多。

《本草綱目》序例所載的妊娠禁忌藥，是否眞的是禁忌的呢？也可以在表內看到。附子、桂、半夏、薏苡仁、牛膝、厚朴、丹皮、茅根、通草、代赭石、常山、麥蘖（卽麥芽）、南星、桃仁、瞿麥、葵子、芒硝（卽朴硝）、赤箭（卽天麻）、三稜、蟹爪，及食物中鯉魚、小蒜（類似大蒜）、生薑等，凡《綱目》序例所忌，而臨床上並沒禁忌的，佔到百分之二十七強。其他雖不見於表內，但在臨床本極少用，甚至有根本不入湯劑的約佔百分之六十以上。因知《綱目》記載，雖然廣泛地吸收了前人經驗，也有不盡可靠。像半夏、生薑、桂、朴之類，到現在還是經常使用。正如婁全善所說：『半夏一藥，近因動胎而不用，當時仲景用它，豈有不知之理。我治妊娠惡阻，常用半夏，從未發現動胎的症候。』又如《千金》養胎篇有逐月預服方九張，《濟陰》也曾采錄，既稱養胎，相信不會用動胎的藥。然而附子、厚朴、葵子、生薑等，《綱目》所禁而九方不禁，生薑的用次幾乎每方都有，可於下表見之：

藥 ＼ 用次 ＼ 月	補胎湯（一月）	黃連湯（二月）	茯神湯（三月）	調中湯（四月）	安中湯（五月）	柴胡湯（六月）	杏仁湯（七月）	葵子湯（八月）	豬腎湯（九月）
細辛	一								
防風	一								
地黃	一	一			一	一			一
白朮	一			一		一		一	一
生薑（附乾薑）	一	一		一	一	一	一	一	一
吳萸	一	一					一		
大麥	一								
烏梅	一			一					
黃連		一							
人參		一	一		一				
茯神（附茯苓）			一						一
丹參			一						
龍骨			一						
當歸			一	一	一				
阿膠			一						
甘草			一	一	一	一	一	一	
大棗			一		一	一		一	
赤小豆			一						
枳實				一					
李根皮				一					

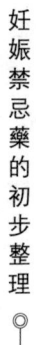

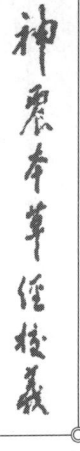

续表

藥 \ 用次 \ 月	補胎湯（一月）	黃連湯（二月）	茯神湯（三月）	調中湯（四月）	安中湯（五月）	柴胡湯（六月）	杏仁湯（七月）	葵子湯（八月）	豬腎湯（九月）
厚朴				一				一	
柴胡				一		一		一	
芍藥				一	一	一		一	
川芎				一	一	一			一
續斷				一					
黃芩					一				
麥冬					一	一	一		一
五味子					一		一		
麻仁					一				
葳蕤						一			
杏仁							一		
紫菀							一		
鐘乳石							一		
粳米							一		
葵子								一	
豬腎									一
桑寄生									一
附子									一
大豆									一

看了上表，可以這樣説，哪些藥安胎，哪些藥動胎，在過去是不容易把它劃分清楚的。即使能安胎或動胎，在用量方面也沒有一定標準，是否發生效用，也成問題。何況中醫處方很少用單味藥，在有組織的複方中，不可能提出一二味藥來代表全部作用。依照我們初步研究，中醫對妊娠有反應而遭致不良後果的藥物，都稱動胎藥。除掉通經藥禁忌外，特別注意香竄辛熱和峻瀉攻利一類，認爲有行氣破滯和動血滑胎的流弊。所説祛瘀通經，便是使子宮充血，或收縮子宮，使子宮發生痙攣而破裂出血。同樣的，香竄辛熱、峻瀉攻利，能興奮高級神經中樞，亢進血液迴圈，擴張末梢血管，及促進腸肌蠕動，腹腔充血等作用，都有促使子宮出血的可能。故一般所載的禁忌藥，可以提出三個大綱：一是紅花、三稜、水蛭、䗪蟲同類的祛瘀通經藥；二是麝香、冰片、附子、肉桂同類的香竄辛熱藥；三是巴豆、芒硝、大戟、芫花同類的峻瀉攻利藥。依此提綱，雖無顯著損害而能影響胚胎發育或子宮出血的藥物，均有禁忌的必要。由於中藥品數繁多，《綱目》所收已有一千八百九十二種，不可能一一舉出。所以《綱目》對習慣避免的大黄、丹參、澤蘭、五靈脂等都沒列入。倘然拘泥《綱目》所有的用了便犯錯誤，《綱目》所無的便可推卸責任，顯然不合理的。這是必須瞭解《綱目》所以禁忌的一個概念，才能解決以後問題。

另一方面，《内經》六元正紀大論曾經提出『婦人重身，毒之何如？有故無殞，亦無殞也』的説法，意思是：婦人妊娠，究竟能不能用猛烈刺激的藥物呢？答案是：有病則病當之，不但保全母體，連子體也不致死。這就作爲應該禁忌而仍然施用於妊娠的一種理論依據。誠然，我們對某些重病的妊娠患者，不能保胎，而且必須應用某種藥物時是不再考慮禁忌用藥的。《内經》又説：『大積大聚，其可犯也，衰其大半而止，過者死。』這也就是有病卽病受，看疾病的需要用藥。胎能保即保，不能保即隨之，固然不同於故意傷胎。但對一般的病例則必須禁用妊娠禁忌藥，隨患者的虛實，斟酌藥劑的輕重。如有在妊娠期内反用通經等藥的反常做法，借用藥來施行違法墮胎，是絕不能以《内經》的理論作爲藉口的！

我們不把前人曾經列爲禁忌的藥物全盤遵照禁忌，也不因爲其中互有出入而全盤把它推翻。古人有出自迷信心理的禁忌藥物要否定它，而後人有從經驗證明應當禁忌的，也不能因爲古人會經應用過就不承認禁忌。因此，我們認爲妊娠禁忌藥有重行審查的必要。前人以實踐中得到的經驗，必然有其合理的部分。目前的急切要求，不在對每味藥的討論其禁忌與否，而是怎樣建立起原則性的標準，使一般在臨床上能夠更好掌握，作爲共同遵守的規律。從而研究每味藥對於妊娠危害性的輕重，及方劑中經過配伍後的作用，定出愼用、忌用或禁用等等，似乎比較具體。茲就不成熟的意見，擬訂數項如下：

（一）禁用藥物：包括劇毒藥、峻瀉藥和子宮收縮藥。例如水銀、砒、巴豆、牽牛、烏頭、益母草、川芎、瞿麥、牛膝……

（二）忌用藥物：包括一般祛瘀通經藥和激惹藥。例如紅花、䗪蟲、地膽、水蛭、虻蟲、斑蝥、大戟、商陸、肉桂、麝香……

（三）愼用藥物：包括一些辛溫香竄藥、消導藥和利尿藥。例如桂枝、半夏、枳實、大黃、山楂、冬葵子、車前子……等。

通過上述的討論，可以說明了幾點：

一、妊娠禁忌藥是隨著歷代本草學的編纂遞見增加，其中有合理的屬於經驗記載的一面，也有不合理的屬於唯心的一面，應該加以批判整理。

二、我國古代醫學家對引起流產的各種原因，早已有了全面的論述，並注意到『憂』『思』『驚』『恐』等精神影響。這一點，和蘇聯先進醫學『高級神經活動與內臟相關』學說，有著相同的觀點。

三、本文統計了中醫文獻中的婦科胎前用藥，作爲禁忌與否的反證，可以看出，有些藥在實際應用中是並不禁忌的，而且在安胎和動胎之間也沒有明顯的界限。

四、本文初步整理了妊娠禁忌藥物，批判了一些不須禁忌的藥物，也歸納出一些必須禁忌的藥物，提供作進一步的研究參考。

參考文獻

一、［明］李時珍：《本草綱目》卷二、卷四。
二、［宋］唐慎微等：《重修政和證類本草》卷二。
三、［清］王道純等：《本草品匯精要》卷四十二。
四、［漢］張仲景：《金匱要略方論》卷下。
五、［唐］孫思邈：《千金要方》卷二。
六、［唐］昝殷：《經效產寶》卷上。
七、［隋］巢元方：《諸病源候論》卷四十一。
八、［清］武之望：《濟陰綱目》卷八、卷九。
九、［唐］王冰：《黃帝內經・素問》卷二十一。

關於《神農本草經》的幾種本子*

李鼎

近來新印行的《神農本草經》有群聯出版社影印的日本森立之輯本，人民衛生出版社影印的顧觀光輯本，商務印書館排印的孫星衍輯本。這三種不同的《神農本草經》輯本，都在這一、二年內印行的。

《神農本草經》何以會產生幾種不同的本子？它的原書是什麼樣的？以哪一種比較近古？以哪一種切合實用？因此，對這種不同的本子，有予以討論和評述的必要。

《神農本草經》，應該說，這不是一個人的作品，也不是一段短時期中的作品，而是古代關於藥物經驗的不斷積累，經傳授、記錄、補充、整理而成。它的成書不會晚於公元前一世紀。正因爲這書是群眾性的，它必須不斷充實，把新的知識記載上去，所以歷代有重修《本草》的著作。自漢、魏、六朝、唐、宋而下，到明李時珍的《本草綱目》，更是一部巨著。這樣，就從三百六十多種藥物發展到一千幾百種，經過多番修訂的《本草》，它的文字、次序都經過了不少的變動，使我們很不易知道它的原來面目了。

清朝乾隆年間，陽湖孫星衍（淵如，1753—1818）要算是較早地注意到這方面的。他和他的侄子孫馮翼（鳳卿）從宋朝唐慎微的《證類本草》中輯出，這已經比明朝盧復以來的醫家從《本草綱目》中輯出的本子高出一層了。還參考各書采引久已散佚的《吳氏本草》的條文，加一些考證和改掉一些俗字。雖然裏邊還有些遺漏和錯誤，總算一位『儒者』，也能顧

* 上海中醫藥雜誌·一九五七年·二月號。

問到醫藥書籍，做了一番整修工作。他的初序寫於乾隆四十八年癸卯（公元1783），文載《問字堂集》；到嘉慶四年（公元1799）再次校定刊行。前後相距十六年。他對醫藥書籍是一貫有著興趣的。

到底他給《本草》做出了哪些成績呢？他是以校定古書爲宗旨來編輯這書的。強調《本草》述自神農，他說：《漢書藝文志》的《神農黃帝食藥（食禁）七卷》就是指《本草》，又以《中經簿》的《子儀本草經一卷》也是指這《本草》。這是種牽強的說法。我們沒有理由，硬要把『本草』推到太古時代某一個人的發明，也沒有理由把另一個人的著作也併到這一種書上。重要的是：他根據薛綜注《張衡賦》引『太乙禹餘糧，一名石腦，生山谷』之文及《太平御覽》引《本草經》上云生山谷川澤，下云生某郡縣的體例，認爲生山谷川澤是《本草經》的原有文字；那下面的郡縣名稱是漢代『名醫』的添附。這是很有理由的。他的編輯就根據這一點，把生山谷川澤列入經文；郡縣名稱仍屬於《名醫別錄》。《吳氏本草》是華佗弟子吳普編著的本草，內容記載各家的藥性最詳細，原書在宋代就散佚了。孫氏從《太平御覽》《藝文類聚》等書中輯出，把它附在《本經》條文的後面，這對認識古代藥物學文獻是有幫助的。所以他把本書題作『魏・吳普等述』。後再附上《名醫別錄》的藥物別名、產地和采集季節。後再加案語，徵引字書，考證藥物名義，改掉俗字，提供一些非醫藥專書中的有關醫藥文字。他說：這是出於『鳳卿增補之力俱多』。因爲他不是專心校定醫書，其中是有著不少的差誤，尤其是在經過變動的地方。

蘇敬《唐本草》退去姑活、別羈、石下長卿、翹根、屈草、淮木等六種在『有名未用』門中，未注明原來品次。孫氏把姑活、別羈、屈草、淮木四種列在上品草部後，把翹根列在中品草部後，遺漏石下長卿一條未錄。《宋本草》退去彼子一種，孫氏把它列在最後，注文誤說是『唐本退』。又移動米穀部青蘘、菜部假蘇、木部芫華入草部，果部橘柚入木部，蟲魚部伏翼入禽部，——這是不可能做到適合原書編制的。周學海在重刊本書時曾對他提出批評：

『夫橘柚用其實也，非用其木；青蘘爲巨勝苗，巨勝九穀長，其可賓谷而苗艸耶？二種出入，嫌於妄作矣。』又說：

『乃於名物形狀，亦徒羅列富有，莫正是非。如水萍，則藻、蘋並列；柳檉，則檉、杞同稱。如斯之類，未可殫舉。』

孫氏以《太平御覽》引《本草經》有升麻，因之把升麻加入《本經》是對的，而因《吳氏本草》有粟米、黍米並引及《神農》便把原屬《名醫別錄》的粟米、黍米條列作經文，則不很恰當。淮木條陶注：『方藥不復用。』孫氏卻把淮木後面占斯條的全部注文抄作淮木注，『生平澤』也誤作『生山谷』。假蘇條，《唐本草》注誤作陶弘景注。龍眼條，《名醫》曰：『松樹上五月采陰乾。』是松羅條下的文字，周刊曾經改正。總之，孫氏對本書的編輯是不夠仔細的。

道光年間，金山顧觀光（尚之，1798—1862）再次編輯《神農本草經》。主要就是抓住《本草綱目》上的一篇《神農本草經目錄》來編排的。他說：

『近孫淵如嘗輯是書，刊入《問經堂》中，惜其不考《本經目錄》，故三品種數，顯與「名例」相違。』

他對《目錄》是信奉備至的。他說：

幸而《證類本草》，靈光巋然；又幸而《綱目》卷二具載，《本經》目錄，得以尋其原委，而析其異同。《本經》三百六十五種之文，章章可考，無闕佚，無羨衍，豈非天之未喪斯文而留以有待乎！

可是，《本經目錄》並不如他所相信的那樣，不是古本，而是出於李時珍氏的編訂。仔細翻撿一下就可以明白：它不同于《宋本草》，更不同于《唐本草》，跟《綱目》正文中校對也有許多分歧。例如正文時標明上品，目錄則編入中品等，何以要這樣？因爲舊時《本草》，上、中、下三品的種數並不跟『本說』或稱『名例』所載的『上品一百二十種；中品一百二十種；下品一百二十五種』的數字相合。李時珍氏爲了符合這個數字，就把目錄重新編排。或把上品移入中品、下品；或把中品移入下品；或把下品移入中品。經過一番訂定算是完全適合了。而正文所標的還是原來的品屬，這就出現了分歧。顧氏等人不考察這一點，把《綱目本經目錄》信奉作古《本草》編次，以此爲根據，定出他們的本子。是他們反説不合於本目錄的，是陶弘景改了——『凡《證類本草》三品與《本經目錄》互異者，疑皆陶氏所移。』這是沒有理由的臆想，怎麼能以後人的編制，反而去要古人遵守呢？事實說明，陶弘景氏並不隨意改動古《本草》。下品『水斳』條，陶注：『論斳主治合是上品，未解何意乃在下？』他這樣提出疑問，終究沒有隨他的私意把它改入上品。而李時珍氏的《目錄》則把它編入中品了，顧觀光氏把陶注當作《別錄》，還加上按語說『今按下當作中』。在『錫鏡鼻』條的注文，也是這樣，有好幾處陶注，顧氏都把它當作《別錄》的。《別錄》是陶氏以前名醫的文字，注文則是他自己的，應該分出。

顧氏寫《錄本草書後》是道光己丑（公元1829）。這時只是提出一些不成熟的疑問，依照綱目所載『采錄成編』，準備『異日重爲較補』。到道光甲辰（公元1844）寫序文時，已經完成『重爲甄錄，其先後則以《本經》目錄定之』，『別爲「序錄」一卷，而唐宋類書所引，有出於《證類》外者亦備錄焉』。到這時，他已經參考過不同的書本，寫成定書。顧氏可以稱作儒醫，對數學、天文、地理都有研究，著有不少書。同樣也歡喜校訂古書，醫書方面，曾經校刊《素問》《靈樞》，收入《守山閣叢書》。編輯《神農本草經》，晚年還校注《傷寒雜病論》，僅成辨脈、平脈、太陽上、中凡四篇，同刊於他逝世後《武陵山人遺書》中。

在日本仁孝年代（稍晚于顧氏），福山森立之重輯《神農本草經》並附『考異』。本書歷二十年的時間，於嘉永七年甲寅（公元1854）印行。他說：

《綱目》序列載《本草經》上藥百廿品，中藥百廿品，下藥百廿五品目錄；明盧復『醫種子本』依之，妄意條析以充三品之數；清、孫星衍所輯《神農本草經》三卷，考證頗精，然其體式一依《證類》此亦未足據也。

他根據日本所有的唐代醫書——《真本千金方》《醫心方》《新修本草》《本草和名》等考訂藥物，經文次序：『體例一依《太平御覽》，藥名下直列一名，次舉氣味，次記出處，次錄主治；經文一從《證類本草》。』

這是有他的高出於前書的地方。現在通行的《本草》條文體例是：藥名下直舉氣味，次錄主治，次列一名，次記出處。這可能是爲醫家實用著想而改動的：以別名繁複，產地也非重要而把它移次到末尾。既然重輯《神農本草經》的目的，是要回復古文獻的舊觀，文字、體例、次序，都必須考慮到『原來是什麽樣的？』這就決定於參考文獻的遠或近和付出時間精力的長或短。森氏在這幾方面都是超過孫、顧二氏的。森氏對顧氏的輯本，因同時而異域，中間沒有相承的關係。顧氏輯本，本來也是流通不廣的；森氏輯本，經這次影印才得在我國流傳；孫氏輯本，則因時代較早、聲名較大、徵引較多，傳佈較爲廣泛，1799年，孫氏自刊於《問經堂叢書》中。後被黄奭剽竊，削去序錄，輯入《黄氏逸書考》，後收入《漢學堂叢書》中。1850年，王楚材依孫本作《神農本草經贊》。1891年，周學海《周氏醫學叢書》收印孫本，作個別校正，說：『舍顧而從孫者，亦取徵引之富瞻耳。』近代，中華書局《四部備要》，商務印書館《叢書集成》，大東書局《中國醫學大成》都重印本書。

如上面所講的三種輯本，孫本的特點是徵引較多。雖然沒有連帶到醫藥專書，但作爲有關古典醫學文獻的資料收集，是有便於參考的。對一些錯誤的地方，這次商務印書館重印時已經作了《校勘記》，但漏校之處還是有的。

顧本的特點是大字白文，便於誦讀。是不加注釋的本子。說他出時較晚，優於前者，倒也未必。這次人民衛生出版社影印時加上圈斷，是必要的，可惜圈錯的地方不少。森本的特點同樣大字白文影印，附有別本所無的《考異》。而它的體例、文字、次序，因爲近古，日常誦讀反而有感不順。就是說，這不是通俗的醫家習用的本子；作爲古典文獻來觀察，則將推舉它是『最接近原來的面目』的（《範跋》）。

再想談一談《神農本草經》的成書年代問題。范行准先生的跋文寫道：『它可能是第一世紀至第二世紀左右編成的書。』再引『梁弘景在《本草經集注》序錄中說，《神農本草》可能出於張仲景、華元化一流人之手。』查考陶氏序文是說：『所出郡縣乃後漢時制，疑仲景、元化等所記。』不過他所指『所出郡縣』是屬於《本草》黑字的《別錄》文字；不是指白字或朱書的比它更早的經文。我們不能用郡縣的年代來考定《本經》的早晚，就是因爲經文是比記郡縣的人還要早的緣故。我個人認爲《神農本草經》的成書不會晚於公元前一世紀。在公元初時已經有樓護他們在誦讀，誦讀當然是先根據本子，而不是憑空聽著念的。這大概是沒有什麼問題吧。《神農本草經》的學術價值，不須多說，這是我國古代偉大的藥物學著作，是發揚祖國醫藥遺產的必讀書籍。三種不同的輯本，將會提供你所必需的寶貴資料，孫、顧、森諸氏已先後給本書作出了必要的考證工作，有利於後人的學習參考。同樣加以印行，對學習和研究祖國醫藥是有積極意義的。

——編者——

按：作者將三種不同的輯本，詳述其源流，加以許多論證，使大家更清楚地了解《神農本草經》這本書的性質與來由，這是非常有益的。

《本草經》《神農本草》及《神農經》的異同★

李　鼎

《本草經》《神農本草》《神農經》三種書名，通常以爲是相同的一部書，但我們從古書所引載的條文中看來，發現它們的內容體例，三書並不相同。

古代的藥物學著作——《本草》，關係著民生日用。歷代醫藥家，根據醫療的實際需要而加以整理和充實，有著不同的編輯本子，原是十分自然的事。從《隋書・經籍志》裏可以看到，在六朝時候就有各家的《本草》書目，這些書大多已經亡佚，現在通行的《本草》書，是經過陶弘景集注之後而流傳下來的；再經過唐、宋、元、明的各代醫藥家增修，得以不斷地擴大和發展，現在我們若要推究一下古代《本草》的面貌，就需要從其他古書的引文中來考察。

引文最多的書，要算類書了，這是分門別類地引載各種書籍以便於翻閱的文獻總集。

《太平御覽》是現在典型的類書。全書自天部至百卉部共五十五部，引書計一千六百九十種。是宋太平興國二年（公元977）李昉等奉命編輯，經過六年時間，成書于太平興國八年（公元983）。本書是根據以前北齊祖王珽等所編的《修文殿御覽》（公元572）以及參考唐代歐陽詢等所編的《藝文類聚》等書而成。在《修文殿御覽》之前，則有楊休之編的《聖壽堂御覽》以及宋士素編的《御覽》。經過這樣幾次的增修，所轉引的古籍，許多在宋時實際已經散失的，從此書中還能看到六朝時所存的一些本子。

★ 上海中醫藥雜誌・一九六三年・一月號。

在《太平御覽》裏關於《本草》的引文很多，所舉的書名就有《本草經》《神農本草》《神農經》《本草》《陶弘景集注本草經》《吳氏本草》《甄氏本草》等。此外，其他類書如隋唐間虞世南編的《北堂書鈔》、唐代徐堅編的《初學記》、歐陽詢等編的《藝文類聚》等，也有徵引。從各書的引文中可以看出，關於《本草》之書，除現在通行的《神農本草經》之外，還有過各種本子。仔細考察一下各種傳本的特點，對於認識古代藥物學的豐富文獻及其沿革說來，有著重要意義。

本文擬就《本草經》《神農本草》及《神農經》的異同，略作討論。

《本草經》

《御覽》關於《本草經》的引文，比對其餘幾種本子的引文爲多，其文字內容，大體上與現存的《神農本草經》相符合，只是其條文的排列格式不同。現存的本經條文格式是：先『藥名』，次『性味』，次『主治』，次『別名』，後《別錄》文（黑字）『生某郡縣山谷川澤』。而《御覽》引文則是：先『藥名』，次『別名』，次『性味』，次『生山谷川澤』，次『主治』，最後『生某郡縣』。在主治一項中，其文字又前後參插。例如：

現存《本經》：『薯蕷 味甘溫 主傷中 補虛羸 除寒熱 邪氣 補中益氣力 長肌肉 久服耳目聰明 輕身 不饑延年 一名山芋（生嵩高 山谷）』

《御覽》引文：『署豫 一名山芋 味甘溫 生山谷 治傷中 虛羸 補中益氣力 長肌肉 除邪氣 寒熱 久服輕身 耳目聰明 不饑延年 生嵩高』（九八九卷）

從文字內容看，兩者是一致的。但排列次序不同。爲什麼有這樣不同的排列？我們可以這樣認識：現在通行的《本草經》，是從便利醫家應用著想，故先性味，後主治，而別名、產地排在最後；《御覽》引文《本草經》，則從博物知識方面著想，故先別名、產地而後列主治。雖然，《御覽》文的排列格式，看來是比較近古的。如正名之後即接別名，文氣較順。

但作爲醫家使用的本草書，是可以根據主要、次要而加以重新排列。這種改編可能是從陶弘景開始，也可能是以後的蘇敬。因爲陶氏將《神農本草》和《名醫別録》兩者穿插參合成爲一書，這樣《本經》別名再加上《別録》別名，別名多了，排在開頭就顯得累贅；『生山谷、川澤』和『生某郡縣』，同爲記述産地，因而就將它合併合放在最後。這樣就成爲現在通行的格式。

對於藥物産地的敘述，《御覽》引文分成兩截記載：上是『生山谷』或『生川澤』，下是『生某郡縣』。據陶氏的見解，疑心郡縣名稱是張仲景、華元化等名醫所補記。這一懷疑，從《御覽》引文的格式也可以得到印證。正因爲它是出於後人補記，所以分成兩截，附在條文的末尾。但陶氏《本草》將它合在一起以後，傳本之字跡，朱墨不分都變成黑字，就連『生山谷』『生川澤』的《本經》原有文字，也都歸屬《名醫別録》了。清代孫星衍輯本（公元 1783）及日本森立之輯本（公元 1854），則將『生山谷』『生川澤』文字歸屬《本經》，郡縣名稱則定作漢代名醫所附益。

《御覽》引《本草經》文，總共有二百餘條，除了格式不同外，有的則出於節略，少數是援引其意，並非原文。例如九八八卷引《本草經》曰：『草決明味鹹，理目珠精。』是指治眼疾很好的意思。孫星衍氏卻據此於決明子條『益精光』下注說：『《御覽》引作理目珠精。』實在是出於誤解。引文也有混亂的，夾雜以後《本草》的內容，引《本草》的條文，多爲《唐本草》。在九八四卷引《本草經》一條，內容體例特殊，不像是《本經》正文：

『太一子曰：凡藥上者養命，中者養性，下者養病。神農乃作赭鞭鉤鯯，從六陰陽，與太一升五嶽四瀆，土地所生——草、石、骨、肉、心、皮、毛、羽——萬千類，皆鞭問之。得其所能主治，當其五味。百（據《淮南子·修務訓》，百當作『一日』二字）七十餘毒。』

此或是屬於序例，或當屬於《神農本草》。

《神農本草》

《神農本草》和《本草經》是不相同的兩種書。在《御覽》78卷就引有下面一條，又見於宋羅泌《路史》後紀炎帝紀注引馬總《意林》引《神農本草》文：

『神農稽首再拜，問於太一小（乙）子曰：鑿井出泉，五味煎煮，口別生熟，後乃食咀，男女異利，子識其父。曾聞太（上）古之時，人壽過百，無殂落之咎，獨何氣使然（之使）耶？太一小（乙）子曰：天有九門，中道最良，日月行之，名曰國皇，字曰老人，出見南方，長生不死，衆耀同光。神農乃從其嘗藥，以拯救人命。』（清、李遇孫照宋刻《意林》全本補卷六中有此條，題目《神農本草六卷》。）

這一段文字和上節所引《本草經》文同稱『太乙子』云云，疑是同出一書，並不與現行《本草》正文相合。又顧觀光輯本（公元1844）錄抄本《書鈔》一五八引文：

『神農稽首再拜問於太一小子，爲衆子之長，矜其饑寒勞苦，晝則弦矢逐狩，求食飲水；夜則岩穴飲處，居無處所。小子矜之，道時風雨，殖種五穀，去溫燥隧，隨逐寒暑，不憂饑寒，風雨疾苦。』

今本《北堂書鈔》未見此文，顧氏爲載明它所引的是《神農本草》或是《本草經》，因此難作肯定。從文字形式看，與上面的引文相類似，疑其也屬《神農本草》的序文，而不是《本草經》的文字。

憑什麼理由說明《本草經》不同于《神農本草》呢？這可以再從《御覽》等書的引文來作證明。

《御覽》載『桑』、『辛夷』、『合歡』等條下，引《本草經》之後又引《神農本草》，可以明顯地看出，其文字內容是不相同的。例如：

《本草經》：『合歡：味（甜）甘平。生川（山）谷。安五藏，和（利）心氣（志）。令人歡樂無憂，久服輕身明目。產自（生）益州。

《神農本草》：『合歡：生豫州河内川谷。其樹似狗骨樹。』（九六〇卷）

引《神農本草》的條文還有：

『辛夷，生漢中，魏興涼州川谷中。其樹似杜仲樹，高一丈餘，子似冬桃。』（九六〇卷）

『桑根白皮：是今桑樹上白皮，常以四月采，或采無時。出見地上名馬領，勿取，毒殺人。』（九五五卷）

『鳩：生南郡。大毒，入五藏，爛殺人。』（九二七卷）

『薔薇：一名牛膝，一名薔棘。』（九九八卷）

『粉錫：一名解錫』（一七九卷）

其他的書，也有引《神農本草》者，如：

《水經注》解縣涑水：『地有固活、女疎、銅芸、紫苑之族。』

《初學記》五：『常山有草名神護，置之門上，每夜叱人。』

《文選》閒居賦注：『春夏爲陽，秋冬爲陰。』又關中詩注：『春爲陽，陽溫生萬物。』

從上文可以看出，《神農本草》不同於《本草經》，其内容又不與現行的《本經》相同，它主要是講藥物的産地及其形狀，可以看作是關於藥材生産方面的著作。

《神農經》

《神農經》是怎樣的一部書呢？張華《博物志》曾經説：『太古書今見存，有《神農經》。』當然，太古時候是不可能有這書的。《博物志》上還引過《神農經》的話：

『上藥養命，爲（謂）玉石之練形，六芝之延年也。中藥養性，謂合歡蠲忿，萱草忘憂。下藥治病，謂大黄除實，當歸止痛。』

『藥物有大毒，不可入口鼻者，即殺人：一曰鉤吻，二曰鴟，散曰陰命，四曰內童，五曰鴆……』

『藥物有五物：一曰狼毒，占斯解之；二曰巴豆，藿汁解之；三曰黎盧，湯解之；四曰天雄、烏頭，大豆解之；五曰斑茅，戎鹽解之。毒菜害小兒，乳汁解，先食飲二升。』

晉葛洪《抱樸子》還引《神農四經》文，如：

『上藥令人身安命延，升天神仙，遨遊天下，役使萬靈，體生毛羽，行廚立至。（《抱樸子·內篇》，《御覽·九八四卷》）

『五芝及餌丹沙、玉札、曾青、雄黃、雌黃、雲母、太乙禹餘糧，皆可單服之，皆令人飛行長生。』

『中藥養性，下藥除病，能令毒蟲不加，猛獸不犯，惡氣不行，眾妖辟屏。』

『黃精與朮，餌之御粒，或遇凶年，可以絕粒，謂之米哺。』（《御覽》引《抱樸子》《神農經》）。

北齊，賈思勰《齊民要術》引《神農經》說：

『玉桃：服之長生不死。若不得早服之，臨死日服之，其屍畢天地不朽。（《御覽·九六七卷》，引文同）。

《御覽·九八四卷》引《養生要略》曰《神農經》曰：

『五味養精神，強魂魄。五石養髓，肌肉肥澤。諸藥其味酸者，補肝，養心，除腎病；其味苦者，補心，養脾，除肝病；其味甘者，補脾，養肺，除心病；其味辛者，補肺，養腎，除脾病；其味鹹者，補腎，養肝，除肺病。故五味應五行，四體應四時。夫人性生於四時，然後命於五行，以一補身，不死命神。以母養子，長生延年；以子守母，除病究年。』

從上列引文可以看出，《神農經》文字並不與現行的《本經》正文相類。其內容多講服食長生，道家氣味很濃厚，可以看作是關於服食修煉方面的著作。

如果以上的論證算是有些理由，那末《本草經》是關於醫家治病的書，《神農本草》是關於藥材生產的書，《神農經》是關於服食修煉的書；這就很顯然，不應當把它們混合爲一、而看成是一部頭的著作了。從前的幾位考據家卻沒有很好地注意到這點，只是唯古是從，把不相同的書也拉在一起做考證，據此以校定《本經》，反而造成了紊亂。對古書的考證是必要的，但首先必須將材料作一番研究，不同的材料應當分别看待。《本草》的異本是很多的，從《御覽》引《吴氏本草》一書也可以看出，吴普所徵引的就有神農、黄帝、岐伯、雷公、桐君、醫和、扁鵲、李氏（當之）等各家。在同一家中也有幾種傳本，例如：《吴氏本草》於空青、牛膝條並說：『神農甘，一經酸。』女萎條說：『神農苦，一經甘。』蜀漆條說：『黄帝辛，一經酸。』貫衆條說：『黄帝鹹酸，一經苦。』山茱萸條說：『岐伯辛，一經酸。』石長生條說：『雷公辛，一經甘。』所說的『一經』，就是指另一種本子。

在陶弘景編注《本草》時也曾經說：『神農之後，有雷公、桐君，更增演《本草》，二家《藥對》廣其主治，繁其類族。』『藥總訣序』又說『魏晉以來，吴普、李當之等更復損益，或五百九十五，或四百四十一，或三百一十九……』他就是『苞綜諸經，研括煩省，以《神農本經》三品，合三百六十五爲主，又進《名醫》副品亦三百六十五，合七百三十種。精粗皆取，無復遺落。』(《本草經集注·序》)可見陶氏的編集是很全面的。經他這一編集，《本草》一書就成了定本，而各家的單行本，因不能切合需要也就逐漸失傳了。

《御覽》等書所引《本草經》《神農本草》和《神農經》的條文，有不與現行的《本草》相同，也就是由於傳本的不同。《隋書·經籍志》所載《神農本草》就有八卷、四卷、五卷等本子，《本草》和《本草經》的著述也有多家。象上文所列，關於《神農本草》和《神農經》的引文，還可能是屬於《神農采藥經》《藥忌》和《服食經》一類的書籍，在性質上，和醫家治病用的《本草》書是不同的。

現行的《本草》，經過幾次的增修，彙聚了幾方面的內容，成爲『苞綜諸經』，適應『醫家、道術所須』（陶序語）的綜合性著作；李時珍《本草綱目》更是空前規模地編集，分門别類，體例又有改變。《神農本草經》原文分散在大部頭的《本草》書中，後來則有盧復（公元 1616）等人，先後輯印單行本；由於所根據的書籍和見解不同，輯本文字就各有出入；特别是對不見於現行《本草》中的古書引文，没有分清其出處來源，並列作《本經》逸文，在運用材料上就成了問題。這是我們在整理古代藥物學文獻時必須加以分析研究的。

陶弘景的生卒年份考*

李　鼎

據《華陽隱居先生本起錄》，陶氏生於宋孝建三年丙申，《南史》本傳相同，即當西元456年。《本起錄》是陶氏侄子陶翊寫的一篇生傳，記述陶氏家世及其活動，沒有寫到卒年。梁邵陵王蕭綸作《碑銘》及晉安王蕭綱作《墓志銘》並稱『大同二年卒，春秋八十有一』。而唐人姚思謙所撰《梁書》、李延壽所撰《南史》和李渤的《梁茅山貞白陶先生》傳記，作『大同二年卒，時年八十五』。按大同二年當西元536年，距456年正合八十一歲，而作八十五者不可據。近人更以356年逆推，八十五歲則當生於452年，認爲宋元嘉二十九年辛卯，這是不正確的。陶氏的故事，唐人也有不少渲染失實，應當以其當時的記載爲可靠。又，《墓志銘》是蕭綱，即後之梁簡文帝所撰，見《藝文類聚》；《華陽陶隱居內傳》把它題作『梁昭明太子撰』，非是。昭明太子名統，系蕭綱母弟，早陶氏五年於西元531年去世，當然他不可能寫出陶氏的《墓志銘》。

* 上海中醫藥雜誌・一九六三年・五月號。

《食物本草》的作者及其版本問題★

李　鼎

《食物本草》是記載食物養生知識的專書。作者有稱汪穎，有説盧和，有認爲是李東垣、李時珍者；其刊本則有二卷、四卷、七卷、十卷、二十二卷的不同。日人望三月英《醫官玄稿》説：『近有東垣《食物本草》及李時珍《食物本草綱目》尤可疑，余以爲錢允治所僞作也。』松平士龍《本草正僞》説：『李時珍《食物本草》所載與《綱目》不同，書中記崇禎丙子十一月食觀音粉……。崇禎中事非時珍所知，是蓋明季姚可成者編輯，託名于時珍耳。』所説的錢允治、姚可成是何許人？對本書的撰輯、出版起過何種作用？盧和與汪穎有何聯繫？是否各有傳書？這一系列問題在本草史上紊亂不清，本文試作分析。

現有的本書早期刻本，曾見到明代胡文煥的校刊本。胡文煥，錢塘（杭州）人。所刊編入《格致叢書》內，前無序言，更未載明著者姓名，書名《新刻食物本草》，分上、下二卷。

查李時珍《本草綱目》序例上《食物本草》條下注：『正德時（1506—1521），九江知府，江陵汪穎撰。東陽盧和，字廉夫，嘗取《本草》之系於食品者，編次此書；穎得其稿，釐爲二卷，分爲水、穀、菜、果、禽、獸、魚、味八類云。』這一記載很重要。它説明了一、汪穎的身分；二、他與盧和的關係；三、本書的卷數和分類——所説正與此刊本相同。由此可知，此刊本即爲盧和、汪穎原書的再版。胡氏把它冠以『新刻』二字，俾與舊刻有別。據記載，在此以前，尚有隆慶四、

★　浙江中醫雜誌・一九八〇年・四月號。

五年（1570—1571年）的重刻本，分作四卷（中國科學院圖書館、廣東省中山圖書館藏）。胡刊《格致叢書》約在萬歷壬辰、丙申（1592—1596）年間。

本書收匯各家《本草》中有關食療的內容，並結合編者經驗編纂分類。《本草綱目》中所引『穎曰』即出自本書。自唐代孟詵的《食療本草》等書散佚後，本書乃接踵躍居主要地位。據李氏稱，其作者首爲盧和，後由汪穎獲其稿予以整理後付刊印。此說從本書正文可資證明。

盧和，浙江東陽人，與朱丹溪家鄉義烏毗近。曾編注《丹溪先生醫書纂要》二卷，于成化甲辰（1484年）刊行。在《食物本草》中有多處引述丹溪的論點。書中還載有本人的經歷。如『千里水』條下說：『昔年予在潯州……』說明他曾遊歷贛省。而將此書稿傳到當時任九江知府的汪穎手中。本書敘述南北方的食物特點，具體細緻，非專事摘錄轉抄者可及。如說黍米『比粟米略大，今此地所種多是秫黍，最粘。』分粱爲黃粱、白粱、青粱，他綜述南北物產，自非局處一方者所能寫出。又如白豆條說：『浙東一種味甚勝，用以作醬、作腐，極佳。北之水白豆相似而不及也。』又苦芙條說：『浙東人清明節爭（摘）取嫩者生食』（今浙東人用以做青團，一般不生食）。酒條說：『東陽酒，其水甚佳，稱之重于他水。』羊肉條下說：『浙東一種山羊，味甚甘美。諸家謂南羊味淡，或見之未悉，南人食之甚補益。』這段語氣，可測知出於盧和筆下，而非湖北汪穎所述無疑。

本書大部內容已爲《綱目》所搜入，從原書則可窺其全貌。其作者，李氏只標汪穎而不及盧和，目前自應如實糾正。

胡刊本之後，吳郡（蘇州）錢允治，于萬歷庚申（1620年）因受刻書者太未（衢縣龍游）翁氏的委託校訂本書，其時錢氏年已八十。他自稱：『不習醫，而頗識亥豕、魯魚，僭加評注；每條前後細書駁正，補其缺失，雖得罪先正弗顧也。』（見序）全書改成七卷，內容仍是八類；其後附錄『五味忌宜食物相反及諸解毒節制法』。其奇特處是，本書題作『元東垣李杲編輯』。疑系錢氏不明來源，妄托東垣。原書引丹溪之學說頗多。而東垣較早若干年，且居處北方，如何詳究南方風物？這種牽強附會，自屬可笑！

錢氏校刊本，附有吳瑞《日用本草》三卷，而贅於編末，載作卷八、卷九、卷十，因此後人誤以爲原《食物本草》有十卷本。吳瑞，元代海寧人，按時代先後應居前，現在卻是後來居上。《日用本草》內容分八類，《食物本草》的分類似曾參考此書。

錢刊本的特點是文字如圈斷，並略有竄易。如秋露水條『益顏色』改作『益人容色』。前引『昔年予在潯州，忽一日城中……』，改作『昔潯州城中忽一日……』。水類的目錄漏刻幾名，其正文與胡刊本校對相同。菜類將胡蘿蔔從蘿蔔條分出，條文有前後移動。獸類增駝、鯪鯉。

李濤《明代本草的成就》一文（見《新建設》1955年第2期），謂汪穎《食物本草》較盧和本水類減十餘種，菜、獸類增二種。似指錢、胡兩刊本的比較而言。把它說成是汪本和盧本的不同，缺乏根據。可能是因胡刊本在先、錢刊本在後，就誤認作前者爲盧和原書、後者爲汪穎修訂本。實際盧和的原稿並未成書，而是經汪穎改定後才刊行。胡本是重刻本，錢氏校刊本將原書作了改動，並託名李東垣編輯。錢氏未習醫，又不善治學，給本書增添了不少混亂。把這看成是汪穎的定本顯然是有出入的。

此後，崇禎十一年戊寅（1638年），吳門書林刊行一部十卷本的《食物本草》，其扉頁刊名《備考食物本草綱目》，內題『元，李杲編；明，李時珍參訂』；至崇禎十六年癸未（1643年）又有刊本作二十二卷。此書實際是蘇州姚可成編輯。其託名『東垣李杲編』，是沿襲錢允治之誤；又加『李時珍參訂』，是因參合《本草綱目》中有關內容編成。與以前《食物本草》相較，內容龐雜，已非原書面貌。

姚可成自號『蒿萊野人』，曾與高郵王西樓編輯《救荒野譜》，刊入《食物本草》十卷本的首卷。在二十二卷本中，其二十一卷末載『觀音粉』條，姚可成說：『自甲戌（1634年）迄今，殆無寧歲。講到崇禎丙子（1636年）金、衢、嚴三郡掘『觀音粉』救荒事，還講到『茲庚辰、辛巳（1640—1641年）之交，荒歉更甚。吾吳素稱饒沃，斗粟迨至千文。』反映了明末社會的動亂和饑荒情況。此書的編印蓋與救荒的願望有關。

望三月英把錢刊本稱作『東垣《食物本草》』，把姚可成本稱作『李時珍《本草綱目》』，籠統說成是錢允治所僞作，有失細考。松平士龍點了姚可成的名，但又說《食物本草（綱目）》所載與《本草綱目》不同，其實不同之處僅爲姚的附加部分，而非摘自《綱目》的材料是無若何差異的。』

至清康熙辛未（1691年），西湖沈李龍（雲將）又在上書基礎上補充修改成《食物本草會纂》印行。他將原書誤作李時珍所編，謂：『李時珍……復於《綱目》內擇其切於日用者另爲一編，曰《食物本草》。』他所舉的參考書有『吳瑞之《日用本草》、汪穎之《食物八類》、寧源之《食鑒》（即《食鑒本草》）』等，其中《食物八類》即指盧和、汪穎編著的《食物本草》，以此與託名李時珍參訂的《食物本草綱目》相區分。沈編《食物本草會纂》自1691—1843年在江浙各地出版過六次，影響較廣。

至此，對《食物本草》的變遷可理出一條線索：

一、本書的作者是盧和，原稿經汪穎整理後才刊行，後人即以汪穎爲作者。胡文焕『新刊』此書時未載作者姓名。

二、《食物本草》之前有《日用本草》，其後有《食鑒本草》，三書均早於《本草綱目》，爲後者所引用。

三、錢允治校刊此書時有所改動，並託名『東垣李杲編輯』，從此造成混亂。

四、姚可成根據《本草綱目》擴充此書，名《備考食物本草綱目》，也簡稱《食物本草》，在署名時以『李時珍參訂』字樣，後來沈李龍又擴充成《食物本草會纂》，沿襲其誤。

五、《食物本草》數經翻印和改編，對內容雖然帶來了不少混亂，但也反映出江南地區對於食物養生知識的重視，因而這方面的編著最爲豐富。從參考價值看，盧和原書多出自實際經驗，比以後改編者的抄錄成書是高出一籌的。

陶弘景對本草學的貢獻★

李　鼎

陶弘景，字通明，丹陽秣陵（今屬江蘇江寧縣）人，是南北朝時期傑出的藥物學家（公元456—536年），他身歷宋、齊、梁三朝，對文學、藝術、天文、地理和醫藥學方面都有研究，其中影響最大的，自然是他的本草學著作。陶氏在我國本草史上是承先啟後的重要人物，他將前代零亂的藥物學著作做了一番大規模的總結，寫成《本草經集注》和《藥總訣》等。

歷史上的文獻典籍主要集中在京都。漢獻帝時（190年）董卓焚毀洛陽，遷都長安，以及晉懷帝時（307—312）年饑荒戰亂，造成了『文籍焚靡，千不遺一』。當時流傳下來的僅《神農本草經》四卷，《桐君采藥錄》及《雷公藥對》四卷；魏晉以來，吳普、李當之等名醫又有所增補。藥物總數或五百九十五，或四百四十一，或三百一十九；內容的編排，或上中下三品混合，藥性冷熱乖錯，草石不分，蟲獸無辨，主治病症也互有得失。陶氏彙集各種本子，『苞綜諸經，研括煩省』，以《神農本草經》三品總數三百六十五種爲主，又加進名醫別品也三百六十五種，合爲七百三十種。做到『精粗皆取，無復遺落，分別科條，區畛物類』，兼注明時用、土地所出及道術所須，并序錄爲七卷。

陶氏在《藥總訣》序中也提到先前本草書的混亂情況。說神農、雷公、桐君『三家所列疾病互有盈縮，或物異而名同，或物同而名異，或冷熱乖違、甘苦背越、采取殊法、出處異所，若此之流，殆難按據』。他在『既靡師受，又無注訓……文

★中醫雜誌·一九八五年·第九期。

字殘闕，莫之是正』的困難情况下進行了浩繁的整修工作。他還結合采藥、服食、煉丹和醫療經驗進行注解，使本草學的内容大爲豐富。陶氏幼年時曾仰慕葛洪的爲人，從他們的著作看，陶氏的成就遠超過葛洪。《本草經集注》彙集了各方面的經驗，或田舍試驗之法，或殊域異識之方，如『藕皮散血，起自庖人；牽牛逐水，近出野老』。陶氏十分重視前人經驗和實踐知識，在序録中，列舉了秦漢各名醫之外，還提到晉、宋、齊各朝醫家達十八人，可見其搜羅之廣。有部祖傳的《范汪方》共百餘卷，他通過『斟酌詳用，多獲其效。凡所救活數百千人』。長時期來，陶氏積累了豐富的醫療經驗，又自撰醫方三卷，《效驗方》五卷，補葛洪《肘後方》三卷，以及《藥總訣》二卷。

在序録裏，陶氏系統而概括地説明了《本草》的沿革，對原文《本説》的解釋，合藥的節度——包括產地、采藥時日、劑量、製藥法等。另外，他還編寫了索引式的分門別類的疾病通用藥，以病症爲綱，藥物爲目，便於『赴急抄撮』；又列藥物禁忌等項，這些都是極有利於醫家的。古代本草書經過陶氏的全面性總結，後人在他的基礎上才得以繼續發展。唐《新修本草》沿用他的體例；《宋本草》大體上還是沿用他的體例；到明朝李時珍編著《本草綱目》則分綱別目，内容更有充實和提高。

《本草經集注》是陶氏最爲重大的貢獻。在同一時代，在博物知識方面，没有比這更爲豐富的著作了。他通過燒煉實驗，明確指出了金『雖被火亦未熟』，説明黄金不易氧化；銀屑能以『水銀研令消』，説明銀汞能成爲合金，銀能溶解在汞裏；粉錫『即今化鉛所作胡粉』；鉛丹『即今熬鉛所作黄丹』；水銀『燒時著釜上灰，名汞粉，俗名水銀灰』，大概是指氧化汞；石鐘乳『色黄，以苦酒洗刷令白』，指醋酸能對碳酸鈣起溶解作用；石灰『近山生石青白色，作灶燒竟，以水沃之，即熱蒸而解』，消石『以火燒之，紫青煙起』，從紫青煙的有無來鑒別硝酸鉀和硝酸鈉；琥珀『舊説云是松脂淪入地千年所化，今燒之亦作松氣。俗有琥珀，中有一蜂，形色如生。《博物志》又云：燒蜂窠所作。恐非實，此或當蜂爲松脂所粘，因墜地淪没爾』。確切地指出了琥珀中蟲類的由來。再如，黄芩『圓者爲子芩，爲勝；破者名宿芩……深色堅實者爲好』；常山『細實黄者呼爲雞骨常山，用最勝』；白頭翁『治毒痢』等注解，現代學者莫不驚歎他的卓見及其正確性。陶氏在《本草經集注》中還常引證《真誥》，如序錄中引文説：『舉動之事必皆慎思，若飲食恣情，陰陽不節，最爲百痾之本。致使虚損内起，風濕外侵，所以共成其害。如此者，豈得關於神明乎？惟當勤於藥術療理爾。』這表明陶氏的研究道術是以醫藥服食攝生爲重，而不是仰求於『神明』。

陶氏的著述，態度嚴謹，做到尊重原始文獻，不剽竊，不亂改，不移文就意，這從他所流傳的幾部書中都可以看出。如《肘後百一方》是補充葛洪的《肘後備急方》而成，其體例『以朱書甄别』，凡原文用朱寫，加入的用墨寫；《真誥》是編集西晉道家楊、許的文字，也是用紫書、墨書、大字、小字來區分；《本草經集注》同樣采用這種格式，凡《神農本草經》的文字用朱書，後加的《名醫别錄》文字用墨書，注解用小字。只是後來經過傳抄、刊印，才不能保持原有的樣式。在《本草》書中，還算把朱書刊成白字以作區别。後來難免會發生不少的混淆和錯誤，但這並不能責怪當時的書寫體例不對。

陶氏在《本草經集注》中還嚴格做到：

一、不改移三品——下品『水靳』條注説：『論靳主治乃應上品，未解何意乃在下？……俗中皆作芹字。』

二、不分并條文——中品『葱、薤』條注説：『葱薤異物，而今共條？』下品『粉錫、錫鏡鼻』條注説：『此物與胡粉異類，而今共條。當以其非止成一藥，故以附見錫品中也。』

三、不改易文字——下品『溲疏』條注説：『掘耳疑應作熊耳。熊耳，山名，都無掘耳之號。』他只是提出疑問，沒有隨己意改動原文，這種客觀態度，對一個著作家來説是難能可貴的。明、清時期某些注家就沒有做到這一點。有人反而懷疑陶氏竄亂古《本草》，言出無據。如李時珍説：『陶氏作《别錄》，乃拆散各部，三品亦移改。』顧觀光説：『凡《證類本草》三品與《本經目錄》互異者，疑皆陶氏所移。』所稱《本經目錄》其實是李時珍爲了符合上、中、下三品的數目而重新編排的，與《本草綱目》正文所載品屬不相符合。《本經》舊目還是要以唐《新修本草》爲接近原貌。顧氏據《綱目》來批評陶氏的不同，豈非笑話。實際上陶氏是在尊重舊有文獻的原則下做了一番整理彙集的工作，這樣才使本草學内容更具有系統性和完整性，爲以後的繼續修訂打好了基礎。

陶氏是我國本草史上的重要人物，他的一生，從旅遊、采藥、醫療、煉丹等活動，積累了豐富的實踐知識，在繼承前人經驗的基礎上，寫下了大量的著作。他的《本草經集注》更給予後世以深遠的影響。他勤奮好學的精神和嚴肅認真、堅持不懈的研究態度，都是值得我們學習的。

陶弘景東游「南霍」行蹤考實★

——兼記與沈約的交往

李　鼎

摘要：南北朝時期的著名道家和醫藥學家陶弘景，一生經歷宋、齊、梁三朝，周旋于朝廷和山林之間。通過對其隱居前後幾次東遊浙江各地和『南霍』的史實作詳細考證，並記隱居生活中從事服食、養生、本草、醫方和煉丹的研究。分別論述陶弘景早年博涉文史、訪道尋山及其與南朝文士沈約的交往和詩作。

關鍵字：陶弘景；東遊；南霍；沈約

南北朝時著名道家和醫藥學家陶弘景（456—536），一生經歷宋、齊、梁三朝，周旋于朝廷與山林之間；其隱居生活，實際是從事服食、養生、本草、醫方和煉丹的研究。其生平事蹟，陶氏侄子陶翊所撰的《本起錄》及唐道士賈嵩編寫的《華陽陶隱居內傳》記載最詳，這比史書更爲可靠。現從早期傳記，對陶氏隱居前後的東遊行蹤做些考實工作，以期廓清模糊影響之詞，還陶氏一個真實的精神風貌。

★ 中醫藥文化·二〇〇八年·第三期。

一、早年

陶氏出身南朝士族世家，生於劉宋孝建三年（456年）。母親郝智湛，信奉佛教，東海郡人；父親陶貞寶，爲江東名人，世代居丹陽郡秣陵縣，今屬南京江寧地方。三國時吳國建都於此，名建業。祖父陶隆「善藥術」，從宋武帝劉裕有軍功，封「晉安原豐侯」（今福州地方）。父亦善騎射，深解藥術，博涉子史，擅長書法，曾以「寫經」爲業。

陶氏五六歲時已喜愛學書法，八九歲時讀書千餘卷，善於作文。從鄉鄰鞠姓家得到葛洪《神仙傳》一書，見到淮南八公的事蹟，由此「窅然有方外之志」。十五歲時，寫了篇《尋山志》表示對山林的嚮往，要「蕭條其魂」顯示一種脫離塵俗的清高品格。「常嫌讀書未滿萬卷，乃以內書兼之。」所稱「內書」是指佛教經典，又稱「內典」。可見陶氏對三教經典無所不讀，這在他的著述中多有反映。

宋齊交替時，陶氏因先前與劉宋政權的親密關係，心存憂慮。蕭道成由相國封爲齊公，繼而登上帝位，時爲齊高帝建元元年（479年），陶氏年二十四。高帝請他做豫章王侍郎，沒有接受；至太子蕭賾即位，齊武帝永明元年（483年），才接受振武將軍、宜都王侍讀的職位，兼任「記室參軍」，這是高級文書工作。一時書寫文墨，人皆稱絕。著名文士如沈約（441—513年）等人，讚歎爲：「如清秋觀海，只見其波瀾浩瀚，難測其深。」

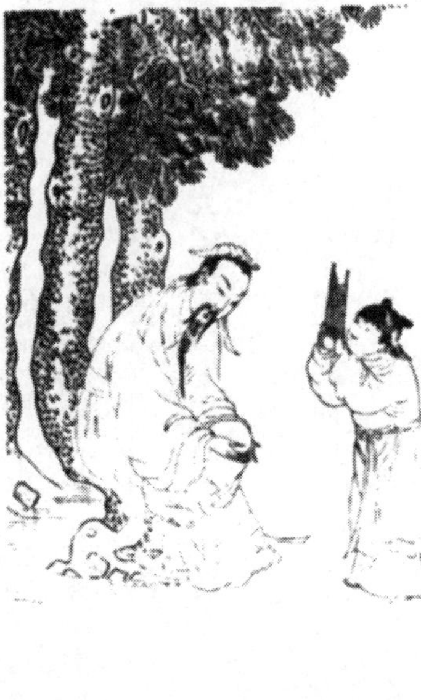

陶氏二十九歲這年（484年），得過一次重病，昏睡不起，不飲食，不服藥，經過七天后豁然自瘥。說病中多有所夢見。從此面容疲悴，語音跌宕、闡緩，好久未能復常。就在這年，東陽郡永康縣道士孫游岳來此作興世館主，講授《上清經》法、道家符籙。陶氏連續三年（484—486年）前往受學。得知先前修真的道士——楊羲、許謐、許翽等人的諸多事蹟。

楊、許都是東晉時人，先後學道于句容茅山。楊羲（330—386年）本吳人，先來句容茅山學于許邁（300—349年），邁後遠遊臨安、會稽、臨海等地，與王羲之等交往。許謐（302—373年）與子許翽（331—370年），句容人。謐做過余姚縣令、護軍長史，人稱許長史；翽小名玉斧。父子後居雷平山下，同受楊羲《上清真經》。玉斧後辭家居方隅山洞方原館中，楊羲稱之爲『方隅山中幽人』。玉斧二十一歲時生子許黃民（361—429年），黃民後娶葛洪兄之孫葛萬安之女爲妻。晉元興三年（404年）帶道經至剡縣，傳授馬朗、馬罕等人。

楊、許等人可說是東晉時茅山道派的建成者，在此之前，西漢時的『三茅君』則是創始者。茅山原稱句曲山，自三茅君先後來此修道之後，後人改稱茅山。茅氏三兄弟，茅盈、茅固、茅衷，分別稱爲大茅君、中茅君、小茅君。大哥先離開咸陽家鄉，游過華山、恒山，最終到此句曲山，後來二弟、三弟也遠道渡江尋兄來此。漢、晉神仙的故事，對南北朝的影響最爲直接，陶弘景就是想對此進行追蹤考察，到處尋找前人的遺墨。包括往來的書信，以及以降神的方式『傳授』下來的各種道書。

齊永明六年（488年），陶弘景初次游茅山，訪得楊、許各人在晉興寧三年（365年）時的手書。覺得有許多不足，須繼續搜求。隔了一年（490年），因告假首次去浙東，到會稽大洪山拜訪婁惠明居士，到余姚太平山遇上杜京產，又到始寧垗山找到沙門鐘義山，求得各真人的手跡十餘卷，遊歷了二百多天才還都。婁惠明，《內傳》婁作『樓』。大洪山，即龍門山，今屬蕭山市西南。太平山，與大蘭山相接，在余姚縣南，爲姚江水所出。東漢時于上虞南鄉置『始寧』縣，至隋代廢。所稱『垗山』當在上虞境內，今查無此名。其字當讀如『兆』，上加『山』頭，字書所不載。

這次出遊回都後，隔了不久，又作再次東遊，擴展了原先的範圍。前次遊了會稽郡始豐（天台山）等地，後一次則游了吳興郡於潛縣的天目山，東陽郡的長山（金華山），以及新安郡（原作『遂安』）、臨海郡諸名山。對浙江各地區（郡）的名山幾乎都已涉足。

二、歸隱

陶氏前兩次東遊可説是歸隱生活的前奏。回都之後，由振武將軍調任「奉朝清」，這是個安置閒散官員的職位。眼看時局紛亂，他還是決意辭官歸隱山林。時年三十六歲（491年），寫給親友的書信説：

「疇昔之意，不願處人間。年登四十，畢志山藪。今已三十六矣，時不我借，知幾其神乎！毋自苦也。」齊永明十年（492年），他向朝廷上表辭祿，得到允許。臨行時，抱朝服掛在宮廷的西門「神虎門」，披起一襲鹿皮巾直出東亭。齊朝公卿並送至征虜亭，舉酒揮袂，至日暮才分別。這成爲江東空前的盛事。

永明十一年（493年），齊武帝死，其孫昭業立爲郁林王，次年（494年）爲郁林王隆昌元年，接著西昌侯蕭鸞殺郁林王自立，又改元爲齊明帝建武元年。一時齊朝大亂，人們都感歎陶氏早有預見之明。

陶氏上了茅山以後，于積金嶺西邊建起樓房，稱華陽上、下館，從此過著隱居生活，自號華陽隱居。

蕭鸞自做上了齊明帝，連續對陶氏表示敬意。建武三年（496年）備了安車厚禮想接他出居靠近京城的蔣山，陶氏堅持不接受，而從此慰賜不斷。建武四年（497年），因在「上館」再加層樓，後來便移住樓上，與外界不事交往。早晚身邊總有一、二人照應。《內傳》形容樓居的情況：「靈芝」秀出樓下的地上，「甘露」灑布樓上的陽臺，「毛龜」游泳於屋前水塘，「白鼠」出現于底樓藥屋，顯得到處充滿生機。

建武五年（498年）齊明帝死，太子寶卷即位，次年是東昏侯永元元年，東昏殘忍暴虐，到處殘殺百姓，誅殺大臣，人人自危。永元二年（500年），陶弘景在葛洪《肘後備急方》基礎上擴充成《肘後百一方》，寫成《華陽隱居補闕肘後百一方序》：

「太歲庚辰，隱居曰：余宅身幽嶺，迄將十載……」即自壬申年（492年）至庚辰年（500年）不到十年的時間，完成《本草經集注》之後又寫成此書。這是「隱居先生在乎茅山之上，以吐納餘暇，游意方技」的重要成果。

此時，東昏不君，江南危動，反軍四起。雍州刺史蕭衍從襄陽起兵，西下至石頭城。陶氏積極支持、贊獎。

梁武帝蕭衍即位（502年）後對陶氏更加敬重。天監三年（504年），梁武帝提出要求煉丹，陶氏初時覺得爲難，說：『我難道學李少君嗎？』蕭衍告以自己的夢想，陶氏終於接受煉丹任務，在積金嶺東的地方建起轉煉之所。天監四年（505年），出居嶺東從事煉丹，到次年元旦開鼎，結果没有成功。天監五年（506年）重陽日，再次起火煉丹，到年終開鼎，仍没有成功。這兩次共燒掉礱穀糠一千二百斛（古代以十斗爲一斛）。藥屋内因長期煙氣蓬勃，薰損兩目，致視力減退。

三、遠遊

幾次煉丹失敗，引起陶氏深思，覺得茅山接近京城，岩林淺顯，人人都能看到，這是煉丹家大忌。還是想遠道到東邊去尋山海深曠的地方，決意再次東遊。而且要改換服裝、隱姓埋名。天監七年（508年），選在一天的深夜，同隨從二人離開了茅山。自己改變姓名爲『王整』，官稱『外兵』。

到了浙江，本想渡過錢塘，去剡溪、天台山一帶。此時江潮洶湧，只好走上游從富春江向『東陽江』到『東陽郡』。東陽江則是後來的金華江和蘭江；『東陽郡』則是後來稱的婺州和金華。這條水路是過去主要的交通要道，陶氏一行正可由此逆流而上到達東陽郡。『長山』即金華山。大概因上次已經來過，故說『仍停長山』。這也是有雙龍洞、冰壺洞和朝真洞的山。在這裏多停留一段時間是符合地理情況的。永康是東陽郡屬縣，陶氏經行永康應是在『東陽長山』之後，而不該在『瞿溪石室』之後，假如說成『長山石室』，行程便合理了。那時沈約做過東陽郡太守，也是坐船，他從東陽江上游去了永康，寫過一首《泛永康江》的五言律詩：

長枝萌紫葉，清流泛綠苔。
山光浮水至，春色犯寒來。

臨睨信永矣（一），望美暖悠哉。
寄言幽閨妾，羅袖勿空裁。

《內傳》記載，陶氏到了赤岩地方，夜宿瞿溪附近的山洞（石室）裏，夢見有人相告：『欲求還丹，三永之間。』他心裏想，『三永』莫非就是指永嘉、永甯、永康這三個地名，煉丹得在這一帶找地方。永嘉郡，東晉太甯元年（323年）分臨海郡置，治所在永寧縣，即今永嘉縣。南朝宋、齊時相沿不變，可知陶氏所指的是永嘉郡下永寧縣。此後，台州黃岩于唐上元二年（675年）從臨海縣地分出，另置『永寧縣』，屬台州。其地有永甯江和永寧山。實際這前後兩處『永寧縣』都屬於東漢時的章安縣，『永寧』的名稱當是因山水而名。現溫州永嘉的甌江稱永嘉江，又可稱永甯江；《讀史方輿紀要》還記載：『羅浮山，在（永嘉）江北岸……一名密羅山，其相接者曰永寧山，峰巒相屬，綿亙八里。下有柟溪。』——柟（音南）溪，後人多寫作『楠溪』。從陶弘景經行的地方看，所說的『永康』指東陽郡永康縣，今屬金華地區。『欲求還丹，三永之間』這一韻語，與其說是夢中神人的提示，不如看成是陶氏對自己進行煉丹活動日夜思索的靈感，這是對自己的行蹤作出最好的概括。

赤岩山，唐時改名丹霞山，又名白鶴山，綿延高秀，在樂清縣治的西北。陶氏如何從『東陽長山』到『稍進赤岩』，其間的行程不得其詳。從赤岩進入溫州地區，可能走的是臨海方面的路線而不是經過永康的路線。瞿溪和郭溪是永嘉城西南會昌湖水的上流，瞿溪源于瞿溪山，但所稱『石室』不明所指。《內傳》說：『過此室上百餘里，至永康蘭中山，最爲高絕。』此話有疑問：永嘉至永康路遠，不止百餘里；蘭中山名難以查考。但所說：『此土居人（民）合把稻旦旦搗舂，以給日用，收糠不可得也。』應是符合當時情況。山地稻穀少，每天只以杵臼舂搗脫谷成米，不可能有大量的礱穀糠供煉丹使用。收不到糠也就談不上煉丹。

（一）『睨』，斜眼低視。『暖』，張大眼睛。

後來到了楠溪旁邊的青嶂山，歡喜這裏有大片稻田，因而住下來，安心租田耕作。又碰上連年饑荒，無山不寇，事情沒有成功。青嶂山，在永嘉城西北二十里，《讀史方輿紀要》記載：「一名石室山，上石室容千人，道書以爲第十二福地。亦曰大箬岩。」今即以大箬岩爲名，並稱石室爲「陶公洞」，成爲永嘉主要的名勝地區。此處靠近楠溪水系，位於甌江之北，與甌江南邊（今溫州市區）的瞿溪距離已遠。先前所說的「瞿溪石室」，當是暫時過宿的山洞，並不是後來所稱的「陶公洞」。

四、「南霍」

陶氏在青嶂山的情況是「會荒儉，連歲不諧」，煉不成丹，那就得繼續尋找名山。聽說五嶽中的南嶽霍山是在近地——似乎他並不認爲漢武帝將南嶽衡山改移霍山就是指淮南的天柱山，而要從近海地方另找出個「霍山」來，《內傳》引證《名山記》：

「霍山：在羅江縣，高三千四百丈，上方八百里。東卿司命茅君所居。」

「羅江縣」當是指「羅陽縣」，三國時吳置。羅陽，指大羅山之陽；有水名羅陽江，又名安固江、瑞安江；此即後之瑞安縣，位於溫州南邊。這裏「高三千四百丈，上方八百里」的大山，指哪座山呢？八百里的範圍已不是一個縣所能容。爲了實際考察這座名山，陶氏將從水路前往，「乃自海道往焉。過牛岑，出海口，東望扶桑……」。這當是從永嘉的甌江口出海，到了瑞安、平陽間的港口登岸，他看到了「霍山連略當六七百里，隱隱如陣雲，岩崿驚拔，特異他處」，對山的形容比較形象，範圍略有縮減。這連綿六七百里「岩崿驚拔」的特異山嶽，莫非就是後人所稱說的雁蕩山麼？在平陽一邊稱爲南雁蕩，樂清那邊又有中雁蕩和北雁蕩，陶氏所認爲的「南霍」該就是南雁蕩了。經過他「深歷四面」之後，也是因爲人稀田寡，不能解決糧糠問題而無法立足。

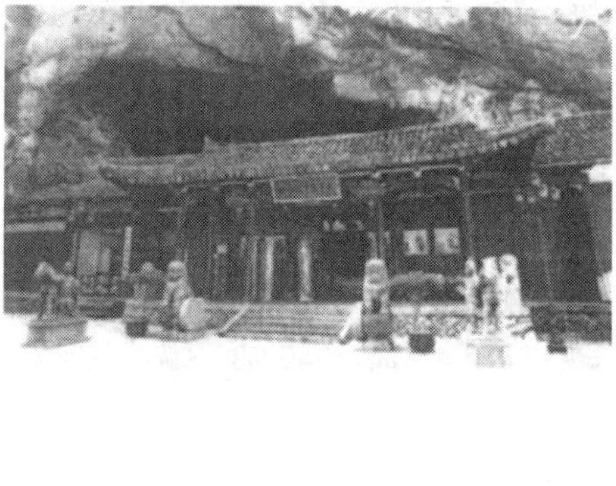
陶公洞

天監十一年（512年）六月，陶氏仍從海道回永嘉，到了『木溜嶼』，覺得『形勢殊好』。這孤立海中的小島有古舊荒田，正可以經營居住，因上岸起屋。十月，正好梁武帝派遣司徒慧明前來，迎接他回都。最後這次東遊也就在煉丹工作無所成中結束。

在邵陵王蕭綸撰寫的《解真碑銘》中對這次游程作了一番讚頌。將這裏直稱爲『南嶽』，比擬爲昆侖山仙境。那時人們自然不會想到，這就是後人所稱道的雁蕩山。

『先生七年（508年）暫從南嶽。茲山也，辟閶風之地軸，若崑陵之天鎮。八柱旁臨，九純間設。樹有琅玕，草木車騎。遺世獨往，是用忘歸。』

與陶氏文字交往最多的南朝文士沈約（441—513年），在陶氏歸隱之後，不同階段都有詩作酬贈。他在《酬華陽陶先生》詩中有句：

所願回光景，拯難拔危魂。
若蒙九丹贈，豈懼六龍奔。

表示對時光流逝的感歎，望能脫離苦難，讓思想能超脫。如果能贈以丹藥，那就何怕朝廷政務的奔忙。在《還園宅，奉酬華陽先生》一詩的開頭寫道：

早欲尋名山，須待婚嫁畢。
二事雖云已，此外復非一。

表示對世俗事想了而難以了結的複雜心情。沈約曾因疾病而想退位，病癒又留連官職，陶氏說他福分『蹇薄』。他在《華陽先生登樓不下贈呈》一詩中則中寫出了華陽上下館的清幽氣象，以表他的景仰。

側聞上士說，尺木乃騰霄。
雲駢不展地，仙居多麗樵。

臥待三芝秀，坐對百神朝。
銜書必青鳥，嘉客信龍鑣。
非止靈桃實，方見大椿凋。

最有意思的是《奉華陽王外兵》一詩，把陶氏隱姓改名、出海遊『南嶽』一事都烘托出來了。

餐玉駐年齡，呑霞反容質。
眇識青丘樹，迥見扶桑日。
爛熳蜃雲舒，嶔崟山海出。

意思是——仙人服食玉石能留駐年齡，呑吸朝霞能返回氣色。細識南海青丘國的草木，遠看東方扶桑升起的紅日。五彩燦爛的蜃雲舒展開來，高聳突兀的峰巒在山中和海中跳出。

『嶔崟山海出』這是個很妙的結句。永嘉郡的雁蕩群山像是山中之海，沿海的島嶼則是海中的山。這些在山海中嶔崟而突出的『特異他處』的景色不就是陶氏心目中的『南霍』麼？這首詩爲陶氏最後一次遠遊寫成頌歌，這也是沈約晚年所奉贈的最後一首詩作。

陶弘景東游『南霍』再考★

——南霍、晉安霍山與霍童山

李　鼎

關鍵字：陶弘景；東遊；南霍；晉安霍山；霍童山

本刊2008年第3期《陶弘景東游『南霍』行蹤考實》一文，對陶氏數次遊歷浙江各地的旅程作了初步的查證，説明陶氏夢中得句『欲求還丹，三永之間』的實際意義——概括此次探求煉丹活動的行程，就是在永嘉郡屬下的永甯縣和東陽郡屬下的永康縣這『三永』之間。東晉時（323年）從三國吴屬的臨海郡分出永嘉郡，至唐代改名溫州。初時永嘉郡屬地還包括後來分出的處州（麗水地區）在內，『三永之間』已是將幾地連在一起，其中永嘉郡是其重點，永寧縣即郡治所在地，今仍屬於溫州，並不是台州地區的黄岩縣（唐時析置永寧縣）。陶氏當時（508年）先是去永康蘭中山，後入永寧楠溪青嶂山，在這裏租田耕作，住了較長時間，地理環境符合『三永』的説法；但後來的『東游海嶽』，訪尋『南霍』，則已超出『三永』的範圍。前文將陶氏心目中的『南霍』，局限於與永嘉郡的雁蕩山相聯繫，未免脱離歷史實際，因再續作考證。

★　中醫藥文化・二〇〇八年・第六期。

一、霍山、南霍、大霍

陶弘景投入時間最長的一部道書《真誥》，意指仙真的誥語，原先説是由「紫虛元君上真司命南嶽魏夫人」以降神的方式「口授」，楊羲（330—386年）執筆手寫，又經其學生許謐（302—373年）、許翽（331—370年）父子轉抄，因稱「三君手書」。陶氏多方搜求「一楊二許」的手跡，編集加注而成本書。《真誥》敘述各真人學道成仙的故事，成仙以後在天宮的職位等。這些誇飾其辭的仙話，源自人間，高於天上。從文學上看卻是妙文，就服食養生方面，則是不可多得的參考讀物。從中頗能領略魏晉名士的文采風流，不應像胡適那樣直斥爲「鬼話」而一笑置之。

《真誥》既是由「南嶽」魏夫人「口授」，書中對「南嶽」所在地卻沒有直接説明，而多處提到「霍山」、「南霍」、「大霍」等名。這些地名與「南嶽」關係如何？值得我們作出進一步的分析。

《真誥·協昌期第一》有段陶氏注文：

「司命常住大霍之赤城，此間唯有府曹耳。」

《真誥·稽神樞第一》又有陶注：

「霍山赤城亦爲司命之府，唯太元真人、南嶽夫人在焉。……」

表明霍山範圍很大，因稱「大霍」，其中「赤城」是各大小司命（仙官）的府第所在，「太元真人」大茅君，「南嶽夫人」魏華存都居住在裏邊，另有職位較低的「府曹」、「執事」等，組成了天宮的神仙世界。《真誥·稽神樞第二》還有記載：

「韓崇，吳郡毗陵人也。少好道，林屋仙人王瑋玄曾授以流珠丹一法，崇奉而修之，大有驗。……年七十四，瑋玄乃授以隱解法，得去入大霍山……以度世。」

説「林屋仙人」王瑋玄曾教韓崇道法，後來崇入大霍山度世。關於大霍山，《真

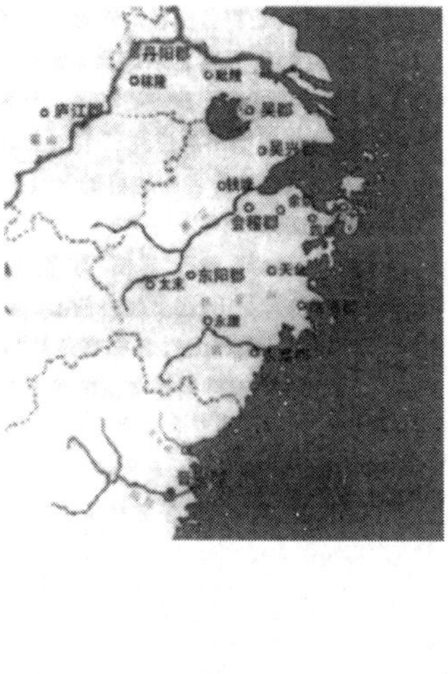

誥·稽神樞第三》有更具體的記載：

「羅江大霍有洞台，中有五色隱芝。」——下接陶注：「此則南真及司命所任之處也。」

這段文字很重要，既指出了大霍山的地理位置在羅江，又指出有「洞台」這樣的特好環境，還有「五色隱芝」這樣的特種仙草。陶注說：這就是南嶽夫人和大茅君司命任仙職的地方，當就是「南嶽」所在。下文接著說：

「華陽洞亦有五種夜光芝。」——下接陶注：「此則司命所請以植句曲内外者也。」

從大霍山的「五色隱芝」，接敘茅山的「五種夜光芝」，陶注還解釋說：這是大茅君在句曲山擴大種植的結果。——這些說的既是人間、又似天上的事情，現在因服用「中華靈芝寶」和「大漢靈芝」而得益的人們是不會簡單地直斥之爲「鬼話」的。

《真誥·稽神樞第四》又載：

「仙人郭子華、張季連、趙叔達，晚又有山世遠者，此諸人往來與之遊焉。昔居武當，今來大霍，欲從司命君受書，故未許焉。」

「霍山中有學道者鄧伯元，王玄甫……」

陶注：「伯元關人，玄甫沛人。」

說明各人先後來到大霍，有的是爲了從「司命君」接受封誥（「受書」），有的是到山中學道、修煉。《真誥·翼真檢第二》還記載：「褚伯玉居南霍，遊行諸山。」但《南齊書·高逸》只載褚伯玉（錢塘人）「往剡（嵊州），居瀑布山（即白石山，分稱大白山、小白山）……在山三十餘年，隔絕人物……建元元年（478年）卒，年八十六。」沒有說居霍山，與道書說法不同。

二、晉安霍山

《真誥》所説的「南霍」「大霍」並非廬江霍山（天柱山），而是晉安霍山，此説可從《抱樸子》等書得到證明。東晉、南朝，局處江東，道家人物如葛洪等人都是向南方發展。《抱朴子·金丹》説：

「又按《仙經》可以精思合作藥者，有華山、泰山、霍山、恒山、嵩山、少室山……」這裏按西、東、南、北、中的方位舉出五嶽，南嶽舉霍山，沒有舉衡山，中嶽於嵩山（太室）之外加舉少室山。下文接著舉——

「長山（金華山）、太（大）白山、終南山、女兒山、地肺山、王屋山、槍犢山；安丘山、潛山、青城山、峨眉山……大小天台山，四望（明）山，蓋竹山，括蒼山……」

後邊還提到「海中大島嶼，若會稽之東翁洲、亶洲」等。「會稽之東」概指浙閩東南沿海。後文特別提出：

「今中國名山不可得至，江東名山之可得住（往）者有霍山，在晉安（郡）；長山、大白山，在東陽（郡）；四望（明）山、大小天台山、蓋竹山、括蒼山，並在會稽（郡）。」

值得注意的是，把晉安霍山放在「江東名山」的首位。因爲北方内地的名山去不了，就把重點放在東南近海地區。晉安郡，晉代太康三年（282年）分建安郡置，治原豐縣（陶氏祖父陶隆曾封原豐侯），其地今屬福州。陶氏於天監七年（508年）「改服易氏、遐遁東邁」時，目的地就是想「去建、晉中」，到建安郡和晉安郡的地方尋求名山，這種導向，既出自《真誥》一書，也是由於葛洪著作的指引。陶氏所經歷過的地方，在《真誥》和《抱樸子》書中都已提到了。

關於「霍山」的解釋，還要數晉代郭璞《山海經》的注解最全面，他在《山海經·中山經》條文下注説：

「今平陽永安縣（山西）、廬江灊縣（安徽）、晉安羅江縣（福建）、河南鞏縣皆有霍山，明山以霍爲名者非一矣。案《爾雅》：大山繞小山，爲霍。」

列舉以「霍」爲名的山全國有四處：平陽第一，廬江第二，晉安羅江縣第三，河南鞏縣第四。「晉安羅江縣」這一提法很明確，郡縣名稱與《真誥》及《名山記》所說相符。可知『羅江』不宜釋作永嘉郡的『羅陽』（泰順），自當于晉安郡內求之。《爾雅·釋山》原文：『大山宮小山，霍；小山別大山，鮮。』意指大山圍繞好多小山叫『霍』——有渙散而多之意；好多小山分離聳立的大山叫『鮮』——有突出而鮮見之意。表明『霍山』應是分散而多的群山。東南近海的山是符合這一特點的。

三、霍桐、霍童、霍林

晉安霍山據說在羅江縣，但從史籍和地方志查考，福建福州下屬的地方未見有『羅江』這一水名或縣名，『霍山』的山名也無處落實。相近的名稱惟有現屬於寧德縣的『霍童山』。霍童山與霍山的演變情況如何？值得追究。

晉太康三年（282 年），從建安郡分出晉安郡，接著又分侯官縣溫麻船屯置溫麻縣。至隋開皇九年（589 年）廢除。唐改置溫麻縣於今連江縣境，而以廢縣置長溪縣。——其地當在現霞浦縣境。唐武德六年（623 年），所置長溪縣，縣治爲寧遠鎮，屬於福州。五代後唐長興四年（933 年），合長溪、古田二縣地爲寧德縣，屬長樂府。宋屬福州。元改屬福寧州（霞浦）。隸屬地位代有變遷。

確定霍桐山爲名山『洞天』之一，主要出自唐代道士司馬承楨關於『洞天福地』的排列。在《雲笈七籤》中有詳細記載，說全國有『十大洞天』之外，又有『三十六小洞天』，第一就數『霍桐山洞』。

『第一、霍桐山洞——周回三千里，名霍林洞天，在福州長溪縣，屬仙人王緯玄治之。』

緊接後邊的是東、南、西、北、中五嶽及各地的名山，最後第三十六是『金華山洞』。對『霍桐山洞』的特點說成『周回三千里』也是最爲誇張，比前引《名山記》的話『霍山……高三千四百丈，上方八百里』，更成爲妄誕。由『霍桐』提升爲『霍林洞天』，名稱似與『林屋仙人』有關。『福州長溪縣』則是唐代霍桐山所在地，由此我們可不必爲尋『羅江縣』而多費周折。『仙人王緯玄』當即《真誥》所記的『王瑋玄』，這是對韓崇接受『林屋仙人王瑋玄』傳授道法『得去入大霍山』一事的附會。本是韓崇去『大霍山』，成爲仙人王瑋玄管治霍桐山。這比陶弘景所說的『嘗聞《五嶽圖》云，霍山是司命府，必神仙所都』的說法已大爲推進。《抱樸子》只是將晉安霍山作爲江東名山之首，代替南嶽衡山列居五嶽之中，《真誥》中則稱之爲『南霍』、『大霍』，以區別于北方的霍山。至唐代的『洞天福地』說，才將『霍桐山洞』位列三十六小洞天之首，高居於五嶽之上，這種名山地位的升遷是超出陶弘景他們的想像的。

唐代天寶六年（747年），敕改『霍桐』爲『霍童』。說霍童爲古時仙人，曾游此山，因又名『遊仙山』。並建起『鶴林宮』，其山亦名『鶴林山』，名稱當是從『霍林』變化而來。《讀史方輿紀要》對霍童山的境況有介紹說：『山后有大童、小童諸峰，奇勝錯出，亦謂之四十八景。東有高蓋山……西有支提山……峰巒圍繞，岩谷幽深，更爲奇勝。』《三山志》還記載：『閩（王）封高蓋山爲西嶽，霍童山爲東嶽。』以此來尊崇本山的地位。但這一範圍還不足以顯示大霍山之大，陶弘景當時從永嘉郡甌江口乘海舫出海，到了晉安郡（福州）附近登岸，從這近海的大片地區看到：『霍山連略當六七百里，隱隱如陣雲，岩崿驚拔，特異他處。』同樣這已不是指一縣的方圓，而是成爲全郡諸山的組合。這裏的『霍山』概念已不單是霍童山、高蓋山的範圍，還應包括作爲閩東北之望的大姥山群峰，這樣才形成『連略當六七百里』的氣勢。這樣的『大山宮小山』，該是陶弘景等人理念中的『南霍』和『大霍山』。

陶氏從晉安郡的『山海深曠』處『足躡真境，心注玄關』，探訪晉安霍山，是他幾次東遊的最遠經歷，時間在梁天監十年（511年）。這就是《許長史舊館壇碑·碑陰記》所記的：『十年，涉海詣霍山。』

國學大師與中醫學（一）

——從章次公先生手劄談起

李　鼎

我於一九五四年入上海市公費醫療中醫門診部，同章次公先生較爲接近。他是門診部特聘的老中醫，有特約門診，還定時去無錫（太湖）大箕山幹部療養院應診。章老門診設於三樓，診治疑難病症，病員多從二樓診室轉來。章老辨證議藥，分析精細，有時還查考書籍。在診療間隙，不忘寫作，《新中醫藥》雜誌上連載的《診餘抄》專欄，即由此寫成。所『抄』多有關醫藥文史，曾就扁鵲事跡發爲議論等。《新中醫藥》雜誌當時由錢今陽醫生與章老合辨，新中國成立初期，是上海最早的中醫藥刊物。章老於親自撰稿外，還約請各同道供稿。寫給我業師劉民叔先生的一篇手劄，就是爲了約稿，同道交誼和對中醫藥學術的深情躍然紙上：

民叔道兄：屢蒙惠贈大著，心折無已。上海醫流，多不悅學；如台端及下走，誠如莊子所謂『空谷足音』。令師廖井研，醫學上之成就，視先師章太炎先生，亦屬一時瑜亮，其生平知者絕鮮。至希診餘之暇，草一傳略，刊布拙編《新中醫藥》月刊。醫林幸甚！學術界幸甚！

弟章次公（鈐印）豫學堂

（一）醫古文知識·二〇〇三年·第四期。

劉民叔先生，名復（1897—1960），爲四川名醫，原籍雙流華陽鎮，後遷居成都。一九二六年始客居上海，寓南京路保安坊，達三十四年。早期出版有《時疫解惑論》《傷寒論霍亂訓解》《素問痿論釋難》和《神農古本草經》，後期出版《華陽醫說》和《魯樓醫案》——這些書都出於自印，後兩書由我編集和題簽——出版後，分贈給友人和學生。章老所說的『屢蒙惠贈大著』，當即指此。手劄中嘆上海的醫界多數不好學，此稱劉師爲『台端』，自謙爲『下走』，並引用《莊子·徐無鬼》語，詡爲『空谷足音』，已成一時難得的人物。又將這種關系上溯到老師輩：您的老師井研廖季平先生，同我的老師余杭章太炎先生，兩位國學大師也是『一時瑜亮』，就像周瑜和諸葛亮那樣才學相當，難分高下。他的生平事跡知道的人已很少，很希望您能在診療的空閑時間給寫篇傳略，登載在『拙編』《新中醫藥》月刊上。這將是醫界的幸運，學術界的幸運。

章老寫的字是學顔體的，規規矩矩，不用行草，保持他一貫的風格。劉老師接到信劄後，作爲手跡珍藏，因一直忙於診務，沒能就廖季平先生的事跡寫成傳略。另一方面，可能也是因廖先生的學術歷程曲折多變，難於下筆的緣故。時隔五十年，現在重讀此劄，更覺時移代改，往事迷茫。如能就幾代人的蹤跡作些探尋，卻可從一個側面看出近代中醫學術發展的脈絡，看到國學大師是如何影響中醫學的，這確是關系到醫林和學術界的大事。

近代中國，由於西洋新學的傳入，將中國傳統的舊學統稱『國學』，章太炎先生（1869—1936）的《國故論衡》就屬這方面的著作。章氏由早期的民主革命到後期的講習國學，成爲近代史上的國學大師。

廖季平先生，名平（1852—1932），長於章氏十七歲，早年從四川井研就讀於成都，肄業於張之洞學政所開辦的尊經書院，時聘湖南湘潭王壬秋（闓運）爲山長（1878—1881）。後廖氏任書院襄校及國學學校校長，兼華西大學、成都高等師範教授，是我國近代最著名的經學家，爲清末今文經學派的代表人物。戊戌變法首領康有爲的《新學僞經考》《孔子改制考》就是直接受其影響而成。自言其學術思想歷經『六變』，晚年編定其著作爲《六譯館叢書》。此前自號『四益』，繼改『四譯』『五譯』『六譯』，並取治學的進益和轉變之義。去世後，章太炎爲作《清故龍安府學教授廖君墓志銘》，有說：『初，君受學湘潭王翁，其後說漸異，王翁頗非之。清大學士張之洞尤重君。及君以《六經》說《周禮》，之洞遺書，以爲「風疾馬良，去道愈遠。」而有爲之徒見君前後異論，謂君受之洞賄，著書有駁，此豈足以污君者哉？君學有根柢，於古近經說無不窺，非若康氏之剽竊者。應物端和，未嘗有倨容，又非康氏自擬玄聖，居之不疑者也。顧其智慮過鋭，流於譎奇，以是與樸學異趣。……』其銘文說：『斯也燔經，不可以罪荀卿……』意指李斯同秦始皇焚燒《六經》，不能因此怪罪其老師荀卿；康有爲是剽竊廖氏學術，搞托古改制，不能因此而歸罪廖氏。雖然是『廖君之言多揚詡』，但『末流敗俗君不與』。章氏認爲，盡管廖氏的學術思想多誇張而不夠醇樸，但與傳述者的『末流敗俗』是不相同的。

廖氏一生治學經歷『六變』：一八八三年，三十二歲，著《今古學考》，定今文經學以《禮記·王制》內容爲主，屬於孔子；古文經學以《周禮·職方氏》九州內容爲主，屬於周公。分辨今古，這是一變。一八八八年，三十七歲，著《辟劉篇》和《知聖篇》，批評提倡古文經學劉歆、並推崇孔子。尊今抑古，這是二變。次年，謁王闓運於天津，見俞曲園（樾）於蘇州，又會張之洞於廣州廣雅書院。康有爲得其《今古學考》，引爲知己。先生又以《知聖篇》《辟劉篇》示之。後一年，康氏《新學僞經考》書成，即本先生之說而失其宗旨。一八九八年（戊戌），四十七歲，擬作《小大學考》未成。訂《周禮》爲三皇五帝書，與《王制》所說大小不同，認爲一內一外，兩得其所。著成《地球新義》《王制集說》《周禮皇帝疆域圖》。說小統大統，這是三變。此年戊戌政變事發，譚嗣同等六人被殺，康有爲避居香港，梁啟超逃往日本。先生爲避禍，盡焚其書稿。一九零二年，五十一歲，始悟天人之學，擬作《天人學考》未成，成書中有《孔經哲學發微》。天人之說，這是四變。一九一二年，六十一歲，專就《六經》分天人、小大，作《文學源流考》。認爲孔子造六書文字，以傳《六經》，這是五變。一九一九年，六十八歲，卒中得救後，右肢不遂，語謇，作字惟恃左手，仍不廢著述。自六十歲一次大病後，即注重醫經，此時更喜醫術，謂《易》爲天學，《詩》主情、性，與醫理相通。暮歲，就堪輿家言成書五種，醫家言成書二十余種。駁《難經》文亂古法，創新診（斥寸、關、尺之謬，主復古診法，詳申九候）。自謂『志在醫醫，不在醫病』，這是六變。

先生對《內經》的關注，實始於四變初時。自序《四變記》說：『壬寅（一九零二年）後，因梵宗有感悟，終知《書》盡人學，《詩》《易》則遨遊六合外，因據以改《詩》《易》舊稿。蓋至此，而上天下地無不通，即道、釋之學亦爲經學博士之大宗矣。』其《孔經哲學發微》有說：『《內經》舊以爲醫書，不知其中有天學，詳六合以外；有人學，詳六合以內。……此《內經》所以爲天人合發之書也。』這是將醫學理論歸屬於孔學體系，是天人之學的一個方面。

業師劉民叔和楊紹伊兩先生從學於廖季平先生，當是在四川國學專門學校時，由醫及儒，深究國學。廖氏講論《內經》，至劉、楊課醫則不談《內經》，特著重《神農本草》及仲景書，自謂神農、伊尹學派，與黃帝、岐伯學派不同。神農、伊尹是爲湯液立法，黃帝、岐伯主要是爲針灸立論。這是根據皇甫謐《針灸甲乙經》序文上的一段話：『伊尹以元（亞）聖之才，撰用《神農本草》以爲《湯液》。……仲景論廣《湯液》爲數十（十數）卷，用之多驗。』楊老進一步從仲景書中輯復《湯液經》一書，出版時，我寫了題簽。我們誦讀的《神農本草》，是劉師據王壬秋（闓運）刊印於尊經書院的『嘉祐官本』重排校印的本子。在這本書上，我會合孫星衍、顧觀光各輯本、《證類本草》及《御覽》引文等，作全面的校對。治學的方法是走清代考據家的路子，所下的功夫已在孫、顧諸人之上了。劉、楊二先生強調『經方家』不同於『醫經家』，因而不談《內經》，自見其樸學風範。我則溯源導流，從針灸而及醫經，不能不細考《內經》及其淵源，對廖先生的治學歷程有必要來一番回顧，其間當可得到些學術上的某種傳承。

太炎先生說廖氏『其後三變雜梵書及醫經、刑法諸家，往往出儒術外』，從儒術來看，已不能算是『純儒』。由經學家發展到論醫，廖氏如此，章氏的後期何嘗不是如此。這正是出於文化同源的關係。清代樸學家，不少都關注醫藥書籍，顧炎武以來，代有其人。清末的大家以阮元影響最大，他督學浙江時，於杭州纂修《經籍纂詁》，其中就兼收《素問》王冰注；又設立詁經精舍（書院）。其後，俞曲園（樾）主講於此達三十多年，章太炎即出其門。俞氏治學從『群經』到『諸子』，認爲：『諸子之中，有益民生日用者，莫切於醫家。』還説：『子書莫古於《黄帝内經》。』所作的《讀書余錄》就專爲《素問》立説。其徒，定海黄以周（元同）、桐廬袁昶（漸西）校刊《内經》《太素》及《明堂》殘卷，於一八九七年出版。廖季平據此本撰成有關《太素》各書。至一九二四年，黄陂蕭延平校正《黄帝内經太素》刊行。唐代楊上善《太素》注，宋以後國内未見流傳，清末楊守敬（惺吾）從日本影抄唐寫本以歸，又經數次校注出版。這是近代學者爲中醫典籍所作的重要貢獻。

俞曲園，後期僑居蘇州，常往來於杭州、上海講學。章太炎晚年也從上海遷居蘇州，似乎步俞老的後塵。章氏在上海時，與中醫界關系密切。一九二八年，陳存仁、章次公，已從丁甘仁中醫專門學校畢業，先後入章氏之門，執弟子禮。太炎先生晚年以賣字、講學維持生計，陳存仁曾隨同赴杭州作講學活動，第一日講『經學源流』，第二日講『清代國學』，第三日講『小學大義』，聽衆達一百多人。後來從存仁、次公建議，設章氏講學會，訂立章程，公開招生。一九三三年於蘇州買屋定居，繼續主持章氏國學講習會，存仁、次公還每星期從上海去蘇州一次，趨侍左右。太炎題字喜用篆書，爲存仁篆一横幅：『誠敬勤樸』四大字；爲次公篆一對聯：

嗜學當如食雞跖

解經直欲析牛毛

太炎先生的應酬對聯是很有名的。孫中山去世時，他寫了幅挽聯，轟動一時。惲鐵樵先生早年任商務印書館《小説月報》編輯，後業醫，與太炎先生友善，晚年去蘇州即住章家。一九三五年惲老去世，太炎先生手書挽聯：

千金方不是奇書，更從滄溟求啟秘

五石散競成末疾，尚憐甲乙未編經

上聯說孫思邈《千金方》，『滄溟』指海，有結合外洋知識去開啓奧秘的意思。下聯說皇甫謐因服『五石散』而得風疾，後編《針灸甲乙經》；惲老的《藥盦醫學叢書》，在世未成編，後由學生章巨膺編成出版。

章氏講學會還印成章氏的中醫學專著《猝病新論》，講論仲景傷寒，大爲中醫學壯色。一九二九年，秦伯未、嚴蒼山、王一仁、章次公等人於上海創辦中國醫學院，舉章太炎先生爲院長。一九三一年，章次公、陸淵雷、徐衡之三人於上海又辦國醫學院；一九三四年，王慎軒於蘇州辦國醫學校，均請章氏爲院校之主。在中西醫論爭中，章氏成爲中醫界的一面旗幟。那時中西醫論爭公開化的爲首人物，中醫惲鐵樵，西醫余雲岫，在報刊上展開論戰。有意思的是，西醫余雲岫又是章氏在日本時期的學生。就在一九二九年，南京召开第一届中央衛生委員會議，通過一項『廢止舊醫，以掃除醫事之障礙案』，提案人就是余巖（雲岫）。由此，上海發起聯合全國中醫界派代表赴南京請願，反對消滅中醫的企圖，南京政府終于撤銷該提案。這是中醫事業的勝利！余雲岫雖是反對中醫的爲首人物，但對中醫典籍卻了解頗深，所著《古代疾病名候疏義》一書，顯示其小學功底，這當是受過太炎先生的教益所致。老一輩中醫學家，將中醫學植根於國學基礎，注重臨床實踐，走出一條樸學治醫的道路，章次公先生是這方面的代表。當年，章次公先生本著『發皇古義，融會新知』的精神教導下一代，願這種精神在今日能進一步弘揚。

後記

邱浩

根植經典 學以致用
——《神農本草經校義》整理說明

邱 浩

李鼎教授，字養元，浙江永康人，生於民國十八年己巳（1929），全國著名中醫學家、針灸學專家，新中國針灸教育奠基人之一，國家級非物質文化遺產項目針灸代表性傳承人，上海中醫藥大學終身教授。先生出身浙江永康厚仁李氏，爲李唐皇室後裔，譜牒祠堂，班班可考。據家乘記載，自明代以來『醫道壽世』者約十二人；其太公聚平公（1853—1930）丕揚家風，於清末開創『道生堂』藥鋪，自此本支家人逐步走上醫藥爲業道路；其祖父振明公（1877—1959）繼承父業，多才多藝，醫卜星象均通，擅長吹拉民族樂器、繪畫，農活嫻熟，喜好讀書；其父成之公（1909—1987）自幼隨長輩習醫，拜清末舉人徐理夫習儒研文，經徐先生舉薦入滬上明善書局擔任編輯，遂拜明善書局創辦人前浙江省長張載陽字春曦（1873—1945）先生爲師，研習道家養生功法。先生幼承庭訓，耳濡目染，秉承『詩書傳家久，忠厚繼世長』家風，勤習醫術，飽讀老輩積攢經史子集、醫卜星相、小說詩文百家之書；抗戰後期，隨父抵滬，1945年拜川中來滬行醫之劉復字民叔先生（1897—1960）爲師，兼從劉師同窗楊師尹字紹伊先生（1888—1948）學，矢志中醫。1950年在上海嵩山路正式中醫掛牌，獨立行醫。1954年響應政府號召，入上海市公費醫療中醫門診部工作，1956年參與組建、開辦上海中醫學院，逐步走上從事針灸臨證、教學與學術研究的道路。先生醫文并茂，精通岐黄之道，尤善針灸理法，臨證治療獨具療效；文史嫻熟，於書法、詩詞造詣頗深，往年常與國醫大師裘沛然、張燦玾等先生詩詞唱和酬答。研習中醫經典，以古文經學實事求是『考據』爲治學方法，以今文經學經世致用『厚生』爲治學導向。推崇清林文忠公（林則徐）『海納百川，有容乃大；壁立千仞，無欲則剛』聯語，作爲『海派中醫（一）』學術座右銘，反復强調這兩句話是不可分割的。

一、師承淵源是經學

先生於中醫經典考據，極具成就。家學師承，讀書臨證，根植經典，勤思敏悟，造就了他實事求是、學以致用的學術思想。中醫生命力在臨床療效，失去可靠的療效，中醫存在價值就大大降低了。先生認爲：中醫經典研究絕不能脱離臨床！中醫療效的高低取決于中醫理論水平；中醫理論根植于中醫經典，中醫經典解讀離不開傳統學術功底。自清代以來，以傳統學術功底解讀古代經典主流走的是考據學道路。先生對中醫經典的解讀，不是爲了考據而考據，不是簡單地就讀經典而讀經典，而是通過嚴謹的考據方法，訂正經典在傳承過程中出現錯訛衍倒問題導致後人對原意理解的誤讀，進而提煉經典蘊含的中醫理論，溯流討源、端本正末，發現、復原中醫經典原原本本的精神，刻刻處處體現經典原初對臨床指導的本懷，闡釋經典本義，爲今天臨床面臨的難題提供啓發、靈感。閲讀通過考據而歸納、梳理、總結出的中醫經典蘊含的理論，如同經典的古代作者親自在爲今天的中醫臨床大夫做解説。先生嘗言：『我不搞繁瑣考據，省略考據過程，只把結果拿出來。讀者一目了然。』

先生這種學術風格，秉承家學，淵源師承。先生老師劉民叔與其同窗楊紹伊先生，均曾在川中隨今文經學大師廖平字

（一）李鼎老師説：過去『海派』是一個貶義詞。我理解『海派』是積極的，包容開放，自由寬松，根植傳統，與時俱進，善于接受新生事物，講學切磋，不同觀點盡可討論爭鳴，唯才是舉，獎掖後學；反感家長制、一言堂、倚老賣老、論資排輩，反對迷信權威、固步自封、夜郎自大。楊紹伊老師委任我謄寫《考次湯液經》手稿以便出版時排印、題寫書名，劉民叔老師委任我參編《華陽醫説》，題寫書名，編輯《魯樓醫案》，將我的《跋語》作爲《前言》，那時我才二十歲上下。我年輕時得到過秦伯未、章次公、張贊臣、范行準、裘沛然等老一輩中醫的鼓勵、指點，得到過陸瘦燕、楊永璇、顾坤一、黄羡明等針灸界前輩的引導、幫助。老師、前輩們信任我，關愛我，提攜我，使我在學術上充滿信心、興趣倍增，不斷得到長足進步。沒有『海派』包容開放、自由寬松的風氣，我就不會有今天。

季平先生（1852—1932）學儒，後專攻醫學。劉、楊二師據《漢書·藝文志》，認爲上古醫學有醫經岐黄之學，湯液農伊之學，以弘揚神農-伊尹湯液學派爲己任，提倡仲景經方。廖季平先生爲四川成都尊經書院優等生，先師從古文經學學統的張之洞先賢（1837—1909），後師從今文經學大師王闓運先賢（1833—1916）。畢生以華夏孔子經學主導引領全球文化爲己任，宗旨一貫，學凡六變，受四川學政張之洞影響，先期以古文經學考證經義爲治學方法，代表作《今古學考》，俞樾首肯『不刊之書』，章太炎《程師》稱贊：『井研廖平説經，善於分別今古，蓋惠（棟）、戴（震）、淩（曙）、劉（逢祿）所不能上。』『廖平之學，與余絕相反，然其分別今古，確然不易。』蒙文通評論此書道：『井研先生依許、鄭《五經異義》以明今古之分在禮，而歸納於《王制》《周官》。以《王制》《谷梁》魯學爲今學正宗，以《周官》《左氏》，梁、趙學爲古學正宗。……皮氏（錫瑞）、康氏（有爲）、章氏（炳麟）、劉氏（師培）皆循此軌以造説，雖宗今宗古之見有殊，而今古之分在禮則皆決於先生也。』（《廖季平先生傳》）受尊經書院山長王闓運引導，後期以今文經學闡發微言爲治學導向，後期幾變六經爲綱，綜貫百家，且不同程度將《黄帝内經》論述、思想融入他構建的經學哲學。廖先生晚年以經學家身份研讀《素問》《靈樞》《太素》《難經》《傷寒》《金匱》等中醫經典，頗有論著。張之洞先賢，同治探花，清流首領，中樞重臣，洋務中堅，提倡古學，經世安邦，尊孔忠君，中體西用，一生致力保国保教保种，有《輶軒語》《書目答問》行世。张之洞《創建尊經書院記》曰：『諸生問曰：術聽人擇，何爲必通經乎？曰：有本。……凡學之根柢必在經史。讀群書之根柢在通經，讀史之根柢亦在通經，通經之根柢在小學。此萬古不廢之理也。不通小學，其解經皆燕説也。……苟有其本，以爲一切學術沛然，誰能禦之？要其終也，歸於有用。天下人才出於學，不得不先求諸經；治經之方，不得不先求諸漢學，其勢然、其序然也。』王闓運先賢，晚清著名教育家、經學家、史學家、文學家，以今文經學名世，宗奉六經，力倡闡發微言大義，精熟《公羊傳》，意欲帝王師，匡扶社稷，但從横之志始終未得施展。一生心懷天下，講學育人，著述刻書，詩文書法自娱，章太炎《文录初编·與人論文書》曰：『並世所見，王闓運能盡雅。』王闓運主持四川成都尊經書院之際，沿襲張之洞創建書院時倡導的培養學員時時關注國計民生，以期通經致用、報國安民學風，嚴格督導學業，但僅以考據、訓詁治學爲經學鋪墊，循循善誘學生關注六經本文藴含的微言大義爲宗旨，『治經之要，在篤信經，莫怕傳注』（《春秋公羊傳箋》），抛開前人紛紜注疏，以闡揚經旨本義爲首務，以掌握經史、應對有利於現實國計民生爲己任。同樣，極爲注重書籍的收藏，并大興刊刻，光緒五年己卯（1879）便設立了專門校書刻書的尊經書局，對强化書院學術氛圍、提高師生學術品味、促進學術研究與傳播起到良好促進作用。

清光緒十一年乙酉（1885）尊經書局刊刻過王闓運所輯録的《神農本經》。王氏於光緒十年甲申（1884）從其弟子陝西渭南嚴岳蓮字雁峰賁園書庫處借得《本草》『明翻』『嘉祐官本』，當年五月廿六日至七月廿三日輯録出《神農本草》。摘録《湘綺樓日記·光緒十年五月—七月》相關記載可知：

（五月）廿六日，從嚴生借得《政和本草》，向來求之未得見者。廿七日，鈔漢碑、《本草》共五葉。廿九日，鈔《本草》、漢碑四葉。（六月）二日，鈔《本草》三葉。六日，鈔《本草》二葉。七日，鈔漢碑、《本草》各一葉。十七日，鈔漢碑、《本草》各三葉。十八日，鈔《本草》三葉。十九日，鈔《本草》三葉。廿日，鈔《本草》三葉。廿三日，鈔《本草》三葉。（七月）二日，鈔《本草》三葉。五日，鈔《本草》三葉。六日，鈔《本草》三葉。七日，鈔《本草》一葉。八日，鈔《本草》三葉。九日，鈔《本草》成，共五十五葉。一月有余乃畢，可笑也。十一日（癸丑），作《本草敘》。十四日，補檢《本草》一本。十七日，檢《本草》、看範書各一本。廿二日（甲子），檢《本草》三卷。廿三日，《本草》録畢。

王氏刊刻《神農本經》之際，請其同鄉湖南『長沙善化弟子謝瀚校刊』（《神農本經》卷末），并請得意弟子四川華陽范溶字玉賓（後中光緒二十一年乙未科進士）爲其題署書名。王氏涉及醫學論著，目前僅知其曾輯録刊刻過《神農本草》。廖平研治醫學，著力《黄帝内經》最多，未見其論述《神農本草經》。劉民叔與楊紹伊力倡農伊湯液之學，劉氏據王闓運傳本刊行有《神農古本草經》，楊氏則著有《伊尹湯液經》。李鼎先生曾親口説：

我的老師認爲古代中醫分兩派：一個是經方派，以《傷寒論》爲中心的，神農《本草經》啊，伊尹《湯液經》啊，都講湯藥治療；另一個是醫經派，以《黃帝內經》爲中心的，扁鵲《難經》啊，《針灸甲乙經》啊，主要講針灸治療。這兩派的劃分，實際上也是不得已的一種情況。什麼意思呢？因爲民國時期西學東漸，西方現代文化與中國傳統文化激烈論爭，《內經》已經被余雲岫簡單地批判了，在當時西方科學觀念占主導的時代，避重就輕，就放棄不談——其實劉老師有本專書《素問痿論釋難》就是講《內經》的。《內經》余雲岫怎麼批的呢？拿十二經脈跟解剖的血管比對，這個『經脈』『絡脈』跟那個血管對不上就簡單地否定了。這就是哲學理念影響下的醫學問題。西方唯物論，科學技術注重研究實物，追求開發機械、征服自然；中國氣化論，傳統醫學關注宇宙、萬物與人體、心靈的和諧統一，取象比類思維，追求內在精神世界與外在物質世界的和諧統一。中醫說的『經脈』雖有一定的解剖學基礎，但主要是從針灸的主治功能立論，注意外象，注重功用，據人體證候反映、針灸效果不斷總結逐步完善的學說，『凡刺之法，必先本於神』（《靈樞·本神》），『針石，道也』（《素問·湯液醪醴論》）。余雲岫《靈素商兌》、惲鐵樵《群經見智錄》的論證，從理論上講，本質問題在思維的認知角度不一樣，各自有各自的道理。但從表面上，余雲岫占了上風，這是那時提倡科學、注重考實的學術風氣使然。民國時期就是這樣，西方物質科學方興未艾，講中醫理論的話是說不過的。我的老師說：既然這樣，《內經》陰陽五行、岐黃針灸之學我就不講了；我專門講神農、伊尹的湯液學派。這個時候我正好跟他學習，學了《傷寒論》《本草經》等以後，感到這樣不就是片面了嗎？受劉老師早年《素問痿論釋難》等有關營衛氣血論述的啓發，所以我反過來要學《黃帝內經》。《內經》從哪兒入手？針灸。針灸應用你非講到經絡不可；你一講經絡，必須要研究《內經》。通過針灸把《內經》學習具體化，針灸有了臨床療效，這個情況跟簡單的理論論爭就不一樣了。（2013年8月北京中醫藥大學校長徐安龍訪談口述，筆者親聆教誨整理）

大約1945—1954年間，先生從劉、楊二師主要學習《傷寒論》《本草經》及經方的臨床應用。脫稿於1951年9月的《本草經校義》手稿，墨筆小楷，繁體豎寫，就是在跟師學習過程中，研讀師授《神農古本草經》的心得總結。

二、師授《本經》作校義

先生秉師訓，以考據學入手研讀中醫經典，承師傳，用尊經書院王闓運輯刊《神農本草》爲底本，對《本草經》的成書年代、流傳沿革、朱墨傳訛（二）、三品歸屬、後世輯復等問題，撰寫《本草經校義》序、跋，畫龍點睛，考據精當，幾乎句句都是不刊之論。張之洞《輶軒語・語學中》曰：『解經宜先識字。』先生對王刊《本草經》木刻本原文古今字形差異或詞義難解易混之處，依宗《說文解字》《爾雅》《釋名》等小學經典，對照《大觀本草》《政和本草》《太平御覽》等，析其字形演變，考其訓詁本義；又核對諸本，校勘原文，《本草經校義》序曰：『與大觀、政和唐慎微《證類》本，孫思邈《千金翼方》本，及孫（星衍）、顧（觀光）兩氏輯本，李時珍《綱目》本，旁參宋《太平御覽》之所援引，比校異同，覈其得失。特以唐慎微《證類》本爲主，蓋其書承先啟後，最具關聯。凡各本同于唐本者，不再書；各本別于唐本者，紀其異。』此即先生手稿『校義』命名之由來。

五十年代中期，先生參加公職，出于時代需要、工作機遇、個人愛好等因素，從事了針灸臨床、教學、科研，逐步形成了自己以《黃帝內經》爲綱宗的針灸學術體系，于經絡學尤有突出貢獻。在以針灸爲主的臨證、教學、研究中，始終沒有放棄對《神農本草經》的關注，1952—2008年間，正式發表與本草學術相關文章十一篇，在《本草經》藥物產地、著述修訂與改移、輯復版本、與古代《神農本草》及《神農經》的異同，以及撰著《本草經集注》作者陶弘景生平等方面的研究，論據充分，論點明確，考證精詳，源流清晰。先生嘗多次對我說：『我早年遵從劉老師、楊老師的教導，從考據學入手，研讀中醫經典。清朝的學術，以乾嘉考據學爲勝，認真學習過章太炎小學考據方法，參加工作後又系統學習了辯證唯物論、歷史唯物論、唯物辯證法、自然辯證法。所以我的治學特點，與老先生們有相同處，也有超過老先生們的地方。無

（二）　據李鼎老師回憶：小時候在家鄉，農村醫卜星相很普遍，我的祖父就都通曉的，但他不迷信。他的書桌上有常用寫字的墨筆，也有用來圈點、句讀或書符的朱筆。朱筆舔的墨是用朱砂作顏料，兌白酒研極細，調白芨水增強其粘性制成的。所以我對陶弘景《本草經集注》、王冰《素問注》序言里提到朱墨分書，感覺很親切，一點兒也不陌生。我從小就是在農村比較原始、古樸的傳統文化氛圍中成長的。

論從事科研還是臨床，都要有正確的哲學指導。中國古代哲學，當代辯證唯物主義哲學，都要認真學習，掌握精髓。我成功很重要的一條，就是一生治學，沒有走彎路。所以跟對老師，掌握正確的學習方法，選對自己的努力方向很重要的。學習中醫，國學根底必不可少。近代以來戰亂、政治運動，很多古跡、文物大都毀掉了，所以今天傳承中華文化，主要是非物質文化——中華文化的學術精神代代相傳。中醫是非物質文化的重要代表。考據中醫經典，醫理服務臨床。你要在國學與國醫相得益彰方向上多下功夫。』他對陶弘景《本草經集注》在本草學歷史上所做的貢獻，評價恰當公允，以扎實的學術考證，還原歷史，委婉糾正了其師劉民叔先生刊印《神農古本草經》相關撰文中因排斥五行等『岐黄家言』對陶氏的貶斥（三）。先生關于本草學術研究的文章，參見《神農本草經校義》書後附錄。

本著『根植經典，經世致用』的治學理念，2009年先生八十周歲那年，將編輯、歸納《本草經》所述藥性功效在臨床效方中應用情況這一重任，轉交給滬上楊大華醫師，以强化《本草經校義》對臨床大夫的實用性。楊醫師從《神農古本草經》中選釋一百五十八味常用藥，强調：『對所選釋之藥亦有重點地注釋，不求其全。采用以方釋藥的原則，即從方劑主治角度對藥物功效進行注釋。所選方以漢唐古方爲主，宋以後之方次之（如：《傷寒》《金匱》《千金》《千金翼》《外臺》《局方》《本事方》等具代表性的方書）。以方釋藥内容分原文注釋及補充注釋兩部分，前者用◆標出，後者用◇標出。』出色完成了李鼎先生的重托。

蒙先生不棄，2017年將《神農本草經校義》的編輯整理、聯絡出版任務委托于筆者，囑將《本草經》王闓運刻本、劉民叔刊本、李鼎校義及本草文章、楊大華古方釋藥内容，編輯成冊，以繁體字正式出版。授命以來，不敢懈怠，《神農本草經校義》編輯整理思路如下：

（三）劉民叔先生《神農古本草經·序》認爲：『《神農古本草》……爲道家陶弘景所竄亂，陶氏其神農之罪人哉！』對此，筆者與李鼎老師觀點一致，理解排斥『五行』，是受時代背景的影響，此論述『過偏激』。但《序》曰：『嘗考醫學源流，古分二派：一曰炎帝神農，二曰黄帝軒轅。神農傳本草，黄帝傳鍼灸，家法不同，學派遂異。』劉、楊（紹伊）二先生相同的學術觀點，爲我們關注中醫因臨證治法、總結理論的差異，自古存在著不同醫學流派，留下不可漠視、值得深入思考研究的話題。

一、《神農本草經》原文、王闓運敘，據清光緒十一年乙酉（1885）尊經書院刻本做底本（原書每版十六行，行十七字）。王氏原《敘》居書前，下接《本説》、三品藥物；原刻本所用古體字，如弟一卷之弟、羸（疒妟）之（疒妟）等，仍依原刻不改；原刻本字庫所無之字，造字補齊；原刻本避讳字，径改；原刻本經文圈别處，以黑點字旁標識；原刻本《别錄》文，外加圓括弧；王氏雙行小字注，外加方括弧與正文大字區别。此爲本書主體部分。

一、李鼎先生《神農本草經校義》手稿「前引」，置于全書之首，《本説》之前；「後跋」，置于全書之尾、附錄之前；正文，按其内容逐條繫于王氏刻本對應篇題或藥物之下，冠以「經文校義」四字。李注手寫古字，字庫無者，造字補齊；李注所引唐慎微《經史證類本草》，稱「《唐本》」；《大觀本草》稱「大觀《唐本》」，《政和本草》稱「政和《唐本》」；凡言「《唐本》」，指大觀、政和二本同。

一、楊大華醫師根據《本草經》記述的藥性功效，挑選古方書記載或轉載的含《本草經》藥物的方劑，對《本草經》所含藥物功效的配伍使用，以方釋藥，繫于王氏刻本對應藥物之下。因所釋義例證内容不求全，故冠以「釋經義例」四字。

一、《神農本草經》劉復再刊序、本説附餘、按語以及《三品逸文考異》序、按語、附識内容，據中華民國三十一年壬午（1942）上海中國古醫學會《神農本古草經》鉛印本做底本。劉氏序置于王氏刻本本説之前，本説附餘、按語置于王氏刻本本説之後。劉氏《三品逸文考異》序、按語、附識内容置于王氏刻本《敘》之後。此爲本書主體附加部分。

一、遵照李鼎先生囑：劉氏《神農古本草經》刊本卷下《三品逸文考異》，正文删除，保留序、按語、附識内容。

一、將劉民叔先生著，李鼎先生小篆題寫書名的《華陽醫説》初印本第一冊中劉氏《神農三品逸文考異敘目》内容，加入《三品逸文考異》序之後、按語之前。劉氏所輯《本草經》藥物目錄，于是可覽。

一、李鼎先生本草學術相關文章十一篇，按寫作年代排列于《神農本草經校義》李鼎跋語後。此爲本書「附錄」部分。

一、原書凡：骨、咼、喎、過、萬、禹、離、角諸單字，依據李鼎先生《中醫文獻與繁體字的回歸》一文字形描述，重新造字，以符合歷史上傳統正規繁體字。溯源漢字造字原始字形，使經典文字在排版中盡量不失去造字筆劃細微處蘊含的本義。

一、原書凡：同音異體字的分與合，「並」「并」，「冲」「沖」「衝」，「系」「係」「繫」；同音異體字的辨析使用，「具」「俱」，「祕」「秘」，「穀」「谷」，「岐」「歧」，「饥」「饑」，「菴」「庵」，依據李鼎先生《中醫文獻與繁體字的回歸》一文，貫通文意，正確書寫。防止原本同音異字，簡化後混淆，恢復繁體書寫失當而誤解經文原意。

三、國學功底潤國醫

需要指出的是：王闓運《神農本草・敘》曰：「余讀《爾雅》，釋草名類，十不識八。因以爲其草，亦皆藥品，欲求《本草》正之。」王氏爲通《爾雅》經義而輯錄《神農本草經》作爲參考，於本草學研究不深，後未見其本草學方面其他著述，故此王氏輯錄《本草經》，較之清儒孫星衍、顧觀光用力不多，刊本流行不廣，後世研究甚少。筆者認爲，王氏經學功底深厚，力倡首務讀誦古經原文，體味原文微言大義爲第一要旨，導向經世致用，輯錄《神農本草經》，僅錄白文，爲研讀、揣摩經文原義提供范本，民國劉民叔先生研習其書即爲受益者。尊經書院刊王氏輯錄《神農本草經》刻本，至少以下幾點值得肯定：

其一、輯復《神農本草經》，底本理當首選經北宋嘉祐年間校正醫書局校訂刊行的《嘉祐補注神農本草》。

北宋嘉祐二年至五年掌禹錫等參考唐李世勣《新修本草》、五代韓保昇《蜀本草》等修訂《開寶重定本草》爲《嘉祐補注神農本草》，元豐年間唐慎微將其全文連同蘇頌《本草圖經》，并采經史子書、道經佛藏醫藥論述，一并收入《經史證類備急本草》，唐氏《證類本草》經大觀二年艾晟等重修稱《經史證類大觀本草》，政和六年曹孝忠再加校訂稱《政和新修經史證類備用本草》，金代平陽張存惠將寇宗奭《本草衍義》隨藥名增入，於蒙古定宗四年重刊稱《重修政和經史證類備用本草》。《嘉祐本草》《本草圖經》《證類本草》刊本今已不存，亦未見後世有其原書翻刻記載，但內容均收錄在今存《大觀本草》或《政和本草》中。可以這樣認爲，輯復《神農本草經》，底本應當首選《大觀本草》或《政和本草》中的白字經文。

《大觀本草》《政和本草》體例、文字，與《證類本草》最爲相近。

《神農本草・敘》曰：『今世所傳，唯「嘉祐官本」尚有圈别，如陶朱墨之異。而湘、蜀均無其書，求之六年，嚴生始從長安得「明翻本」。其圈頗襍糅移奪，略依例正，而以藥品分卷。』晚清鄭文焯確信王刻《神農本草》底本爲嘉祐官本，《醫故・本草》云：『湘潭王壬秋嘗以所訂嘉祐官本見示……故其言簡要……其與嘉祐本異同得失之故……』此説不確，其一，王氏所刻《神農本草》條文，三品藥名及數量、藥物排序、經文内容，與今傳蒙古定宗四年張存惠晦明軒刻本《重修政和經史證類備用本草》相較，基本一致。考王闓運《湘綺樓日記・光緒十年五月》云：『廿六日，从嚴生借得《政和本草》，向來求之未得見者。廿七日，鈔漢碑、《本草》共五葉。』《政和本草》開篇即爲《嘉祐補注總敘》，以此推測，王氏《敘》省略北宋本草沿革歷程，徑謂其日記所載《政和本草》爲『明翻』『嘉祐官本』。其二，王氏輯録《神農本草》底本無論是否就是《政和本草》，其爲明代翻刻本無疑。段玉裁《説文解字注》卷八人字注：

《禮運》曰：『人者，其天地之德，陰陽之交，鬼神之會，五行之秀氣也。』又曰：『人者，天地之心也，五行之端也，食味别聲被色而生者也。』按：禽獸艸木皆天地所生，而不得爲天地之心；惟人爲天地之心，故天地之生此爲極貴。天地之心謂之人，能與天地合德；果實之心亦謂之人，能復生艸木而成果實。皆至微而具全體也。果人之字，自宋元以前本艸、方書、詩歌紀載無不作『人』字。自明成化重刊《本艸》乃盡改爲『仁』字，於理不通，學者所當知也。仁者，人之德也。不可謂人曰仁，其可謂果人曰果仁哉？金泰和閒所刊《本艸》皆作『人』，藏袁廷檮所。

四川成都天回鎮漢墓醫簡《治六十病和齊湯法》第 232 條：『用杏核十四，取中人。』亦可爲段説之佐證。王本《神農本經》『郁李仁』『桃核仁』『杏核仁』均作『仁』，故所據底本當爲明代翻刻者。

王氏刊本《神農本草經》内容，上品一四二種，中品一一四種，下品一零四種，録藥三百六十種。與《政和本草》白字比較，品種、條目存在差異，王本上品：草部下徐長卿後加石下長卿條，王不留行後加姑活、屈草條，并蘼蕪入芎藭條，米穀部青蘘入胡麻條。中品：玉石部并殷孽入孔公孽條，草部下爵牀後加別羈條，木部桑根白皮前加淮木條。下品：玉石部并錫鏡鼻入粉錫條，大鹽入戎鹽條，草部下連翹後加翹根條，蟲魚部少蠮螉、水蛭，衣魚後加彼子條。石下長卿、姑活、屈草、別羈、淮木、翹根、彼子，《政和本草》退之全書卷末『有名未用』之中。順序存在差異，王本中品：木部松蘿條在合歡後（《政和本草》在龍眼後），下品：玉石部代赭條在戎鹽後（《政和本草》在錫鏡鼻後），草部下女青條在夏枯草後（《政和本草》在羊桃後）。文字存在差異，如王本中品：狗莖條，《政和本草》稱牡狗陰莖；錫鏡鼻條，《政和本草》稱錫銅鏡鼻；等等。且經文文字旁有圈別之處（四），《政和本草》均未見。因不詳王氏輯刊《神農本草》所據『明翻』『嘉祐官本』底本原貌，故底本是否就是《政和本草》，或《政和本草》什么版本，尚有待進一步考證（五）。

王氏在未爲見到敦煌藏經洞發現的陶弘景《本草經集注》、唐《新修本草》殘卷前提下，依據所謂『明翻』『嘉祐官本』——就條文文字、順序等初步判斷，底本可能是《政和本草》一類保存了《嘉祐補注神農本草》的明代翻刻本——輯錄《神農本草經》。明代李時珍《本草綱目》，對《神農本草經》三品目錄、藥名、經文調整羼改較多，諸如卷一序例上『歷代諸家本草』，將《本草經集注》的部分『序文』，列于《名醫別錄》書名之下，難以一一枚舉。故王氏所據底本即便今天看來，總體而言，也是最佳選擇。至于與今傳世《政和本草》之差異，正可見王氏輯錄《本經》去取之斟酌損益思路，爲後人進一步輯復《神農本草經》，厘定三品藥物，考訂藥名古字，歸類『有名未用』，排列藥物順序等提供諸多啟迪、參考。

其二，明確《神農本草經》一書編排體例爲《本說》、上中下三品藥物。

《神農本草·敘》曰：『梁《七錄》始載《神農本草》三卷，陶弘景云：存四卷，是其《本經》。韓保昇云：上中下并序錄，合四卷也。陶列：卷上，序藥性之源本，論病名之形診；卷中，玉石、草木三品；卷下，蟲獸、果菜、米食三

（四）李鼎老師《本草經校義·跋語》判定王氏《本經》輯本曰：『字體則古俗並存，當屬明刻舊樣。王氏云是「嘉祐官本」則合，謂其圈別「如陶朱墨之異」，卻非然尔。陶書朱墨，用以別明經傳；茲本圈別，乃出於誌異存疑。且其誌異每多合乎《綱目》所載，意必出自明人手筆也。』確屬灼見。

（五）參見《〈本草經〉王闓運輯本研究》一文，王家葵等撰，《成都中醫藥大學學報》2000年3月第23卷第1期。

品，有名未用三品。又加中、下目錄各二卷，分爲七卷，始改舊編矣。阮緒所錄，蓋用四卷本，而去其《本説》，以三品爲三卷乎？』考陶弘景《本草經集注》卷一序錄中曰：『今之所存，有此四卷，是其本經。……以《神農本經》三品……又進名醫副品……精粗皆取，無復遺落，分别科條，區畛物類，兼注詺世用，土地所出，及仙經道術所須，並此序錄，合爲三卷。……《本草經》卷上序藥性之本源，詮病名之形診，題記品錄，詳覽施用之。《本草經》卷中玉石、草、木三品，合三百五十六種。《本草經》卷下蟲獸、果、菜、米食三品，合一百九十五種；有名無實三條，合一百七十九種。合三百七十四種。右三卷，其中、下二卷，藥合七百卅種，各别有目錄，並朱、墨雜書并子注。』可知《神農本草經》原本四卷，序錄（王稱『本説』）一卷，上中下三品藥物各一卷，陶弘景整理後將其合并爲三卷，王氏所言正確。

其三，《神農本草經》大致成書於後漢，輯復後最早也只能見到梁代陶弘景整理時的彷彿輪廓。

《神農本草·敘》曰：『今可見其言郡縣，皆合漢名，而以吴郡爲大吴。其藥有「禹餘糧」「王不留行」，亦非周秦之文。其言鉛、錫，正合《書》《禮》，而與魏晉後反異。然則出於仲景、元化同時無疑也。其藥無古名，更在《爾雅》之後，蓋方家以今名改之。「嘉祐本」又大移改前後，悉不可復理，聊存梁以來之彷佛耳。』考陶弘景《本草經集注》卷一序錄中曰：『舊説皆稱《神農本草經》……所出郡縣，乃後漢時制，疑仲景、元化等所記。又有《桐君采藥錄》，説其華葉形色。《藥對》四卷，論其佐使相須。魏晉以來，吴普、李當之等更復損益，或五百九十五、或四百卅一、或三百一十九……今輒苞綜諸經，研括煩省，以《神農本經》三品，合三百六十五爲主，又進名醫副品亦三百六十五，合七百三十種……並此序錄，合爲三卷。』北朝顔之推《顔氏家訓·書證》云：『譬猶《本草》，神農所述，而有豫章、朱崖、趙國、常山、奉高、真定、臨淄、馮翊等郡縣名，出諸藥物。』可知陶氏之前，《神農本草經》大致成書於後漢，且行世有多種傳本，以《太平御覽·藥部》引用爲例：『《本草經》曰：防風，一名銅芒。甘，溫。生川澤。治大風，頭眩、痛，目盲無所見，煩滿，風行周身，骨節疼痛。久服輕身。生沙苑。』就與《政和本草》白字經文存在差異：『防風：味甘，溫。主大風，頭眩、痛，惡風，風邪，目盲無所見，風行周身，骨節疼痛，煩滿。久服輕身。一名銅芸。』《博物志》《抱樸子》《藝文類聚》等書對

《本草經》亦有引用。但陶氏之前《神農本草經》多種傳本今均已亡佚，其舊貌，可參見尚志鈞先生《神農本草經輯校》中收載的『古書所引《本草經》校注』（學院出版社，2013年）。由此可知，即便王氏自詡的《神農本草經》古本，也不過『聊存梁以來之彷佛耳』。王氏卓見，確非虛語，除非有足量可靠的六朝以前《本草》文獻被新發現。

其四、輯復《神農本草經》，保留產地、采摘時日以備實用參考。

《大觀本草》《政和本草》相同文字，下文徑稱《證類本草》。王氏刊本《神農本草經》，藥物產地、生境、采摘時月作雙行小字，以爲與單行大字經文正文作區別。蓋源于《證類本草》載《神農本草經》經文藥名、性味、主治、功效、異名刻作白字，以藥物產地、生境、采摘時月爲《名醫別錄》文，刻作黑字。考《神農本草經・本說》曰：『藥有……采造時月，生熟，土地所出，真僞陳新，竝各有法。』《神農本草經集注・序錄》曰：『今之所存，有此四卷，是其本經。所出郡縣，乃後漢時制，疑仲景、元化等所記。』《證類本草》滑石條作白字《本經》文，載其產地『生赭陽山谷』作黑字《別錄》文，其下引文注曰：『陶隱居云：……赭陽縣先屬南陽，漢哀帝置。明《本經》所注郡縣，必是後漢時也。』《證類本草》錫銅鏡鼻條作白字《本經》文，載其產地『生桂陽山谷』作黑字《別錄》文，其下引文注曰：『陶隱居云：……鉛與錫，《本經》云「生桂陽」。』是可見六朝梁陶弘景所見《神農本草經》傳本有藥物產地。《證類本草》鷰矢條作白字《本經》文，載其產地『生高山平谷』作黑字《別錄》文，天鼠矢條作白字《本經》文，載其產地『生合浦山谷』作黑字《別錄》文；但吐魯番出土《神農本草經集注》殘片二藥產地均作朱書《本經》文。又，南北朝顏之推《顏氏家訓・書證》云：『譬猶《本草》，神農所述，而有豫章、朱崖、趙國、常山、奉高、真定、臨淄、馮翊等郡縣名，出諸藥物。』唐陸德明《經典釋文・爾雅音義》釋草荼字注曰：『《本草》（六）云：苦菜，一名荼草，一名選。生益州川谷。《名醫別錄》云：一名游冬。生山陵道旁，冬不死。』北宋李昉等輯《太平御覽・藥部》所引《本草經》文字，藥物均有生境、產地。綜上，陶

（六）《本草》：據尚志鈞先生考證提示，查《大觀本草》《政和本草》苦菜條，『一名荼草，一名選』作白字《本經》文，『一名游冬』作黑字《別錄》文，可知此處《本草》，當指《神農本草經》。

弘景所見梁代之前《神農本草經》傳本當有藥物產地。《本草》爲治病救人之書，其正誤增闕事關生死康病，藥物産地與藥品功效密切相關，醫家自古講求使用道地藥材，如長沙馬王堆漢墓出土帛書《五十二病方》，就載有突出産地的『蜀椒』、『青蒿者，荊名曰［萩］』之類藥物。王氏關注古經微言本旨，力求通過習學古經、闡發大義，從而通經致用，故輯録《神農本草經》保留藥物産地、采摘時日，正是以備醫家參考。刊刻謹慎，以雙行小注體現未敢違背所據『明翻』底本，恰恰暗合了梁代陶弘景所見《神農本草經》的古貌。

四、國醫活路在效用

『根植經典，經世致用』，張之洞、王闓運—廖季平—劉民叔、楊紹伊—李鼎，中華文化學脈一以貫之。晚清民國之際，面對時代『三千年未有之大變局』，傳統文化如何保存其一以貫之的根本精神，適應時代天翻地覆大變化，一代一代學人不斷應對，不斷調整，尋找答案，尋求出路，每代學人具體學術思想各有對應解決所處時代面臨的中華固有文化如何存亡繼絕的方案，均帶有鮮明的個性、時代的烙印。雖然每一代人學術具體思想各異，甚至其具體主張一直存在各種爭議，但『根植中華固有文化找中華文化在現實生活中的出路』，從張之洞、王闓運—廖季平—劉民叔、楊紹伊前輩到李鼎先生，是一以貫之的。中國傳統學問的根底在經學。晚清民初，大體而言，今文經學代表有王闓運、廖平、皮錫瑞、康有爲等，古文經學代表有俞樾、孫詒讓、章太炎等。無論古文經學家章太炎、今文經學家廖平，以及差不多同時代儒家經學根底頗厚的陸潤庠、力鈞、周學海、曹穎甫等前輩，都具有爲往聖繼絕學、爲生民立命的文化自覺與歷史使命，他們力圖以正統經學爲代表的中華文化在新時代落地生根，在現實生活中找到與老百姓切實生活息息相關的出路。不約而同，他們都關注到中醫，不同過程度地投身于中醫學的文獻、理論研究與臨證實踐。國學由中醫落地，中醫根國學樹立。李鼎先生很好地傳承了晚清民國以來經學前賢們『根植經典，經世致用』的學風，考據《靈樞》《素問》《太素》《難經》《針灸甲乙經》《神農本草經》等中醫經典，論證縝密，論點精當，解答千古疑惑，發現實用價值，經得起學界推敲；條析理論，切於實用，發前人所未發，爲臨床實踐提高療效服務。

一部《神農本草經校義》，經晚清张之洞、王闓運、廖平、劉復，一直到李鼎先生，把中華文化中『**根植經典、傳承文脈，追求真理、學以致用**』活的精神傳承下來了。歷時三載，本書綴合、校訂完成，辛勤自知，終于可以報答李鼎老師賜學《神農本草經》、昭示中醫經典治學方法之恩。好友張潮協助校核文本，呈請先生審定、聯絡楊大華醫師核正書稿；李老師侄兒李恒提供先生家世生平，幫助甚多；中醫古籍藏書家程鋼先生提供尊經書院王闓運原刊本《神農本草》，一并致以謝忱！整理過程感觸最深者：中醫經典登堂，當植根考據，從乾嘉樸學入手；沒有校勘、訓詁的基礎，經典難以知其原貌，明其本義。但僅僅停留在文獻研究層面尚且不夠，中醫經典入室，應進一步提煉蘊含理論或鉤沉具體技術，服務臨證，便于應用。總之，中醫文獻—理論—臨證，三者最好有機統一、緊密結合，相互啓發、相得益彰，互爲補益、互爲提高。國醫結合國學研習的根本目的，時時爲病苦的患者著想，爲醫家提高療效服務。療效提高了，中醫經典就學活了。

北京中醫藥大學圖書館古籍室邱浩己亥年四月初一（2019.5.5）

圖書在版編目（CIP）數據

神農本草經校義 / 李鼎校義；楊大華釋例 . -- 北京：華夏出版社，2020.1

ISBN 978-7-5080-9302-4

Ⅰ . ①神… Ⅱ . ①李… ②楊… Ⅲ . ①《神農本草經》- 注釋 Ⅳ . ① R281.2

中國版本圖書館 CIP 數據核字（2019）第 106644 號

神農本草經校義

校　　義　李　鼎

釋　　例　楊大華

編輯校核　邱　浩

協　　校　張　潮　李　恒

責任編輯　黄　欣

出版發行　華夏出版社

經　　銷　新華書店

印　　刷　三河市少明印刷裝訂有限公司

裝　　訂　三河市少明印刷裝訂有限公司

版　　次　2020 年 1 月北京第 1 版

　　　　　2020 年 1 月北京第 1 次印刷

開　　本　720×1000　1/16 開

印　　張　29.75

字　　數　480.7 千字

定　　價　79.00 元

華夏出版社　　地址：北京市東直門外香河園北里 4 號　　郵編：100028

網址：www.hxph.com.cn　　電話：（010）64618981

若發現本版圖書有印裝質量問題，請與我社營銷中心聯系調換。